为健康中国助力

为民众健康发力

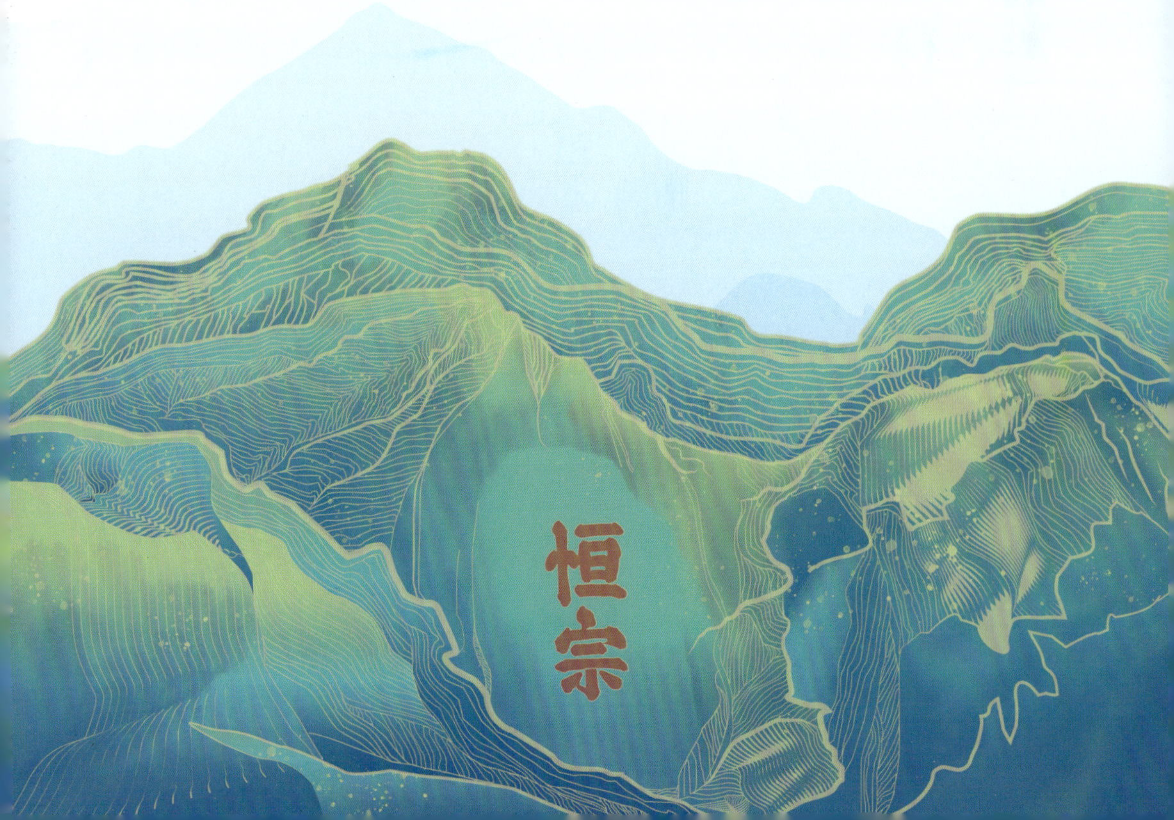

杨满元

恒宗

恒宗赋

巍巍恒岳，重峦归宗。浩浩桑干，涛声淙淙。群山绵绵，毓秀钟灵；磅礴正气，英才俱禀；势如山川，灿若星辰；声壮寰宇，震古烁今。恒山黄芪，得天独厚，北芪之正，当仁不让；汲日月精华，得恒宗天养，叶茂花香，茁根修长；道地以彰，精粹以扬，千年瑰宝，质正品良！

遍踏峻岭，访迹崇山，考察摸底，分布了然。恒宗集团，使命担当；顺天合时，经纬融创。道地资源，恒芪至宝；精深开发，因势利导。夙兴夜寐，潜心钻研，多年寒暑，种质弥坚。砥砺深耕，多元构建；立足特色，笃行致远。立大产业，促大健康；创新驱动，造福一方。合纵连横，发展共赢；多措并举，产业富民。科学发展，踊跃践行；转型跨越，高质提振。建设“健康中国”战略定目标，新时代中国特色社会主义思想指方向。紧握恒山黄芪，谨遵国家战略，打造百亿产业航母，恒宗集团前程在望！

鹰击长空，鱼翔浅底。昨日的成就只是前行者身后的丰碑，明天的辉煌才是历史赋予开拓者的使命。凭借恒山黄芪等丰富的道地药材资源和深厚的中医药文化底蕴，乘政策东风，恒宗集团夯实产业基础同时，将坚持开展基地建设和创新引领，筑宽信息平台，拓广营销渠道，努力推动健康中国建设事业，服务三农，振兴乡村，大踏步迈向共同富裕。

星辰浩瀚，大海广袤。恒宗人，恒宗魂，我们将秉持光大中医药文化、为更多人谋健康福祉的神圣使命，以星火燎原、锐不可当之势，朝着中国特色新锐医药文化和健康文化一流品牌的理想彼岸，乘风破浪！

营养与健康

杨满元　亢泽峰　　主编

中国科学技术出版社
·北　京·

图书在版编目（CIP）数据

营养与健康 / 杨满元等主编 . — 北京 : 中国科学技术出版社 , 2024.6
ISBN 978-7-5236-0747-3

Ⅰ. ①营… Ⅱ. ①杨… Ⅲ. ①营养卫生—关系—健康 Ⅳ. ① R151.4

中国国家版本馆 CIP 数据核字 (2024) 第 095338 号

策划编辑 于 雷 韩 翔
责任编辑 于 雷
文字编辑 靳 羽
装帧设计 佳木水轩
责任印制 徐 飞

出 版 中国科学技术出版社
发 行 中国科学技术出版社有限公司
地 址 北京市海淀区中关村南大街 16 号
邮 编 100081
发行电话 010-62173865
传 真 010-62179148
网 址 http://www.cspbooks.com.cn

开 本 710mm × 1000mm 1/16
字 数 224 千字
印 张 13.5
版 次 2024 年 6 月第 1 版
印 次 2024 年 6 月第 1 次印刷
印 刷 北京盛通印刷股份有限公司
书 号 ISBN 978-7-5236-0747-3/R · 3278
定 价 99.00 元

编著者名单

主　编　杨满元　亢泽峰

编　者（以姓氏笔画为序）

于　海　青岛大学生命科学学院

王　娜　北京协和医学院

化转旭　上海恒宗大健康管理集团

杨雁慧　清华大学中西医结合医院

吴志斌　上海恒宗大健康管理集团

腰向颖　中国人民解放军总医院第六医学中心

薛　冰　青岛大学生命科学学院

内容提要

《黄帝内经》所述的中医膳食原则为“五谷为养，五畜为益，五菜为充，五果为助”。作者据此膳食原则系统阐述了药食同源与健康的发展、运用，总结出了一种天然、经济、便捷的食养食疗方法，以飨读者，不求工事而求深刻，不为妍丽而为实用。

全书共三篇9章，先介绍了我国药食同源的发展历史，提出平衡膳食与健康、膳食管理与健康的重要性，然后阐述了药食同源借鉴的中医学基本特点、中医学基本理论、中医四诊八纲理论等，最后详细介绍了既是食又是药的常见食物性味归经、功效、应用、用法用量、使用注意、古籍摘要及鉴别用药、现代研究，方便读者快速查阅想要了解的药食信息。此外，书中还论述了中医营养学的原则，从中医体质学角度阐述，不同体质的食养调补及营养药茶的功效、应用，为中医营养学融入日常生活提供可能。

本书内容与日常生活息息相关，语言通俗易懂，适用于普通大众及中医爱好者、中医院校学生阅读和学习。

前　言

随着工业化、城镇化、人口老龄化进程加快，中国居民生产生活方式和疾病谱不断发生变化。心脑血管疾病、癌症、慢性呼吸系统疾病、糖尿病等慢性非传染性疾病导致的死亡人数占总死亡人数的88%。在我国，有70%的人处于亚健康状态，其中年龄在25—45岁的中青年亚健康患者，占整个亚健康人群的70%以上。

健康，是人生基石；营养，乃生命根本。营养，其含义是深刻的。营，犹如建造一座城堡，需精心挑选材料；养，即滋养生息，维持身体健康，达到长寿之境。因此，我们可以将营养理解为精心挑选食物，以实现健康养生的过程。而健康，不仅指身体无恙，还涵盖精神、社会等各个方面的良好状态。

为了提高公众对营养与健康的认识和重视程度，营养教育和健康管理是非常必要的。这部书，将带我们了解何为药食同源，如何合理平衡膳食，怎样根据身体状况选择食物等。此外，本书帮助我们正确认识中医营养学，从中医药角度理解营养与健康的关系，有助于我们选择更健康的生活方式。

“药食同源”是中医中药学的特色，也是中医药的原创优势。在新时代新发展进程中，在人类生命健康领域，医学不仅要以疾病作为首要研究领域，还要以健康作为主要研究方向。这是中医“治未病”思想的发展与引申。“治未病”作为中医理论的核心理念，最早源于《黄帝内经》“上工治未病”的说法，也就是高明的医生在疾病稍有证候而未真正发作时即采取相应的措施，可有效防止疾病的发生及发展。

2015年，习近平总书记在致中国中医科学院成立60周年贺信中明确指出：“中医药学是中国古代科学的瑰宝，也是打开中华文明宝库的钥匙。”2022年，《“十四五”中医药发展规划》出台，中医药文化正在进一步深入千家万户，走向世界各地，努力在推动中华优秀传统文化创造性转化、创新性发展中更好地发挥标杆作用。在这一背景下，本书应运而生。

本人作为中国传统文化爱好者，且具有多年文化从业经历，致力于传统文化的复兴及面向世界传播；在中华民族伟大复兴过程中，能够为传统文化，特别是中医文化复兴尽一点绵薄之力，感到非常荣幸，期待本书的出版，能够为广大读者提供非常实用的指导和参考。

杨满元

目　录

中医为根：药食同源与中医健康学

第 1 章　药食同源与中医学……2
一、药食同源借鉴的中医学基本特点……2
二、药食同源借鉴的中医学基本理论……5
三、药食同源借鉴的中医四诊八纲理论……13
四、药食同源的基本理论及观点……16
第 2 章　药食同源与膳食健康……28
一、我国药食同源的发展历史……28
二、平衡膳食与健康……31
三、膳食管理与健康……36
第 3 章　药食同源与饮食调护……43
一、“三因”制宜灵活选食……43
二、审证求因　协调配食……47

中药为本：药食同源的药物与食物

第 4 章　中医饮食调护原则与要求……52
一、饮食调护的基本要求……52
二、饮食宜忌……54
第 5 章　药食同源药物品种与适应证……61
一、解表药食……61
二、清热药食……74

三、祛湿药食······84
四、温里药食······93
五、理气药食······99
六、补气药食······104
七、补阴药食······110
八、补阳药食······115
九、补血药食······117
十、止血药食······122
十一、活血化瘀药食······126
十二、止咳平喘药食······128
十三、收涩药食······134
十四、消食药食······138

药食同源与中医：营养学膳食调理

第 6 章　中医营养学是传统中医文化的瑰宝······144
一、中医营养学源远流长······144
二、整体观念······146
三、阴阳平衡······148
四、药食同源······149
五、脾胃为本······151

第 7 章　中医营养学的原则与膳食标准······154
一、全面膳食······154
二、辨证施膳······154
三、谨和五味······156
四、饮食有节······156
五、配伍得当······157
六、饮食禁忌······159
七、饮食卫生······160

第 8 章　不同体质与药食膳食调理……162
一、平和质食养……162
二、气虚质食养……165
三、阳虚质食养……168
四、血虚质食养……170
五、阴虚质食养……173
六、痰湿质食养……175
七、湿热质食养……178
八、气郁质食养……180
九、血瘀质食养……182
十、阳盛质食养……185
十一、特禀质食养……187
第 9 章　营养药茶与滋补养生保健……190
一、茶的保健医疗功能……190
二、药茶的滋补应用……193
三、药茶养生保健与滋补……196
四、药茶组方及适应证……197
后记……203

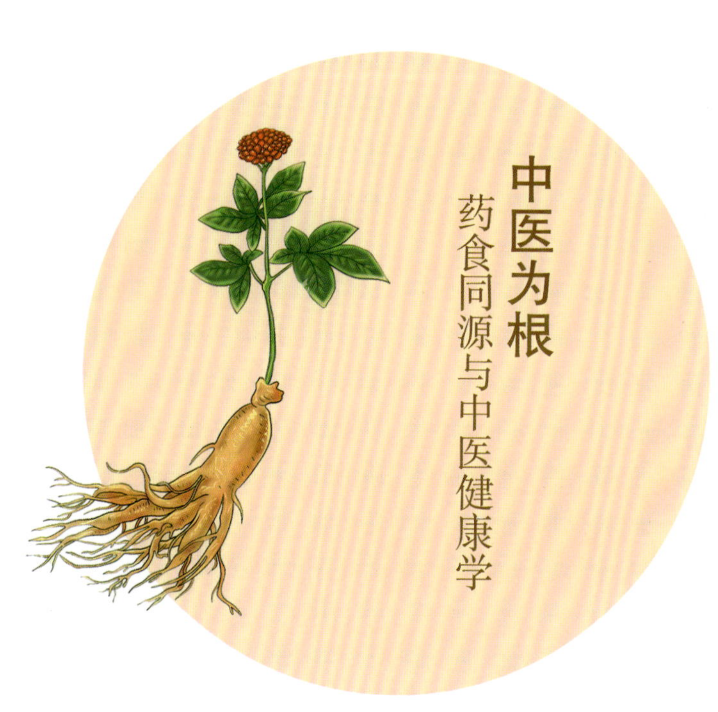
中医为根
药食同源与中医健康学

第 1 章　药食同源与中医学

一、药食同源借鉴的中医学基本特点

药食同源借鉴的中医学理论体系形成于中国古代，受到中国古代唯物论和辩证法思想的深刻影响。对于事物的观察分析方法，多以“取类比象”的整体性观察方法，通过对现象的分析，以探求其内在机制。因此，中医学这一独特的理论体系有两个基本特点，一是整体观念，二是辨证论治。

（一）整体观念

整体就是统一性和完整性。中医学非常重视人体本身的统一性、完整性及其与自然界的相互关系，认为人体是一个有机的整体，构成人体的各个组成部分在结构上不可分割，在生理上相互协调、互为补充，在病理上则相互影响。人体与自然界也是密不可分的，自然界变化直接或间接影响人体，人类在能动地适应自然和改造自然的过程中维持正常的生命活动。这种机体自身整体性和外环境统一性的思想，即整体观念。整体观念是中国古代唯物论和辩证法思想在中医学中的体现，贯穿中医学的生理、病理、诊法、辨证和治疗等各个方面。

1. 人体是一个有机的整体

人体是由若干脏腑、组织和器官所组成的。每个脏腑、组织或器官各有其独特的生理功能，而这些不同的功能又是人体整体活动的一个组成部分，这就决定了人体内部的统一性。也就是说，人体各个组成部分，在结构上是不可分割的，在生理上是相互联系、相互支持而又相互制约的，在病理上也是相互影响的。人体的这种统一性，是以五脏为中心，配以六腑，通过经络系统“内属于脏腑，外络于肢节”的作用而实现的。五脏是代表着整个人体的五个系统，人体所有器官都可以包括在这个系统之中。人体以五脏为中心，通过经络系统，把六腑、五体、五官、九窍、四肢百骸等全身组织器官联系成有机的整体，并通过精、气、血、津液的作用，完成机体统一的功能活动。

中医学在整体观念指导下，认为人体正常的生理活动一方面依靠各脏腑组织发挥各自的功能作用，另一方面要靠脏腑组织之间相辅相成的协同作用和相反相成的制约作用，才能维持其生理上的平衡。每个脏腑都有其各自不同的功能，但又是在整体活动下的分工合作、有机配合，这就是人体局部与整体的统一。

在认识和分析疾病的病理状况时，中医学也是从整体出发，将重点放在局部病变引起的整体病理变化上，并把局部病理变化与整体病理反应统一起来。一般来说，人体某一局部的病理变化，往往与全身的脏腑、气血、阴阳的盛衰有关。由于脏腑、组织和器官在生理、病理上的相互联系和相互影响，因而决定在诊治疾病时，可以通过面色、形体、舌象、脉象等外在的变化，了解和判断其内在的病变，以做出正确的诊断，进行适当的治疗。

人体是一个有机整体，在治疗局部病变时，也必须从整体出发，采取适当的措施。例如，心开窍于舌，心与小肠相表里，可用清心热泻小肠火的方法治疗口舌糜烂。“从阴引阳，从阳引阴，以右治左，以左治右”（《素问·阴阳应象大论》），“病在上者下取之，病在下者高取之”（《灵枢·终始》）等，也是在整体观指导下确定的治疗原则。

2. 人与自然界具有统一性

人类生活在自然界中，自然界存在着人类赖以生存的必要条件。同时，自然界的变化又可以直接或间接地影响人体，而机体则相应地产生反应，属于生理范围内的，即是生理适应性；超越了这个范围，即是病理性反应。故曰“人与天地相应也”（《灵枢·邪客》），“人与天地相参也，与日月相应也”（《灵枢·岁露》）。人与自然相统一的特点被中国古代学者称为“天人合一”。

季节气候对人体有影响。春温、夏热、长夏湿、秋燥、冬寒表示一年中气候变化的一般规律。生物在这种气候变化的影响下，就会有春生、夏长、长夏化、秋收、冬藏等相应的适应性变化。人体也与之相适应，如“天暑衣厚则腠理开，故汗出……天寒则腠理闭，气湿不行，水下留于膀胱，则为溺与气”（《灵枢·五癃津液别》），说明春夏阳气发泄，气血容易趋向于体表，表现为皮肤松弛、腠理开、汗多；而秋冬阳气收藏，气血容易趋向于里，表现为皮肤致密、少汗多尿的变化。人体的脉象也有春弦、夏洪、秋浮、冬沉的不同。许多疾病的发生、发展和变化也与季节变化密切相关，如春季常见温病，夏季多发中暑，秋季常见燥证，冬季多有伤寒。

在昼夜晨昏的变化过程中，人体也必须与之相适应。白昼为阳，夜晚为阴，人体也是早晨阳气初生，中午阳气隆盛，到了夜晚则阳气内敛，便于人体休息，恢复精力。许多疾病的发病时间及引起死亡的时间也是有一定规律的。研究表明，五脏衰竭所致死亡的高峰时间在下半夜至黎明前，如急性心肌梗死，春夏季多发生在子时至巳时，而秋冬季多在午时至亥时。此外，人的脉搏、体温、耗氧量、二氧化碳的释放量、激素的分泌等，都具有24小时的节律变化。

根据中医运气学说，气候有着12年和60年的周期性变化，因而人体的发病也会受其影响。近年来，科学家们发现12年或60年的变化规律与太阳黑子活动周期（11年或12年）有关。太阳黑子的活动会使太阳光辐射产生周期性变化，并强烈干扰地磁，改变气候，从而对人体的生理、病理产生影响。

由于地域差异，人们的生活习惯和身体状况也有很大不同，如江南多湿热，人体腠理多疏松；北方多燥寒，人体腠理多致密。因此，每个地区也各有其特有的地方病，甚至不同地区人们的平均寿命也有很大的差别。早在两千多年前，中国古代医家就对此有所认识，在《素问》中就这个问题作了较详尽的论述。如《素问·五常政大论》曰："高者其气寿，下者其气夭，地之小大异也，小者小异，大者大异。故治病者，必明天道地理……"

正是因为人体本身的统一性及人与自然界之间存在既对立又统一的关系，所以对待疾病因时、因地、因人制宜，就成了中医治疗学上的重要原则。在对患者作诊断和决定治疗方案时，必须注意分析和考虑外在环境与人体情况的有机联系以及人体局部病变与全身情况的有机联系，这就是中医学的重要特点——整体观念。

（二）辨证论治

辨证论治是中医认识疾病和治疗疾病的基本原则，是中医学对疾病的一种特殊的研究和处理方法。

证，是机体在疾病发展过程中的某一阶段的病理概括。由于它包括病变的部位、原因、性质以及邪正关系，反映疾病发展过程中某一阶段病理变化的本质，因而它比症状能更全面、更深刻、更正确地揭示疾病的本质。

"辨证"就是把四诊（望诊、闻诊、问诊、切诊）所收集的资料、症状和体征，进行分析、综合，辨清疾病的病因、性质、部位，以及邪正之间的关系，概括、判断为某种性质的证。论治，又称为“施治”，即根据辨证的结果，确定相应的治疗方法。辨证是决定治疗的前提和依据，论治是治疗疾病的手段和方法，通过辨证论治的效果，可以检验辨证论治的正确与否。辨证论治的过程，就是认识疾病和解决疾病的过程。辨证和论治，是诊治疾病过程中相互联系、不可分割的两个方面，是理论和实践相结合的体现，是理法方药在临床上的具体运用，是指导中医临床的基本原则。

中医临床认识和治疗疾病，既辨病又辨证，但主要不是着眼于“病”的异同，而是将重点放在“证”的区别上，通过辨证而进一步认识疾病。例如，感冒是一种疾病，临床可见恶寒、发热、头身疼痛等症状，但由于引发疾病的原因和机体反应性有所不同，又分为风寒感冒、风热感冒、暑湿感冒等不同的证型。只有辨清感冒属于何种证型，才能正确选择不同的治疗原则，分别采用辛温解表、辛凉解表或清暑祛湿解表等治疗方法给予适当的治疗。辨证与对于头痛给予镇痛药、发热给予退热药等仅针对某一症状采取具体对策的对症治疗完全不同，也根本不同于用同样的方药治疗所有患同一疾病的患者的单纯辨病治疗。

中医学认为，同一疾病在不同的发展阶段，可以出现不同的证型；而不同的疾病在其发展过程中又可能出现同样的证型。因此，在治疗疾病时可以分别采取“同病异治”或“异病同治”的原则。“同病异治”即对同一疾病不同阶段出现的不同证型，采用不同的治法。例如，麻疹初期，疹未出透时，应当用发表透疹的治疗方法；麻疹中期通常肺热明显，治疗则须清解肺热；而至麻疹后期，多有余热未尽，伤及肺阴胃阴，此时治疗则应以养阴清热为主。“异病同治”是指不同的疾病在发展过程中出现性质相同的证型，采用同样的治疗方法。例如，心律失常与闭经是两种完全不同的疾病，但均可出现血瘀的证型，治疗都可用血府逐瘀汤进行活血化瘀。这种针对疾病发展过程中不同质的矛盾用不同的方法去解决的原则，正是辨证论治实质的体现。

二、药食同源借鉴的中医学基本理论

（一）阴阳五行学说

阴阳五行学说，是中国古代朴素唯物论和辩证法思想影响产生的，它认为世界是物质的，物质世界是在阴阳二气作用的推动下资生、发展和变化，并认为木、火、土、金、水五种最基本的物质是构成世界不可缺少的元素。这五种物质相互资生、相互制约，处于不断的运动变化之中。阴阳五行学说对后来古代唯物主义哲学有着深远的影响，如古代的天文学、气象学、化学、算学、音乐和医学，都是在其协助下发展起来的。

我国古代医学家，在长期医疗实践的基础上，将阴阳五行学说广泛地运用于医学领域，用以说明人类生命起源、生理现象、病理变化，指导着临床诊断和防治，成为中医学理论的重要组成部分，对中医学理论体系的形成和发展有着极为深刻的影响。

1. 阴阳学说

阴阳是中国古代哲学的一对范畴。阴阳的最初含义是很朴素的，表示阳光的向背，向日为阳，背日为阴，后来引申为气候的寒暖，方位的上下、左右、内外，运动状态的躁动和宁静等。中国古代哲学家们进而体会到自然界中的一切现象都存在着相互对立而又相互作用的关系，用阴阳这个概念来解释自然界两种相互对立和相互消长的物质势力，并认为阴阳的对立和消长是事物本身所固有的，进而认为阴阳的对立和消长是宇宙的基本规律。

阴阳学说认为，世界是物质性的整体，自然界的任何事物都包括阴和阳相互对立的两个方面，而对立的双方又是相互统一的。阴阳的对立统一运动，是自然界一切事物发生、发展、变化及消亡的根本原因。正如《素问·阴阳应象大论》所言："阴阳者，天地之道也，万物之纲纪，变化之父母，生杀之本始。"阴阳的矛盾对立统一运动规律是自然界一切事物运动变化固有的规律，世界本身就是阴阳二气对立统一运动的结果。

阴和阳，既可以表示相互对立的事物，又可用来分析一个事物内部所存在着的相互对立的两个方面。一般来说，凡是剧烈运动着的、外向的、上升的、温热的、明亮的，都属于阳；相对静止着的、内守的、下降的、寒冷的、晦暗的，都属于阴。以天地而言，天气轻清为阳，地气重浊为阴；以水火而言，水性寒而润下属阴，火性热而炎上属阳。

任何事物均可以阴阳的属性来划分，但必须是针对相互关联的一对事物，或是一个事物的两个方面，这种划分才有实际意义。如果被分析的两个事物互不关联，或不是统一体的两个对立方面，就不能用阴阳来区分其相对属性及其相互关系。

事物的阴阳属性，并不是绝对的，而是相对的。这种相对性，一方面表现为在一定的条件下，阴和阳之间可以发生相互转化，即阴可以转化为阳，阳也可以转化为阴；另一方面，体现于事物的无限可分性。

阴阳学说的基本内容包括阴阳对立、阴阳互根、阴阳消长和阴阳转化四个方面。

在中医学理论体系中，处处体现着阴阳学说的思想。阴阳学说被用以说明人体的组织结构、生理功能及病理变化，并用于指导疾病的诊断和治疗。

2. 五行学说

五行是指木、火、土、金、水五种物质的运动。中国古代人民在长期的生活和生产实践中认识到木、火、土、金、水是必不可少的最基本物质，并由此引申为世间一切事物都是由木、火、土、金、水五种基本物质之间的运动变化生成的。这五种物质之间，存在着既相互资生又相互制约的关系，在不断的相生相克运动中维持着动态平衡，这就是五行学说的基本含义。

根据五行学说，“木曰曲直”，凡是具有生长、升发、条达、舒畅等作用或性质的事物，均归属于木；“火曰炎上”，凡具有温热、升腾作用的事物，均归属于火；“土爰稼穑”，凡具有生化、承载、受纳作用的事物，均归属于土；“金曰从革”，凡具有清洁、肃降、收敛等作用的事物，均归属于金；“水曰润下”，凡具有寒凉、滋润、向下运动的事物，均归属于水。

五行学说以五行的特性对事物进行归类，将自然界的各种事物和现象的性质及作用与五行的特性相类比后，将其分别归属于五行之中。

五行学说认为，五行之间存在着生、克、乘、侮的关系。五行的相生相克可以解释事物之间的相互联系，而五行的相乘相侮则可以用来表示事物之间平衡被打破后的相互影响。

中医学应用五行学说以解释人体的生理功能，说明机体病理变化，用于疾病的诊断和治疗。

3. 阴阳与五行的关系

阴阳学说主要说明事物对立双方的互相依存、互相消长和互相转化的关系；五行学说是用事物属性的五行归类及生克乘侮规律，以说明事物的属性和事物之间的相互关系。在中医学中，二者皆以脏腑、经络、气血津液等为其物质基础，从宏观自然现象包括人体的变化规律，用取象比类的方法，分析、研究、解释人体的生理活动和病理变化及人体内外的各种关系，并指导临床辨证与治疗。

（二）藏象学说

“藏象”二字，首见于《素问·六节藏象论》。藏指藏于体内的内脏，象指表现于外的生理、病理现象。藏象包括各个内脏实体及其生理活动和病理变化表现于外的各种征象。藏象学说是研究人体各个脏腑的生理功能、病理变化及其相互关系的学说。藏象学说是在历代医家医疗实践的基础上，在阴阳五行学说的指导下，概括总结而成的，是中医学理论体系中极其重要的组成部分。

它以脏腑为基础。脏腑是内脏的总称，按照生理功能特点，分为五脏、六腑和奇恒之腑；以五脏为中心，一脏一腑，一阴一阳为表里，由经络相互络属。五脏，即心、肝、脾、肺、肾，其共同特点是能贮藏人体生命活动所必需的各种精微物质，如精、气、血、津、液等；六腑，即胆、胃、小肠、大肠、膀胱、三焦，其共同生理特点是主管饮食物的受纳、传导、变化和排泄糟粕；奇恒之腑，即脑、髓、骨、脉、胆、女子胞（子宫），其共同特点是一类相对密闭的组织器官，不与水谷直接接触，即似腑非腑，但具有类似于五脏贮藏精气的作用，即似脏非脏。

藏象学说的形成，主要有三个方面：一是来源于古代的解剖知识。如《灵枢·经水》曰：“夫八尺之士，皮肉在此，外可度量切循而得之，其死，可解剖而视之。其脏之坚脆，腑之大小，谷之多少，脉之长短，血之清浊……皆有大数。”二是长期对人体生理、病理现象的观察。例如，因皮肤受凉而感冒，会出现鼻塞、流涕、咳嗽等症状，因而认识皮毛、鼻窍和肺之间存在着密切联系。三是长期医疗经验的总结。如从一些补肾药能加速骨折愈合的认识中产生了“肾主骨”之说。

藏象学说是一种独特的生理病理学理论体系。其中脏腑不单纯是一个解剖学的概念，更重要的是概括了人体某一系统的生理和病理学概念。心、肺、脾、肝、肾等脏腑名称，虽与现代人体解剖学的脏器名称相同，但在生理或病理的含义中，却不完全相同。一般来讲，中医藏象学说中一个脏腑的生理功能，可能包含着现代解剖生理学中的几个脏器的生理功能；而现代解剖生理学中的一个脏器的生理功能，亦可能分散在藏象学说的某几个脏腑的生理功能之中。

人体是一个有机的整体，脏与脏、脏与腑、腑与腑之间密切联系，它们不仅在生理功能上相互制约、相互依存、相互为用，而且以经络为联系通道，相互传递各种信息，在气血津液环周于全身的情况下，形成一个非常协调和统一的整体。

（三）气、血、津液学说

气、血、津液，是构成人体的基本物质，也是维持人体生命活动的基本物质。气、血、津液，是人体脏腑、经络等组织器官生理活动的产物，也是这些组织器官进行生理活动的物质基础。

气，是不断运动着的具有很强活力的精微物质；血，基本上是指血液；津液，是机体一切正常水液的总称。从气、血、津液的相对属性来分阴阳，则气具有推动、温煦等作用，属于阳；血和津液，都是液态物质，具有濡养、滋润等作用，属于阴。

气、血、津液的生成及其在机体内进行新陈代谢，都依赖于脏腑、经络等组织器官的生理活动；而这些组织器官进行生理活动，又必须依靠气的推动、温煦，以及血和津液的滋润濡养。因此，无论是在生理还是病理状况下，气血津液与脏腑、经络等组织器官之间，始终存在着互相依存的密切关系。

此外，构成并维持人体生命活动的基本物质中还有“精”。“精”在中医学理论上的基本含义，有广义和狭义之分。广义之“精”，泛指一切精微物质，包括气、血、津液和从饮食中来的营养物质；狭义之“精”，即通常所说的肾中所藏之精，与人的生长、发育和生殖有直接关系。

气、血、津液均为构成人体和维持人体生命活动的最基本物质，都离不开脾胃运化的水谷精气，因而气和血、气和津液、血和津液在生理上相互依存、相互制约、相互为用，病理上相互影响、互为因果。

（四）经络学说

经络是经脉和络脉的总称。经，有路径之意。经脉贯通上下，沟通内外，是经络系统的主干。络，有网络之意。络脉是经脉别出的分支，较经脉细小，纵横交错，遍布全身。经络内属于脏腑，入络于肢节，沟通于脏腑与体表之间，将人体脏腑、组织、器官联结成为一个有机的整体，并借此行气血、营阴阳，使人体各部的功能活动得以保持协调和相对平衡。

研究经络系统的生理功能、病理变化及其与脏腑之间的关系的理论，称为经络学说。它是中医学分析人体生理、病理和对疾病进行诊疗的主要依据之一。“经络”一词首见于《黄帝内经》。《灵枢·邪气脏腑病形》曰：“阴之与阳也，异名同类，上下相会，经络之相贯，如环无端。”又如《灵枢·经脉》

曰："经脉者，所以能决死生，处百病，调虚实，不可不通。"

经络学说的内容十分广泛，包括经络系统各组成部分的循行部位、生理功能、病理变化及其表现，经络中血气的运行与自然界的关系，经脉循行路线上的穴位及其主治作用，经络与脏腑的关系等。

经络学说的形成，是以古代的针灸、推拿、气功等医疗实践为基础，经过漫长的历史过程，结合当时的解剖知识和藏象学说，逐步上升为理论的，其间受到了阴阳五行学说的深刻影响。《黄帝内经》的问世，标志着经络学说的形成。《黄帝内经》中系统论述了十二经脉的循行部位、属络脏腑，以及十二经脉发生病变时的证候；记载了十二经别、别络、经筋、皮部等的内容；对奇经八脉也有分散的论述；并且记载了约 160 个穴位的名称。

经络系统，由经脉、络脉、十二经筋和十二皮部所组成。经络在内连属于脏腑，在外则连属于筋肉、皮肤。

中医学将经络的生理功能称为"经气"。其生理功能主要表现在沟通表里上下，联系脏腑器官；通行气血，濡养脏腑组织；感应传导；调节脏腑器官的功能活动四个方面。

经络学说在临床上可以应用于解释病理变化、协助疾病诊断，以及指导临床治疗三个方面。

（五）病因与发病

中医学认为，人体各脏腑组织之间，以及人体与外界环境之间相互作用，维持着相对的动态平衡，从而保持着人体正常的生理活动。当这种动态平衡因某种原因而遭到破坏，又不能立即自行调节得以恢复时，人体就会发生疾病。

病因，是破坏人体相对平衡状态而引起疾病的原因。古代中医病因学将致病因素分为三种：即外因（如六淫、疠气等）、内因（如七情）和不内外因（包括饮食不节、劳逸损伤、外伤、寄生虫等）。痰饮和瘀血是人体受某种致病因素影响在疾病发生过程中形成的病理产物，又能直接或间接作用于人体某一脏腑组织，发生多种病证，故又属致病因素。其实，中医的所谓"不内外因"，有的即是外因，如外伤等；有的则是内因为主，但常结合外因而致病的，如饮食不节、劳逸损伤等。没有一种致病因素既不属于内因，又不属于外因，充其量是某一致病因素，可能由内因与外因的协同作用形成，因而严格说来，中医学所认识的病因是内因与外因两大类。

疾病与健康是相对的。人体脏腑、经络的生理活动正常，气血阴阳协调平衡，即“阴平阳秘”。当人体在某种致病因素作用下，生理活动异常，气血阴阳平衡协调关系被破坏，导致“阴阳失调”，出现各种症状，便发生了疾病。中医学认为，疾病的发生和变化，总其大要，不外关系到人体本身的正气和邪气两个方面。

（六）病机学说

病机，是指疾病发生、发展、变化及其结局的机制。以阴阳五行、气血津液、藏象、经络、病因和发病等基础理论，探讨和阐述疾病发生、发展、变化和结局的机制及其基本规律，即病机学说。病机的理论，在《黄帝内经》中已奠定了基础，病机之名，首见于《素问·至真要大论》的“审查病机，无失气宜”和“谨守病机，各司其属”。“诸风掉眩，皆属于肝”等“病机十九条”，是以“五运六气”的“六气”与五脏相应的理论，将临床常见的诸多症状，分别归属于心、肺、脾、肝、肾之疾病，风、寒、湿、热、火之疾病，病变部位是在“上”或“下”等。但必须指出，《黄帝内经》论述病机，内容非常广泛，并不局限于“病机十九条”，对于邪正和阴阳之盛衰，气血和脏腑之虚实，以及某些病证（如疼痛、痿、痹、厥、痈疽等）的病机，均有详尽的论述。

历代医家对于病机学说均非常重视。汉代张仲景的《伤寒杂病论》在《素问》及《灵枢》的基础上，结合临床实践，阐述了热病的虚实、寒热、表里、阴阳的进退变化；在《黄帝内经》脏腑、经络虚实的基础上，对不少病证的病因病机进行了阐述。隋代巢元方的《诸病源候论》对 1729 种病候的病因、病机及其临床证候作了阐述，成为我国历史上最早的病因病机学专著。金元时期的刘完素在《素问玄机原病式》中提出“六气皆从火化”和“五志过极，皆为热甚”的观点；李东垣在《内外伤辨惑论》中，论述了“内伤脾胃，百病由生”和“火与元气不两立”的病机；张从正在《儒门事亲》中论述了“邪气”致病的病机；朱丹溪在《格致余论》中阐释了“阳有余而阴不足”和“湿热相火”等病机。

病机学说的具体内容可以概括为以下六个方面。

1. 从整体上探讨疾病的发生、发展、变化和结局的基本规律，如邪正盛衰、阴阳失调、气血失常、津液代谢失常等。

2. 从脏腑、经络等某一系统研究疾病的发生、发展、变化和结局的基本规律，如脏腑病机、经络病机等。

3. 探讨某一类疾病的发生、发展、变化和结局的基本规律，如六经传变病机、卫气营血传变病机和三焦传变病机等。

4. 研究某一种病证的发生、发展、变化和结局的基本规律，如感冒的病机、哮喘的病机、痰饮的病机、疟疾的病机等。

5. 研究某一种症状的发生、发展的病机，如疼痛的机制、恶寒发热的机制、失眠的机制等。

6. 研究由于气血津液、脏腑等生理功能失调所引起的综合性病机变化，如内生“五邪”。

（七）防治原则

1. 预防

中医学在治疗上历来以防重于治。《素问·四气调神大论》曰：“圣人不治已病治未病；不治已乱治未乱……夫病已成而后药之，乱已成而后治之，譬如渴而穿井，斗而铸锥，不亦晚乎。”所谓治未病，可以概括为未病先防、既病防变与愈后防复三个方面的内容。

(1) 未病先防：又称无病防病、无病先防，是指在人体未发生疾病之前，充分调动人的主观能动性以增强体质，颐养正气，提高机体抗病能力，同时适应客观环境，采取各种有效措施，做好预防工作，避免致病因素的侵害，以防止疾病的发生。《丹溪心法》曾曰：“是故已病而后治，所以为医家之法；未病而先治，所以明摄生之理。”

未病先防，一是研究传统的养生方法，如针刺、气功、药物法等；二是研究综合的预防措施，如环境卫生管理、除灭疾病等；三是研究常见疾病的预防措施，如食疗、贴敷、中药等；四是运用现代科学手段整理中医预防措施，即通过开展中医药临床和实验研究，观察中医药预防措施的实际效果。

防病应该做到以下几个方面：增强正气，调养精神，健身锻炼，调节生活，营养调配，忌食或少食不利于治疗与康复的饮食，还可以采取药物预防的方法，并从各个方面注意防止病邪的侵入。

(2) 既病防变：又可以说是有病早治，防止病变。总之，是指人体在患病之后，要及时采取有效措施，早期诊断，早期治疗，截断疾病的发展、传变或复发，同时注意疾病痊愈后预防复发，巩固疗效。尤其是对传染性疾病，更应防止恶性或不良性变化，以防止传播条件的产生。

疾病防变在临床上可应用于多种急、慢性病中，中医药防变对于咳喘、慢性病毒性肝炎、慢性胃炎、胆石症、高血压症、脑血管意外、癌症等，均有积极作用，可有效阻止或减缓疾病向不良方面转化。

(3) 愈后防复：古称“瘥后防复”，是指疾病刚瘥愈，正处于恢复期，但正气尚未复元，因调养不当，旧病复发或滋生其他病者，事先采取的防治措施。或指疾病症状虽已消失，因治疗不彻底，病根未除，潜伏于体内，受某种因素诱发，防止旧病复发所采取的防治措施。

2. 治则

治则，是中医学在整体观念和辨证论治的指导下，对疾病的现状进行周密分析的基础上，确立的一套比较完整和系统的治疗原则理论，包括治病求本、扶正与祛邪、调整阴阳、调整脏腑功能、调整气血关系及因时、因地、因人制宜六个方面，其中包含着许多辩证法思想，用以指导具体的立法、处方、用药。治则是指导疾病治疗的总则；治法是治则的具体化，是治疗疾病的具体方法，如汗法、吐法、下法、和法、温法、清法、补法、消法等。治法中的益气法、养血法、温阳法、滋阴法等，都属于在扶正总则下的具体治法；汗法、吐法、下法、逐水法等，都属于祛邪总则下的具体治法。

三、药食同源借鉴的中医四诊八纲理论

（一）四诊

四诊是指望、闻、问、切四种诊察疾病的基本方法，古称“诊法”。《素问・脉要精微论》曰：“诊法何如……切脉动静而视精明，察五色，观五脏有余不足，六腑强弱，形之盛衰，以此参伍，决死生之分。”可见，诊法就是对人体进行全面诊察的方法，借以判断人的健康与疾病状态。

《黄帝内经》奠定了四诊方法的基础,《难经》则明确指出了四诊的基本概念。如《难经・六十一难》将四诊概括为：“望而知之谓之神，闻而知之谓之圣，问而知之谓之工，切而知之谓之巧。”四诊所涉及的范围相当广泛，内容十分丰富，举凡人体所表现的一切现象，与生命活动有关的社会和自然环境等，统统在诊察之列。

四诊具有直观性和朴素性的特点，在感官所及的范围内，直接地获取信息，医生即刻进行分析综合，及时作出判断。四诊的基本原理是建立在整体观念和恒动观念的基础上的，是阴阳五行、藏象经络、病因病机等基础理论

的具体运用。物质世界的统一性和普遍联系，就是四诊原理的理论基础。

四诊是搜集临床资料的主要方法，而搜集临床资料则要求客观、准确、系统、全面、突出重点，这就必须“四诊并用”“四诊并重”“四诊合参”。《难经》所提出的神、圣、工、巧之论，并非将四诊的意义分成等级，而是强调其各自的重要性以及掌握这些技巧的难易程度。早在《黄帝内经》中就明确提出了切勿强调切诊的观点，《素问·徵四失论》说：“诊病不问其始，忧患饮食之失世，起居之过度，或伤于毒，不先言此，猝持寸口，何病能中？”张仲景在《伤寒论》中批语不能全面运用诊法的医生是“所谓窥管而已”。张景岳在《景岳全书》中指出，唯以切脉为能事的医生，不能得是通医道的人。只有将四诊有机结合起来，彼此参伍，才能全面、系统、真实地了解病情，做出正确的判断。

（二）八纲

八纲，即阴、阳、表、里、寒、热、虚、实，是辨证论治的理论基础之一。八纲辨证，是将四诊得来的资料，根据人体正气的盛衰、病邪的性质、疾病所在的部位深浅等情况，进行综合分析，归纳为阴、阳、表、里、寒、热、虚、实八类证候。

《黄帝内经》已经奠定了八纲辨证的基础，张仲景则将八纲辨证具体地运用于伤寒与杂病的诊疗。《景岳全书》中“阴阳”“六变辨”等篇，对八纲辨证有进一步的阐发。

疾病的临床表现是千变万化、错综复杂的。从八纲辨证来看，任何一种病证都可用阴阳确定类别，用寒热阐发性质，用表里反映其病位深浅，用虚实说明邪正盛衰的强弱。八纲是分析疾病共性的辨证方法，是各种辨证的总纲，在诊断疾病的过程中，有执简驭繁、提纲挈领的作用，适应于临床各科的辨证。具体来说，各科辨证是在八纲辨证的基础上加以深化。

在八纲辨证中，阴阳、寒热、表里、虚实八类证候之间的关系，并非彼此平行的，一般而言，表证、热证、实证隶属于阳证范畴。里证、寒证、虚证统属于阴证范畴。因此，八纲辨证中，阴阳两证又是概括其他六证的总纲。此外，八类证候也不是相互独立的，而是彼此错杂，互为交叉，体现出复杂的临床表现。

在一定的条件下，疾病的表里病位和虚实寒热性质往往可以发生不同程度的转化，如表邪入里、里邪出表、寒证化热、热证转寒、由实转虚、因虚致实等。当疾病发展到一定阶段时，还可以出现一些与病变性质相反的假象，如真寒假热、真热假寒、真虚假实、真实假虚等。因此，进行八纲辨证时不仅要熟悉八纲证候的各自特点，还应注意证候之间的相互联系。

（三）辨证

辨证，就是辨别症状，根据四诊所得的资料进行分析、综合、归纳，以判断疾病的原因、部位、性质，从而做出正确的诊断，为治疗疾病提供依据。

“证”与“症”应该严格区分，“症”是一个个的症状，而“证”是证候，是辨证所得到的结果。

“证”与“病”的概念是不同的。清代医家徐灵胎说：“病之总者为之病，而一病总有数证。”也就是说，病可以概括证。辨病名，必先辨证。诊断先从辨证再进一步辨病，辨病之后又再进一步辨证。因此，辨证论治并不是说中医不讲究辨病，辨证已包括辨病于其中了。

辨证的方法很多，都是在长期临床实践中形成的，如病因辨证、气血津液辨证、脏腑辨证、经络辨证、六经辨证、卫气营血辨证与三焦辨证等。其中病因辨证着重从病因角度去辨别证候，可以看成是外感病辨证的基础；六经辨证是外感病中“伤寒”的辨证法；卫气营血辨证是外感病中“温病”的辨证法；经络辨证、气血津液辨证及脏腑辨证适应于杂病各科辨证，但脏腑辨证是杂病辨证的重点辨证法，经络辨证与气血津液辨证可以看作是脏腑辨证互为补充的辨证方法。

（四）疾病的鉴别诊断

症状与证候是完全不同的概念。

症状，是患者自觉有各种异常的痛苦感觉或通过医生诊察而得知的病态改变，如头痛、眩晕等。症状是机体发生疾病后的表现，是医生诊察疾病、判断疾病的客观标志。

证候，简称为“证”，是病因病机、病位、症状、舌诊和脉诊的综合与概括，如表实证、阴虚证等。证候反映了疾病的本质，是临床诊断疾病的结论。

病机是疾病发生、发展及转归的机理，既是联系证候与症状的纽带，也是证候的核心组成部分。病机决定了疾病的性质。由同一病机联系着的许多症状就构成了证候。

在临床上，疾病是千变万化的，症状表现也是错综复杂的。只有认真研究各种常见症状、证候和病机，才能对不同病证而出现的相同症状加以鉴别。

症状鉴别是从相类似的症状中，研究疾病不同的病因病机，以探求疾病的本质，这是正确进行辨证论治的关键步骤。因此，症状的鉴别，是疾病与证候诊断中的重要环节之一。

四、药食同源的基本理论及观点

（一）医营养学的概念与基本内容

“营养”一词并非外来语，“营养学”也并非西方医学所独有。宋代大文豪苏东坡《养生说》中曰：“营养生者使之能逸而能劳。”“营养”古代又作“荣养”。如《晋书·赵至传》曰：“至年十三，请师受业……至日，吾小未能荣养，使老父不免勤苦。”

“荣”有荣盛、繁荣之义；“营”有经营、营造之义；“养”有养护、补养之义。“营养”系指机体摄取、消化、吸收和利用食物或养料的整个过程。近百年来西方医学传入中国，其中类似性质的学科被译为“营养学”。然而，实际上我国固有的中医营养学自成体系，已有两千多年的历史，渗透在中医各科之中。

中医营养学，是在中医理论指导下，应用食物或其他天然营养物质来保健强身，预防和治疗疾病，或促进机体康复，以及延缓衰老的一门学科。它和药物、针灸、推拿、气功等疗法一样，都是中医学的重要组成部分。从某种意义上讲，中医营养学在预防医学、康复医学和老年医学领域中，占有重要的地位。

中医营养学的研究内容主要包括基础理论和临床应用两大部分。从历代有关文献来看，该学科着重于生活与临床应用，常包括四大方面内容，即“食节”（食用）、“食养”（食补）、“食疗”（食治）与“食忌”（食禁）。

“食节”（食用）内容，包括因时、因地、因人而异地正确选用饮食。另外，提倡全面膳食和节制饮食。《素问·生气通天论》提出的“食饮有节，谨和五味”就是“食节”的基本观点，其具体化即“五谷为养，五果为助，五畜为益，五菜为充，气味合而服之，以补益精气。”

食物的作用，不仅体现在维持人体的正常生命活动，某种意义上讲还具有补养作用。所谓“无病强身”，这一点是与现代营养学观点不同的。《素问·五常政大论》曰：“谷肉果菜，食养尽之。”这是“食养”概念最早的记载。

按历代有关文献统计，常用的近百种食物和其他天然营养品，计有聪耳、明目、乌发、生发、增力、增智、安神、美容、轻身、固齿、强筋、壮肾、强腰、壮阳、种子（助孕）、抗衰、防老等二十余项补益作用。

“食疗”（食治）作用主要体现在“祛邪”“扶正”两方面。正如孙思邈所说：“食能祛邪而安脏腑，悦神志以资气血。”孙氏还指出药疗与食疗的不同之处：“药性刚烈，犹若御兵……若能用食平疴，适性遣疾者，可谓良工。”他还引用扁鹊语：“为医者当洞察病源，知其所犯，以食治之，食疗不愈，然后命药。”

中医“食忌”内容十分丰富，有别于现代营养学内容。中医营养学主张，每个人的饮食内容不应该也不可能是一个固定的模式，这里有因人、因地、因时而有所不同的问题。饮食的宜与忌，其实质是强调饮食的针对性，要求在生活和临床中能做到“辨证用膳”。

孙思邈说：“安生之本，必资于饮食。不知食宜者，不足以存生也。”因此，在生活和临床中品评饮食的营养价值，不管是用于食补，还是食疗，都不应从珍、奇、名、贵出发，而应着眼于其使用是否得当。

（二）食物与药物的同一性

中医营养学科的发生与发展，因受历史条件的影响，它的理论紧密地与朴素的哲学理论结合在一起。其理论和应用，系建立在中医、中药基础理论之上，作为保健与医疗的重要措施，成为中医不可缺少的一部分。

中医学历史表明，食物与药物同出一源，二者皆属于天然产品。食物与药物的性能相通，具有同一的形、色、气、味、质等特性。因此，中医单纯使用食物或药物，或食物与药物相结合应用于养生保健，或治疗康复的情况是极其普遍的。《黄帝内经》载的 13 个方剂中，就有一半以上是食物成分，这也是最早的“药膳”方。《五十二病方》中有 1/4 为食物成分方剂。《伤寒论》112 方中，含食物成分方剂占 1/2 以上。在以上这些古方中应用桂、姜、枣、葱、椒、茴、扁豆、薏苡仁、甘草、酒、醋，乃至动物胶膏等食物是极为普遍的。食与药同用，除基于二者系同一来源外，主要基于食物和药物的应用属于同一理论指导。中医学认为，机体衰弱失健或疾病的发生发展过程，都意味着阴阳两方面的互相消长，如阴阳偏盛、偏衰等。如何调整阴阳失调？张景岳说：“欲救其偏，则唯气味之偏者能之。”食物与药物一样，皆属“气味之偏者”。食物之所以具有防治疾病的作用，也不外是祛除病邪，消除病因，补虚扶弱，调整和重建脏腑气机功能，以消除阴阳偏盛、偏衰的病理状态。古人曾把饥饿现象也看成机体阴阳失调，称进食为“疗饥”。如《诗经·陈风·衡门》曰：“泌之洋洋，可以疗饥。”

食物的性能，古代简称“食性”“食气”“食味”等，是以阴阳、五行、脏腑、经络、病因、病理等中医基础理论为基础的。食物“气”或“性”与药性“四气”或“四性”说法相一致。古人按寒、凉、平、温、热将食物分类。以常见的300多种食物统计来看，平性食物居多，温热性次之，寒凉性更次之。从生活与临床中使用食物的经验看，寒凉性质食物多有滋阴、清热、泻火、凉血、解毒作用，温热性质食物有温经、助阳、活血、通络、寒散等作用。食物的“味”，既是指食物的具体口感味觉，又是指性质的抽象概念，可以概括为“五味”，即酸（涩）、苦、甘（淡）、辛、咸。五味的作用与药物“味”的作用相一致，为酸收、苦降、甘补、辛散、咸软等。以常见食物统计来看，甘味食物最多，咸味与酸味次之，辛味更次之，苦味较少。从生活与临床经验来看，食物不同于药物“味”的作用方面，辛味（辣椒、胡椒）、苦味（苦瓜、苣、菜）食物尚有健胃作用，咸味（鱼、虾、蟹）食物尚有补肾、养血分等作用。此外，五味之外尚有“芳香”概念，系指食物的特殊气味。芳香性食物以水果、蔬菜居多，如橘、柑、佛手、香橼、芫荽、香椿、茴香等，一般具有醒脾、开胃、行气、化湿、化浊、辟秽、爽神、开窍、走窜等作用。

食物的“归经”理论，是古人对食物选择性作用的认识，也是一种对食物效用的抽象归类方法。正如《素问·至真要大论》曰：“夫五味入胃，各归所喜……物化之常也。”生活与临床实践发现，用辛味食物（葱、姜、芫）治疗表证、肺气不宣咳喘，用苦味食物（苦瓜、绿茶）治疗心火上炎或移热小肠证，用甘味食物（红枣、蜂王浆、山药）治疗贫血、体弱，用酸味食物（乌梅、山楂）治疗肝胆等方面疾病，用咸味食物（甲鱼、昆布、海藻）治疗肝肾不足、消耗性疾病（如甲状腺功能亢进症、糖尿病等），皆取得一定的疗效。

关于中医学“以脏补脏”理论，如以心补心、以脑补脑、以肾补肾等，近代开始有所争议。对此，应以临床疗效为依据。以脏补脏的做法，不仅限于中医，而且目前在世界医学领域内还在应用，如肝粉治肝病，用心粉、脑粉治疗心脑方面疾病，用胸腺、腮腺、甲状腺、肾上腺等来治疗相关疾病。

食物的升浮沉降性能与食物的气味有密切关系。凡食性温、食味辛甘淡的食物，其属性为阳，其作用趋向多为升浮，如葱、姜、蒜、花椒等；凡食性寒凉、食味酸苦咸的食物，其属性为阴，其作用趋向多为沉降，如杏仁、梅子、莲子、冬瓜等。根据常用食物统计表明，沉降趋向的食物多于升浮趋向。

食物性能的“补”与“泻”，也是食物的两大特性。补性食物一般具有补气、助阳、滋阴、养血、生津、填精等功效；泻性食物一般具有解表、清热、泻火、利尿、祛痰、祛风湿、散风、泻下、解毒等功效。根据常用食物统计分析，泻性食物多于补性食物。

（三）饮食应用的特征

食物为天然产品，除少部分可供直接使用（生食）外，大部分须制成一定的品类（食品），以使机体吸收。中国传统保健产品，与药材炮制、制剂制作有许多相似之处，形成东方独特的饮食体系，如饮、露、酒、醴、醪、汤、膏、蜜饯品、糖渍品、盐腌品、粥食、糕点、菜肴等。现在所流行欧美的保健食品，如大黄酒、蜂蜜酒、柏子仁酒、薄荷糖乃至绿豆煎饼等，传说是马可·波罗由我国带入的。

两种以上食物在一起应用，也存在配伍问题。按照中药配伍的“七情”理论，食物的配伍情况基本也分为协同与拮抗两方面。协同方面包括“相须”“相使”；拮抗方面包括“相畏”“相杀”“相恶”“相反”。

相须配伍：同类食物相互配伍使用，起到相互加强的功效。如百合、秋梨共奏清肺热、养肺阴之功效；雪羹汤中的荸荠与海蜇，共奏清热化痰之功效等。

相使配伍：一类食物为主，另一类食物为辅，使主要食物功效得以加强。如五加皮酒中，辛散活血化瘀的酒加强了五加皮祛风湿的功效。姜糖饮中，温中和胃的红糖增强了生姜温中散寒的功效。

相畏、相杀的配伍：一种食物的不良反应能被另一种食物减轻或消除。如扁豆的不良反应能被蒜减轻或消除。某些鱼类的不良反应（如引起腹泻、皮疹等）能被生姜减轻或消除。

相恶配伍：一种食物能减弱另一种食物的功效。如萝卜能减弱补气类食物（如鹌鹑、燕窝、山药、山鸡等）的功效。

相反配伍：两种食物合用，可能产生不良作用，形成了食物的配伍禁忌。例如，柿子忌茶、白薯忌鸡蛋、葱忌蜂蜜、萝卜忌人参等。但对食物禁忌的经验，目前尚缺少科学实验的结论，有待今后加以重视与研究。

依据配伍“七情”精神，在保健食品的配制上，古人也有了不少发展。①升降并举：升浮性质食物和沉降性质食物并用，以防止升降过偏之弊。如葱豉汤中调加食盐，以防止葱、豉过于辛温发散之性。②散收同用：补益类食物常调以发散性食物，以防止滋腻之性。如芫爆里脊中的芫荽，可防止猪肉滋腻碍胃之性。③寒热并调：即寒凉性食物和温热性食物并用，以防止寒热过偏之弊。如炒苦瓜佐以少量辛热的辣椒，可防止苦瓜苦寒过偏之性。④攻补兼施：即泻实祛邪性食物和补虚扶正性食物并用，以防止攻邪而伤正。如薏苡仁粥中加红枣，可防止薏苡仁清热利湿过偏之性。其他尚有表里兼顾、动静相调等配伍方法。

另外，中医在保健和医疗中讲求的饮食禁忌也是营养学的一大特点，是世界营养学中少有的。饮食禁忌，包括饮食与体质之间、饮食与病情之间、食物与药物之间、食物与食物之间的禁忌。例如，阴虚阳亢之人应慎用或禁用羊肉、狗肉、无鳞海鱼等；阳虚阴盛特别是脾肺虚寒之人应慎用或禁用冷饮、冷食、寒凉性质的生水果（如梨、西瓜等）、蔬菜。疾病过程中有阴、阳、表、里、虚、实、寒、热不同的情况，应选用不同的饮食，做到辨证用膳，如脾胃湿阻证或肝胆湿热证，应禁忌滋腻碍胃食品，如肥肉、油煎食物和乳制品等。在服用一些药物期间，应禁忌某些食物，如服用土茯苓应忌茶，服用威灵仙应忌蜂蜜，服用人参忌萝卜，服用荆芥应忌鱼虾类等。至于食物与食物之间类似药物“十八反”“十九畏”的配伍禁忌，历代文献也有不少记载。如鲫鱼忌猪肝、雀肉忌银耳等，有待进一步探讨。

（四）饮食对保健、预防、治疗等方面的特殊意义

中医营养学认为，在生活与临床中应用饮食的意义，基本与药物同等，这一点与西方医学中的营养概念不尽相同。西方医学营养学把食物与药物决然分开，不赋予食物直接的保健、治疗意义。现代食品法规中规定，“食品中不得含有药物”，“食物不能标示功能、主治意义”，不得有“用量”概念。但是，近十年在世界范围内掀起“保健食品”“疗效食品”热潮，说明中医食物保健与治疗意义得到客观承认，这就是中医营养学的一大特色与贡献。

早在两千多年以前，古代医者就非常重视饮食的滋养作用。《难经》曰：“人赖饮食以生，五谷之味，熏肤、充身、泽毛。”其用饮食滋养措施都是以预防疾病、延年益寿为目的。《肘后备急方》《备急千金要方》中有用海带预防甲状腺肿大、麦麸预防脚气病、新鲜蔬菜预防出血证等的记载。后世医家又

提出了用葱白、生姜、芫荽预防感冒，用鲜白萝卜、鱼橄榄预防白喉，用大蒜预防痢疾，用绿豆汤预防中暑，近代用山楂预防高脂血症，用薏苡仁防癌等，可以说都是中医营养学的成果。

临床中单纯应用食物或配合其他药物治疗疾病是中医营养学的主要内容，故有“医食同源”之说。为了临床应用方便，医者根据正虚的生理特征，把食物分为补气、养血、滋阴、助阳、生津、填津等。根据外邪性质，把祛邪的食物分成解表、清热、祛风湿、利水、温里、消导、驱虫、泻下、行气、止血、活血化瘀等，以此与药物疗法相对应。这种分类法也是中医营养学独具的特点。

食物抗衰防老的理论与应用，在中医营养学中一直占有显著地位。中医学认为，人的生、老、衰、亡是必然规律。但养生有术，还是可使其延寿的，达到“以尽天年”。食物在养生、抗衰老过程中所起的作用，除一般的补虚泻实、调整阴阳外，着重在补益脾肾方面，因为肾为先天之本，为元阴、元阳之所寄，肾阴、肾阳影响着整个机体的阴阳平衡；脾为后天之本，为中央、生化之源泉。历代有关文献所载的食物，以补益脾肾者居多。莲子、山药、大枣、蜂蜜、枸杞子、芡实、藕、薏苡仁、茯苓等都是经常用以补益脾肾的基本食品原料。

1. 饮食的预防作用

身体早衰和疾病发生的根本原因在于人体自身。人体正气旺盛，又能避免邪气的侵袭，就会保持健康状态，反之则发生疾病。一切有利于维护正气、抗御邪气的措施都能预防疾病；一切损害正气、助长邪气的因素都能引起疾病，从而导致早衰和死亡。预防思想是中医理论体系中的重要因素之一。

广义来说，所有关于饮食的保健措施都是以预防疾病、延年益寿为目的的。饮食对人体的滋养作用本身就是一项重要的保健预防措施。合理安排的饮食可保证机体的营养，使五脏功能旺盛，充血充实。如《黄帝内经》所言：“正气存内，邪不可干。”现代医学证明，人体如缺乏某些食物成分，就会导致疾病。例如，缺少蛋白质和碳水化合物就会引起肝功能障碍；缺乏某种维生素就会引起夜盲症、脚气病、口腔炎、坏血病、软骨症等；缺乏某些微量元素，缺少钙质会引起佝偻病，缺乏磷质会引起神经衰弱，缺乏碘会引起甲状腺肿，缺乏铁质会引起贫血，缺乏锌和钼会引起身体发育不良等。通过食物的全面配合，或有针对性地补充上述食物成分，可以预防和治疗这些疾病。

中医学早在一千多年以前，就有用动物肝脏预防夜盲症，用海带预防甲状腺肿大，用谷皮、麦麸预防脚气病，用水果和蔬菜预防坏血病等的记载。

除了从整体观出发的饮食全面调理和有针对性地加强某些营养食物预防疾病，中医学还发挥某些食物的特异性作用，直接用于某些疾病的预防。如用葱白、生姜、豆豉等可预防感冒；用甜菜汁或樱桃汁可预防麻疹；用鲜白萝卜、鱼橄榄煎服可预防口腔炎、胃炎引起的口鼻症状；用红萝卜粥可预防头晕等。

现代研究表明，中医所述的某些食物的预防保健作用确有科学道理。除了食物对人体整体的影响外，有些食物的预防保健作用突出，如大蒜能杀菌和抑制病毒，可防治呼吸道感染和肠道传染病等，生山楂、红茶、燕麦能够降低血脂，可预防动脉硬化。近年来，人们还主张用玉米粉粥预防心血管病、用薏苡粥预防癌症等。

食物对疾病的预防作用，也越来越受到国际医学界的重视。科学家们已经发现有很多食物能够预防各种疾病，如苦瓜、芦笋、马齿苋等有防癌抗癌的作用。另外，对于饮食习惯和饮食方法在疾病预防中的作用，也日益引起科学家们的关注。

2. 饮食的滋养作用

《难经》曰："人赖饮食以生，五谷之味，熏肤（滋养肌肤）、充身、泽毛。"说明我国两千多年以前，已十分重视饮食的营养作用。

饮食的滋养是人体赖以生存的基础。一个人一生中摄入的食物要超过自己体重的 1000～1500 倍，这些食物中的营养素（中医称为"水谷精微"），几乎全部转化成人体的组织和能量，以满足生命运动的需要。

中医学认识饮食对人体的滋养作用是从整体观出发的，认为各种不同的食品分别可以入某脏某经，从而滋养脏腑、经脉、气血，乃至四肢、骨骼、皮毛等。饮食进入人体，通过胃的吸收、脾的运化，然后输入全身，成为水谷精微而滋养人体。后天的水谷精微和先天的真气结合，形成人体的正气，从而维护正常的生命活动和抗御邪气（致病因素）。此外，还形成维护机体生命的基本物质"精"。"精"藏于五脏，是脏腑功能活动的思维、意识活动，即"神"的基础。"精、气、神"为人体之三宝，生命之所系，而它们都离不开饮食的滋养。战国时期的名医扁鹊曾说："安身之本必资于饮食。不知食宜者，不足以存生。"

常用的食补方法有以下 4 种。

平补法：有两种意义。一种是应用不热不寒、性质平和的食物，包括多数的粮食、水果、蔬菜，部分禽、蛋、肉、乳类食物，如粳米、玉米、扁豆、白菜、鹌鹑蛋、猪肉、牛奶等。另一种是应用既能补气又能补阴，或既能补阳又能补阴的食物。如山药、蜂蜜既补脾肺之气又补脾肺之阴，枸杞子既补肾阴又补肾阳等，这些食物适用于日常保健。

清补法：指应用补而不滋腻碍胃、性质平和或偏寒凉的食物，有时也以泻实性食物祛除实证，如清胃热，通利二便，加强消化吸收，推陈而致新，以泻中求补。常用的清补食物有萝卜、冬瓜、西瓜、小米、苹果、梨、黄花菜等，以水果、蔬菜居多。

温补法：指应用温热性食物进行补益。适用于阳虚或阳气亏损，肢冷、畏寒、乏力、疲倦、小便清长而频或水肿等症患者，也常作为普通人的冬令进补食物。如核桃仁、大枣、龙眼肉、猪肝、狗肉、鸡肉、鲇鱼、鳝鱼、海虾等。

峻补法：指应用补益作用较强、显效较快的食物达到急需补益的目的。此法的运用，应注意体质、季节、病情等条件，需做到既达到补益目的又无偏差。常用的峻补食物有羊肉、狗肉、鹿肉、鹿胎、鹿尾、鹿肾、甲鱼、熊掌、鳟鱼、黄花鱼、鲅鱼等。

历代中医本草文献所载具有保健作用的食物归纳如下。

聪耳（指增强或改善听力）：莲子、山药、荸荠、蒲菜、芥菜、蜂蜜。

明目（指增强或改善视力）：山药、枸杞子、蒲菜、猪肝、羊肝、野鸭肉、青鱼、鲍鱼、螺蛳、蚌、蚬。

生发（指促进头发的生长）：白芝麻、韭菜子、核桃仁。

润发（指滋润头发、美发、改善枯燥、使其美丽）：鲍鱼。

乌须发（指头发早白早黄者得以恢复）：黑芝麻、核桃仁、大麦。

长胡须（指不生胡须的男性生长胡须）：鳖肉。

美容颜（指改善面部皮肤失健情况，或称健肤、润肌肤、助颜面白等）：枸杞子、樱桃、荔枝、黑芝麻、山药、松子、牛奶、荷蕊。

健齿（指使牙齿坚固、白洁）：花椒、蒲菜、莴笋。

轻身（指消肥胖，使步态轻健，或使习武者增强跳跃能力）：菱角、大枣、榧子、龙眼、荷叶、燕麦、青粱米。

肥人（指改善瘦人体质，使之增肥）：小麦、粳米、酸枣、葡萄、藕、山药、黑芝麻、牛肉。

增智（指益智、健脑等）：粳米、荞麦、核桃、葡萄、菠萝、荔枝、龙眼、大枣、百合、山药、茶、黑芝麻、黑木耳、乌贼鱼。

益志（指增强气感）：百合、山药。

安神（指使精神安静、利睡眠等）：莲子、酸枣、百合、梅子、荔枝、龙眼、山药、鹌鹑、牡蛎肉、黄花鱼。

增神（指增强精神，减少疲倦）：茶、荞麦、核桃。

增力（指增强体力，也称健力、善走等）：荞麦、大麦、桑椹、榛子。

强筋骨（指强健体质，包括筋骨、肌肉及体力）：栗子、酸枣、黄鳝、食盐。

耐饥（指使人耐受饥饿，延长进食时间）：荞麦、松子、菱角、香菇、葡萄。

能食（指增强食欲、消化等能力）：葱、姜、蒜、韭菜、芫荽、胡椒、辣椒、胡萝卜、白萝卜。

壮肾阳（指调整性功能，使阳痿、早泄等得以复常）：桃仁、栗子、刀豆、菠萝、樱桃、韭菜、花椒、狗肉、狗鞭、羊肉、羊油脂、雀肉、鹿肉、鹿鞭、燕窝、海虾、海参、鳗鱼、蚕蛹。

种子（指增强助孕能力，也称续嗣，有安胎作用）：柠檬、葡萄、黑雌鸡、雀肉、雀脑、鸡蛋、鹿骨、鲤鱼、鲈鱼、海参。

3. 食物的抗衰老作用

中医学理论认为，生、长、壮、老、已是人类生命的自然规律。生命的最终衰亡是不可避免的。但是，若注重养生保健，及时消除病因，使机体功能协调，可使衰老延缓，所谓“延年益寿”还是可能的。

中医在应用饮食调理进行抗衰防老方面，除因时、因地、因人、因病之不同，做到辨证用膳，虚则补之，实则泻之，还常注意对肺、脾、肾三脏的调理。这三脏在生命过程中，特别是机体与自然界的物质交换、新陈代谢过程中，起着极为重要的作用。早在两千年前古人就认识到，肺“司呼吸”，“天气通于肺”；脾为“水谷之海”，“气血生化之源”；肾为机体的“先天之本”，肾藏精，受五脏六腑之精而藏之。临床实践发现，肺、脾、肾三脏的实质性亏损，以及其功能的衰退，常导致若干老年性疾病，如肺虚或肺肾两虚所致的咳喘，脾肺两虚的痰饮喘咳，脾虚或脾肺双虚的气短、倦怠、消化不良、营养障碍，肾虚之腰酸痛、小便失常、水肿、低热、消瘦、健忘、牙齿松动、须发早白或脱落等未老先衰征象。

另外，从中医养生抗衰老所确立的治则治法来看，也多从补益脾、肺、肾方面入手，对历代保健医疗食谱中所含食物成分进行统计，发现其功能也以调补肺、脾、肾三方面为多。食补、食疗方中以抗衰老为主要功效的，出现频率较高。

基本归肺、脾、肾三经方面的食物有：扁豆、豌豆、薏苡仁、蚕豆、粳米、糯米、稻米、大麦、黑豆、小米、荞麦、黄豆、小麦、核桃、大枣、栗子、龙眼、荔枝、莲子、山药、藕、芡实、桑椹、山楂、乌梅、落花生、百合、白果、杏仁、荸荠、橘、梨、罗汉果、橄榄、黑芝麻、枸杞子、生姜、萝卜、芫荽、芋头、苹果、荷叶、枣仁、蜂蜜、橘皮、蘑菇、银耳、木耳、香椿、南瓜、紫菜、海带、海藻、淡菜、海参、猪肤、牛乳、鹌鹑蛋、猪肝、牛肉、鹿肉、鹿胎、鹿鞭、鸡肉、鸭肉、鲤鱼、鲫鱼、鳝鱼、蛏肉、牡蛎肉、乌鸡等。

4. 食物的治疗作用

食物与药物都有治疗疾病的作用。食物每人每天都要吃，较药物与人们的关系更密切，故历代医家主张“药疗”不如“食疗”。古代医者如此想，也如此做。在治疗过程中，确实先以食疗，后以药疗。只有食疗不能取效时，才能药疗。古时人们夸奖能用食物治疗的医生为“上工”。如宋代《太平圣惠方》中有一段记载：“夫食能排邪而安脏腑，清神爽志以资气血，若能用食平疴，适情遣疾者，可谓上工矣。”

食物的治疗作用可以概括为三个方面，即“补”“泻”“调”。

其一，补益脏腑。

人体各种组织、器官和整体的功能低下是导致疾病的重要原因。中医学把这种病理状态称为“正气虚”，其所引起的病证称为“虚证”。根据虚证所反映的症状和病机的不同，还可分为肝虚、心虚、脾虚、肺虚、肾虚，以及气虚、血虚等。主要表现为心悸气短、全身乏力、食欲不振、食入不化、咳嗽虚喘、腰膝酸软等。

中医主张体质虚弱或慢性虚证患者可用血肉有情之品来滋补。如鸡汤可用于虚劳，当归羊肉汤可用于产后血虚，牛乳饮用于病愈后调理，胎盘粉用于补肾强身，猪骨髓用于补脑益智，动物脏器用于滋补相应的脏腑等。

米面果蔬等也有改善人体功能、补益脏腑气血的作用。如粳米可补脾、和胃、清肺；荔枝能甘温补血、益人颜色，身体虚弱、病后津伤者都可用荔枝来滋养调摄；花生能健脾和胃、滋养调气，营养不良、乳汁缺乏者可用以补虚益气；黑芝麻有补血、生津、润肠、乌发的作用；银耳有益气生津等作用，可用于肺脾两虚、津亏阴虚体弱之人。

其二，泻实祛邪。

外部致病因素侵袭人体，或内部功能的紊乱和亢进，皆可使人发生疾病。如果病邪较盛，中医称为“邪气实”，其证候则称为“实证”。如果同时有正气虚弱的表现，则是“虚实错杂”。此时既要针对病情进行全面的调理，又要直接去除病因，即所谓“祛邪安脏”。例如，大蒜治痢疾、山楂消食积、鳗鱼治肺痨、薏苡仁祛湿、藕汁治咳血、赤豆治水肿、猪胰治消渴、蜂蜜润燥等。

有些食物有多方面的治疗作用，如鸡蛋除有营养作用，还可调节脏腑功能，清热解毒等。李时珍说：“鸡子黄补阴血，解热毒，治下痢甚验。”

其三，调整阴阳。

人体的生理功能只有在协调的情况下，才能得以维持，从而处于健康状态，免受病邪的侵袭。中医学把人体内对立统一的双方（包括物质和功能各方面）分为“阴”“阳”两大方面，认为阴阳双方的调和是生命活动的基本条件。生活中，饮食得当则可起到维持阴阳调和的作用。另外，对因阴阳失调所致的疾病状态，利用饮食的性味也可进行调节。

根据阴阳失调的不同情况，用饮食扶阳抑阴、育阴潜阳、阴阳双补等很多方法。如阳虚之人可用温补法，选牛肉、羊肉、狗肉、干姜等甘温、辛热类食品补助阳气；而阴虚之人当用清补法，选百合、淡菜、甲鱼、海参、银耳等甘凉、寒类食品养阴生津。

中医学把人体内阴阳失调所出现的两种性质相反的病变状态，分别用“寒”“热”表示。一般来说，寒证多为阴虚阳衰，即阴邪盛、阳气衰，主要表现为畏寒喜暖、四肢不温、腹病喜按、苔白脉迟等。热证多为阳盛阴衰，即阳邪盛、阴邪衰，主要表现为发热口渴、面红耳赤、腹痛拒按、苔黄脉数等。根据中医“寒则热之，热则寒之”的治疗原则，食物的寒、热、温、凉四种特性，可以相互调整人体的寒热状态，从而治疗疾病。

偏热的体质或热性疾病，可选用性质属寒的食品。瓜果、蔬菜中性寒者偏多，如梨汁、藕汁、橘汁等，可用于清热、止渴、生津；西瓜、茶水等，可清热、利尿；萝卜、甘草可治外感喉痛；芫荽、荆芥能清热、解表；赤小豆、白扁豆可清热除湿等。

偏寒的体质或寒性疾病，可选用性质属热的食品。调味品性热者偏多，如胡椒面、姜糖汤可温中发汗；辣椒、生姜能通阳健胃；胡椒、茴香可治胃寒痛；小茴香和石榴皮煎服可用于治疗痢疾；葱白和生姜煎服可用于治疗风寒外感；大茴香炒焦研末，红糖调和，用黄酒冲服，可用于治疗疝气疼痛。

第2章　药食同源与膳食健康

一、我国药食同源的发展历史

我国的饮食疗法，历史悠久，自古以来就有“药食同源”“医食同源”的说法，早在5000年前甲骨文中已有“养生”的记载。《黄帝内经》提出“上古之人，其知道者……食饮有节，起居有常……而尽终其天年，度百岁乃去”，并提出符合现代营养学观点的“五谷为养，五畜为益，五菜为充，五果为助”的膳食模式。我国的饮食疗法已有两千多年历史，在中医学理论指导下，应用食物保健强身，预防和治疗疾病，或促进机体康复以及延缓衰老。它与药物疗法、针灸、推拿、气功、导引等学科一样，都是中医学的重要组成部分。在某种意义上讲，我国的饮食疗法在健康教育、健康管理、预防医学、康复医学、老年医学领域中占有重要地位。

饮食治疗经过原始社会和奴隶社会的漫长岁月，由萌芽而渐趋形成雏形。至公元前5世纪的周代，当时统治阶级为了保护他们的健康和调制适宜的饮食，开始设置食医和食官以专司其事。“食医”这种职务，与“疾医”“疡医”“兽医”一起构成周代医政制度的四大分科，并排在诸医之首。当时食医专管调和食味，注意营养，防治疾病，确定四时的饮食，是专为王家服务的。如《周礼・天官》记载：“食医中士二人，掌和王之六食、六饮、六膳、六羞、百酱、八珍之齐。”可见，当时已将食治提到很高的地位，且逐渐成为专业。西周设置了食医和食官以专司其事。

随着生产力的发展，到了秦汉时期，饮食保健也从长期的实践经验积累，发展成为一门纳入正规医疗保健行政制度的学科，并从理论上加以总结，我国的食疗学体系已初步形成。主要表现包括食疗食物在内的本草学的发展，辨证论膳医疗原则的确立等。

秦汉之际，方士蜂起，顺应统治阶级帝王们的愿望，寻求长生登仙之道。如秦代的安期生、汉代的李少君、晋代的葛洪，他们对饮食营养、卫生等都有相当的阐发，其中虽有不合理的成分，但对食治食养都有或多或少的贡献。

晋唐时期，饮食营养学在前代初步形成的理论指导下，食养食疗实践和经验的积累更为广泛和丰富，特别是对一些营养缺乏性疾病的认识和治疗取得较大成就。若干由营养素缺乏所致的疾病，如甲状腺肿、脚气病、夜盲症等都有一定的认识，并用有关食物进行治疗。总之，当时食疗已被医家们充分重视。

我国最早的本草文献《神农本草经》记载的365种药物中，有半数以上品种可药食兼用，有延年益寿功效者85种。东汉末年，张仲景在《伤寒论》和《金匮要略》中采用不少食物，用以治病，如书中提出的“猪肤汤”和“当归生姜羊肉汤”都是典型的食疗处方。

东晋时代，葛洪《肘后备急方》中所载“海藻酒方”乃是用海藻、昆布等治疗瘿病（即甲状腺肿），以及用猪胰治消渴病（糖尿病）。南北朝陶弘景的《名医别录》中指出用牛、羊肝治疗雀目，并总结前人成果，写成《本草经集注》，首创把药物分成八类，其中就有三类（即果、菜、米食）属于食疗药物。

唐代孙思邈《备急千金要方》中有食疗专篇，收载食物150多种，分“果实、菜蔬、谷米、鸟兽虫鱼”四门来叙述，并总结出五脏所宜食法。在《千金翼方》中强调：“若能用食平疴，释情遣疾者，可谓良工，长年饵生之奇法，极养生之术也。夫为医者，当需先洞晓病源，知其所犯，以食治之，食疗不愈，然后命药。”他还引扁鹊的话说：“不知食宜者，不足以存生也，不明药忌者，不能以除病也……若能用食平疴释而遣疾者，可谓良工。”与此同时，在理论总结上，食疗开始逐渐从各门学科中分化出来，出现了专门论述食疗的专卷，标志专门研究食疗的开始。孟诜的《食疗本草》是一部最早的食物疗法的药物学专著，共收药物、食物241种，其中不少品种为唐初本草书中所未收录。另有动物脏器的食疗方法和藻菌类食品的医疗应用以及不同地域所产食品和南、北方不同的饮食习惯，妊娠产妇、小儿饮食宜忌等记述，具有较高的研究价值。另外，王焘所著《外台秘要》有多种食治疾病的方法和食禁，并记述饮食不当可导致疾病。昝殷的《食医心鉴》也提出了各种疾病的食物疗法共13条，药方209首。

宋、金、元时期食疗学有较全面的发展。如宋代王怀隐等编《太平圣惠方》记载28种疾病都有食治方法。宋代赵佶编《圣济总录》中专设“食治”共有30条，详述各病的食治方法。林洪著《山家清供》载各种食品

102 种，有荤有素，有茶点饮料、糕饼羹菜、粥饭果品等。特别值得提出的是元代宫廷的饮膳太医忽思慧写的《饮膳正要》一书，这是我国现存最早的营养学专著。该书从健康人的饮食方面立论，继承了食、养、医结合的传统，对每一种食品都注意它的养生和医疗效果，并且详述其制作方法、烹调细则，书中大部分篇幅是叙述“食补”的，正如“自序”中所说：“……谷肉果菜，取其性味者，集成一书，名曰饮膳正要。”此外，吴瑞的《日用本草》，也是我国营养学的名著。这一时期，影响较大的代表著作还有《寿亲养老新书》等。

明、清时期食疗本草有了进一步发展，其中有的还从营养学观点出发讨论食物的营养价值，有的则从治疗学观点论述各种食物的治疗作用，并且把食物按治疗作用进行分类。明代李时珍的《本草纲目》共载药 1892 种，增加保健食品 347 种，其中不少是食物。同时代的还有汪颖的《食物本草》、宁原的《食鉴本草》，都是通俗易懂并且行之有效的食疗著作。王士雄所著的《随息居饮食谱》是清代著名食疗名著，书的前序中谓：“人以食为养，而饮食失宜或以害身命。”王氏主张“食无求饱，味勿厚滋，而以清淡洁净，适合时令为佳”。黄鹄辑的《粥谱·附广粥谱》成为现存的第一本药粥专著。另外,《饮食须知》等从不同角度对食物的性能、功用、主治、膳食结构等作了有实用价值的阐述。《救荒本草》等救荒和野菜类著作，扩大了食物的来源，也是营养学上的一大贡献。

总之，食疗在上古时代与医药同时萌芽和发生，至商周已具雏形，经周、秦、汉、晋逐渐充实，至唐而集大成，达繁荣昌盛之境。宋、金、元、明、清各代皆有发展，并形成了较为完善的食疗食养理论学说，积累了非常丰富的保健经验。近年随着中医学的发展，人民生活水平的提高，在饮食生活方面对食养食疗也提出了更高的要求。传统的饮食疗法又有了新的发展，在著作方面出现许多专业工具书，如食养食疗、保健医疗食品类书和辞书等。同时，大量科普书籍也相继问世。更引人瞩目的是，近年来中医食疗和食补开始进入各个专业方面，并取得不少科学成果。现在，不少中医单位开展了食疗的临床工作，制造了药膳和疗效食品。个别中医院设立食疗科或食疗门诊，中医的传统保健食品也被广泛推广应用。

二、平衡膳食与健康

（一）中国居民膳食指南

《中国居民膳食指南（2022）》凝结百余名专家智慧，基于近年来科学研究证据，使用通俗易懂的语言，最直接地指导老百姓在吃吃喝喝方面应该做什么，怎么做更科学，更健康。

1. 食物多样和合理搭配

(1) 平衡膳食模式：平衡膳食模式是根据营养科学原理、我国居民膳食营养素参考摄入量及科学研究成果而设计，指一段时间内，膳食组成中的食物种类和比例可以最大限度地满足不同年龄、不同能量水平的健康人群的营养和健康需求。

合理膳食是在平衡膳食的基础上，考虑健康状况、地域资源、生活习惯、信仰等情况而调整的膳食，能较好地满足不同生理状况、不同信仰以及不同健康状况等某个阶段的营养与健康需要。

(2) 食物多样：食物多样指一日三餐膳食的食物种类全、品样多，是平衡膳食的基础。

(3) 合理搭配：合理搭配是平衡膳食的保障，指食物种类和重量的合理化，膳食的营养价值通过合理搭配而提高和优化。中国居民平衡膳食宝塔是将五大类食物的种类和重量合理搭配的具体表现。

2. 平衡膳食对人体健康的意义

平衡膳食能最大限度满足人体正常生长发育、免疫力和生理功能需要，满足机体能量和营养素的供给，并降低膳食相关慢性病发生风险。

合理膳食是免疫系统强大的根本，良好的免疫系统对生存至关重要。充足的能量和精致设计的均衡营养，是免疫力保持活力、维持战斗能力的根本。

3. 我国居民膳食模式和营养状况变迁

随着我国社会经济的发展，居民膳食结构发生了较大的变化。谷类食物提供的能量占膳食总能量的比例从 1982 年的 71.2% 下降到 2015—2017 年的 51.5%，但谷类食物仍是我国居民的主要食物。

中国城乡居民的膳食结构还存在着较大差异，城市居民的谷类食物供能比低于农村居民，而动物性食物供能比高于农村居民，二者的变迁趋势相似。

4. 膳食模式与健康关系

平衡 / 合理膳食模式可降低心血管疾病、高血压、结直肠癌、2 型糖尿病的发病风险，碳水化合物摄入量过低或过高均可能增加死亡风险。

5. 全谷物、薯类与健康关系

(1) 全谷物与健康：增加全谷物摄入可降低全因死亡风险、2 型糖尿病和心血管疾病的发病风险，有助于维持正常体重、延缓体重增长。

(2) 燕麦、荞麦与健康：增加燕麦摄入具有改善血脂异常、改善血糖的作用，增加荞麦摄入具有改善血脂异常的作用。

(3) 薯类与健康：增加薯类摄入可降低便秘的发病风险，过多摄入油炸薯片和薯条可增加肥胖的发病风险。

6. 做到吃动平衡和健康体重

体重变化是判断一段时期内能量平衡与否最简便易行的指标，也是判断吃动是否平衡的指标。目前常用的判断健康体重的指标是体质指数（body mass index，BMI），它的计算方法是用体重（kg）除以身高（m）的平方。我国健康成年人（18—64 岁）的 BMI 应在 18.5～23.9kg/m^2，65 岁以上老年人的适宜体重和 BMI 应该略高，为 20～26.9kg/m^2。

7. 培养健康的膳食体系

培养健康的饮食行为和运动习惯是控制体重或增重的必需措施。

对于肥胖的人，饮食调整的原则是在控制总能量的基础上平衡膳食。一般情况下，建议能量摄入每天减少 1256～2093kJ（300～500kcal），严格控制油和脂肪摄入，适量控制精米白面和肉类，保证蔬菜、水果和牛奶的充足摄入。建议超重或肥胖的人每天累计达到 60～90 分钟中等强度有氧运动，每周 5～7 天；抗阻肌肉力量锻炼隔天进行，每次 10～20 分钟。减重速度以每月 2～4kg 为宜。

对于体重过轻者（BMI＜18.5kg/m^2），首先应排除疾病原因，然后评估进食量、能量摄入水平、膳食构成、身体活动水平、身体成分构成等，最后根据目前健康状况、能量摄入量和身体活动水平，逐渐增加能量摄入至相应的推荐量水平，或稍高于推荐量，平衡膳食。可适当增加谷类、牛奶、蛋类和肉类食物摄入，同时每天适量运动。

（二）特定人群膳食指南

1. 孕前期妇女的膳食指南

- 多摄入富含叶酸的食物或补充叶酸。
- 常吃含铁丰富的食物。
- 适当增加海产品的摄入。
- 戒烟、禁酒。

2. 孕早期妇女膳食指南

- 膳食清淡、适口。
- 少食多餐。
- 保证摄入足量富含碳水化合物的食物。
- 多摄入富含叶酸的食物并补充叶酸。
- 戒烟、禁酒。

3. 孕中、末期妇女膳食指南

- 适当增加鱼、禽、蛋、瘦肉及海产品摄入。
- 适当增加奶类的摄入。
- 常吃含铁丰富的食物。
- 适量身体活动，维持体重的适宜增长。
- 戒烟禁酒，少吃刺激性食物。

4. 哺乳期膳食指南

- 增加鱼、禽、蛋、瘦肉及海产品摄入。
- 适当增饮奶类，多喝汤水。
- 产褥期食物多样，不过量。
- 忌烟酒，避免喝浓茶和咖啡。
- 科学活动和锻炼，保持健康体重。

5. 0—6 月龄婴儿喂养指南

- 纯母乳喂养。
- 产后尽早开奶，初乳营养最好。
- 尽早抱婴儿到户外活动或适当补充维生素 D。
- 给新生儿和 1—6 月龄婴儿及时补充适量维生素 K。
- 不能用纯母乳喂养时，宜首选婴儿配方食品喂养。
- 定期监测生长发育状况。

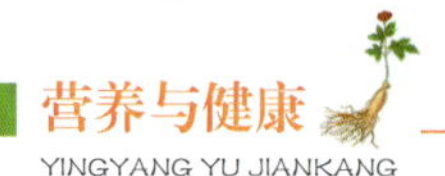

6. 6—12 月龄婴儿喂养指南

- 奶类优先，继续母乳喂养。
- 及时合理添加辅食。
- 尝试多种多样食物，膳食少糖、无盐、不加调味品。
- 逐渐让婴儿自主进食，培养良好的进食行为。
- 定期监测生长发育状况。
- 注意饮食卫生。

7. 1—3 岁幼儿喂养指南

- 继续给予母乳喂养或其他乳制品，逐步过渡到食物多样。
- 选择营养丰富、易消化的食物。
- 采用适宜的烹调方式，单独加工制作膳食。
- 在良好环境下规律进餐，重视良好饮食习惯的培养。
- 鼓励幼儿多做户外游戏与活动，合理安排零食，避免过瘦与肥胖。
- 每天足量饮水，少喝含糖高的饮料。
- 定期监测生长发育状况。
- 确保饮食卫生，严格餐具消毒。

8. 学龄前儿童膳食指南

- 食物多样，谷类为主。
- 多吃新鲜蔬菜和水果。
- 经常吃适量的鱼、禽、蛋、瘦肉。
- 每天饮奶，常吃大豆及其制品。
- 膳食清淡少盐，正确选择零食，少喝含糖高的饮料。
- 食量与体力活动要平衡，保证正常体重增长。
- 不挑食、不偏食，培养良好的饮食习惯。
- 吃清洁卫生、未变质的食物。

9. 青少年膳食指南

- 三餐定时定量，保证吃好早餐，避免盲目节食。
- 吃富含铁和维生素 C 的食物。
- 每天进行充足的户外运动。
- 不吸烟、不饮酒。

10. 老年人膳食指南

- 食物要粗细搭配、松软、易于消化吸收。
- 合理安排饮食，提高生活质量。
- 重视预防营养不良和贫血。
- 多做户外活动，维持健康体重。

（三）中国居民平衡膳食宝塔

谷类食物位居底层，每人每天应吃250～400g；蔬菜和水果占据第二层（从下往上数，下同），每天应吃300～500g和200～400g；鱼、禽、肉、蛋等动物性食物位于第三层，每天应吃125～225g，即鱼虾类50～100g，畜、禽肉50～75g，蛋类25～50g；奶类和豆类食物合占第四层，每天应摄入奶类及奶制品300g和豆类及豆制品30～50g；第五层塔尖是油脂类，每天不超过25～30g。

膳食宝塔建议的各类食物的摄入量一般是指食物的生重。

（四）科学膳食：不同人群营养素摄入有新标

近十年，中国居民的膳食营养状况不断改善，以前常见的蛋白质及其他营养素缺乏的情况，如今已得到根本性好转；居民健康意识不断加强，如少用油、盐等，健康烹饪方式也在形成的路上；很多家庭注意到食物多样化，蔬果、奶类、全谷物等在日常膳食中的占比和分量也越来越多。需要注意的是，尽管国民营养健康状况不断改善，但部分人群大吃大喝或不吃早餐，膳食纤维、水果、蔬菜和奶类的摄入量仍低于推荐量，从而出现微量营养素缺乏的情况。

关于营养素的摄入是近年来人们普遍关心的问题。近期，中国营养学会发布《中国居民膳食营养素参考摄入量（2023版）》（Dietary Reference Intake，DRI）。2023版DRI最大变化之一是营养素推荐摄入量。为了更好地满足不同年龄段需要，设立了20个年龄组，如12岁之前每一岁就是一个年龄段；另外，膳食成分中预防慢性病的SPL值（特定建议值），由旧版的6个增加到13个。2023版DRI还首次纳入了多个具有生理健康作用的植物营养素，增加了具备科学证据的植物营养素新面孔，如甜菜碱、海藻多糖、枸杞多糖等。随着国民营养计划与合理膳食行动持续推进，我国居民的膳食营养状况不断得到改善，居民健康意识不断加强，膳食营养健康行为逐渐形成。我国超重、肥胖、高血压等慢性病患病率也有所上升，这与居民吃得不科学不健康、膳食结构不合理有关。

三、膳食管理与健康

（一）营养配餐概念

根据食物的形状、结构、化学成分、营养价值、理化性质进行合理选料，使食物从色、香、味、形，到营养、质量等达到科学平衡，使每一套食谱和各个菜肴间营养成分的搭配，在保护被咨询者饮食习惯的基础上，尽量满足食用者的生理需要并达到合理营养的目的，这种配餐方法称为科学营养配餐。

平衡膳食是健康的基石，是强健身体、抵御疾病、增强人体抵抗力的强大物质基础与保障。只有平衡膳食，才能保持良好的营养状态，预防疾病，维持生命与健康，起到养生保健的作用。

1. 主食和副食的平衡

我们所说的主食是五谷杂粮，五谷是各种粮食的总称，即稻（各种大米）、黍（大、小黄米）、稷（小米，又称粟）、麦（大麦、小麦、燕麦）、豆（各种豆）；副食是畜肉类、禽肉类、鱼贝类、蛋类和各种蔬菜菌藻类。在日常生活中，主食和副食二者缺一不可。

2. 成酸性食物与成碱性食物的平衡

什么是成酸性食物和成碱性食物？

肉类（猪、牛、羊）、蛋、禽类（鸡、鸭、鹅）、鱼虾类、米面制品含较多的硫、磷、氯等成酸性元素，在体内经氧化、代谢以后，最终产生的灰分呈酸性，这类食物称为成酸性食物。而蔬菜、水果、豆类及其制品、牛奶、茶叶、菌类等富含钙、钾、钠、镁等碱性元素，经氧化、代谢以后，最终产生的灰分呈碱性，这类食物称为成碱性食物。

在正常情况下，人的血液酸碱值保持在 pH 7.3～7.4，呈弱碱性，这样才有利于生理活动。由于人体具有自动缓冲系统，能处理好自身酸碱的关系，从而使血液酸碱值保持在正常范围内，以达到生理上的平衡。但是，这种机体自身的缓冲能力是有限的，若经常超过其耐受程度，如长期过多地食用鸡、鸭、鱼、肉、蛋等成酸性食物，则可使血液发生酸性偏移，形成酸性体质，这种酸性体质的人易出现一些特殊的、呈渐进性的症状，发展成一系列生理上的各种改变及疾病。

据研究，在全世界死亡率占前十位的疾病皆与食酸性食物有关，如心脑血管病、胆石症、糖尿病、消化道疾病等。其中尤以中老年患病者居多，高血压、高脂血症、冠心病、糖尿病、肥胖症、癌症等现代文明病发病率呈直线上升。

因此，在现代生活中要注意酸碱平衡，多吃新鲜蔬菜、水果、牛奶、菌藻类、茶叶、豆类及豆制品等碱性食物，以中和体内多余的酸性物质。或者饭后喝一杯茶水，减少酸性食物在体内的堆积，防止酸中毒而引起的其他疾病。只有成酸性食物（畜肉、禽肉、蛋、鱼虾类、米、面）与成碱性食物（蔬菜、水果、牛奶、茶叶、菌藻类、杏仁）按 1∶4 的比例搭配好，方可达到酸碱平衡，避免现代文明病的发生。

3. 荤与素的平衡

荤是指含有大量蛋白质、脂肪的动物性食物，素是指各种蔬菜、瓜果。二者科学搭配，才可以让人既饱口福，又不至吃动物性食物过多而增加血液和心脏的负担。

在荤的方面，对人们来说，四条腿的（猪、牛、羊）不如两条腿的（鸡、鸭、鹅），两条腿的不如没有腿的（鱼）。尤其是海鱼，对防治动脉粥样硬化、高血压、心脑血管疾病及防止衰老极有好处。

在素的方面，要保证每天都有新鲜的、绿色的叶菜，同时搭配根类（土豆、藕、胡萝卜）、茎类（芹菜）、花类（菜花、西蓝花）、茄果类（西红柿、茄子、柿子椒）蔬菜。每天吃 1～2 种水果（苹果、西瓜、橘子、香蕉等）。

人们普遍认为过多食用动物性脂肪，容易引起人体内胆固醇的增加，引发肥胖，导致动脉粥样硬化及心脏病。因此，吃素食成为一种时尚，有人认为蔬菜有很好的抗癌作用，于是不加选择地大吃特吃。当然，素食中含有丰富的维生素，可以调节代谢功能，加强皮肤的营养，并且能降低摄入的胆固醇和饱和脂肪酸含量，防止胆固醇进入血液，减少肥胖症、高胆固醇血症和冠心病等疾病的发生。但长期吃素食会造成维生素 B_2、蛋白质、脂溶性维生素的缺乏，重要的是出现锌的缺乏，锌是保证机体免疫功能健全的重要的微量元素。

素食的脂肪含量极少，但人体每昼夜对脂肪的需要量最低限应保持在 65g，且植物蛋白代替不了动物蛋白。只有把植物食品和动物食品按一定比例结合起来，才能满足机体生长发育的需要。动物性食物含有大量人体生长所需要的营养物质，尤其动物蛋白中所含的氨基酸比例与人体很接近，容易被人体吸收、利用，这是任何素食所不能相比的。人脑的形成、生长和发育所需要的大部分营养成分，也是从动物性食物中摄取的。从某种意义上讲，以人类进化的角度来看，长期吃素食也是不可取的。

人体所需要的各种营养素，都要靠膳食来供应，只有做到荤素搭配、营养全面、平衡膳食，才有利于健康长寿。

4. 杂与精的平衡

人体对营养素的需求不是单一的，而是多种组合，全面需要。因此，应尽量吃得杂些、糙些，每天最好能吃 25～30 种食物，使食物互补，营养更其全。每一种食物的营养价值不同，没有一种食物包含人体所需的全部营养素，也没有一种营养素具备所有食物的功能，如牛奶缺铁、鸡蛋缺乏维生素 C 等。食物要多样化，即食物的品种越多越好，其种类和属性离得越远越好，如鸡、鱼、猪肉搭配就比鸡、鸭、鱼或鸡、牛、猪要好。因为鸡、鸭、鹅同属禽类，猪、牛、羊同属畜类。同类食物所含的营养素是近似的。

在把食物加工成精米、精面以及精糖的过程中，会损失 10% 的营养成分，这失掉的 10% 是既多样又重要的营养成分。这是因为稻谷、麦子中所含的 B 族维生素、矿物质、膳食纤维等营养素大部分都存在于种子的皮层及胚芽内，食物加工过程中富含 B 族维生素、微量元素和膳食纤维等营养素的外层谷皮、麦皮被打磨掉了，加工程度愈高，损失的营养素愈多，其营养价值也就愈低。而在粗粮和杂粮的颗粒中，保存有丰富的 B 族维生素，微量元素铁、锌、钙和许多的膳食纤维素。

精白大米、精白面粉虽然口感好，但是由于深加工，精白面粉与全麦粉相比，损失了 98% 铬、89% 钴、86% 锰、85% 镁、78% 锌、76% 铁、68% 铜、60% 钙等营养素。通常 100kg 稻谷中可以碾出 60～68kg 精白米，比碾出的普通米少得多，16% 蛋白质、65% 脂肪、77% 维生素 B_1、80% 维生素 B_2、81% 维生素 B_3、50% 维生素 B_5、71% 维生素 B_6、86% 维生素 E、67% 叶酸及钙、铁等微量元素等几乎全部损失。因此，饮食提倡吃“杂”、吃“糙”，在吃精米白面的同时，多吃五谷杂粮。例如，每 100g 小米含铁量比大米多 4 倍，含钙量多 3 倍，黄豆含钙量比大米多 4.5 倍，燕麦、高粱就更多了。

5. 饥与饱的平衡

古书记载：“饥不可太饥，饱不可太饱，太饥则伤肠，太饱则伤胃。”

喜欢吃的，听说有营养的就使劲吃；不喜欢吃的就不吃，结果是饥饱不均，影响胃肠功能。

儿童三餐不能吃饱，不要养成吃零食的习惯，否则影响生长发育。

中年人每天工作比较繁忙，三餐要注意定时定量。

老年人则要保持不饥不饱的状态。一位长寿老人的秘诀：一日多餐，餐餐不饱，饿了就吃，吃得很少。老年人吃得太饱，一则影响胃肠消化，二则消耗不了的能量，会使体重增加、血压升高，引起老年病。

6. 寒与热的平衡

人的饮食与气候、环境密切相关。人体有阴阳虚实之分，大自然有春、夏、秋、冬四季，食物也有寒、热、温、凉四性之别。中医讲“热者寒之、寒者热之”，就是要取得平衡。夏天喝绿豆汤，冬天喝红小豆汤；吃寒性的螃蟹一定要吃些姜末祛寒；冬天吃涮羊肉，搭些凉性的白菜、粉丝。

7. 干与稀的平衡

每餐应该有干有稀（汤泡饭除外），干稀搭配，既吃得舒服，又易消化。每餐最好有汤或粥，或有一道菜汤多一点，这样容易下饭。

8. 摄入与排出的平衡

摄入的能量要与活动消耗的能量等量。

人生命的本质在某种意义上说是新陈代谢，如果不注意平衡，多余的能量及各种代谢产物必然会在体内积蓄。

机器中污垢多了要损害机器，锅炉中水垢多了会堵塞管道。人体中脂类物质多了，会沉积在血管壁上，使血管变硬变窄。

9. 动与静的平衡

动与静是指食前忌动、食后忌静。

吃饱就睡，不利于消化吸收。

10. 情绪与食欲的平衡

高兴就足吃海喝，犯愁就不吃不喝，这是不正确的，要学会自我调节。

（二）饮食营养的原则

《汉书·郦食其传》言“民以食为天”，说明饮食是保持人体健康的重要因素，是维持生命活动的物质基础。饮食养生，简称食养，是按照中医学理论和饮食规律，合理摄取食物，注意饮食宜忌，以实现增进健康、延年益寿的方法。

饮食是人体营养的主要来源，食养不仅为人之三宝“精、气、神”提供营养基础，也是提高人体抵抗力以防治疾病的重要物质基础。中医学在长期的医疗实践中，积累了丰富的饮食调理经验，形成了独特的饮食调理理论。

1. 饮食卫生

不合理的饮食，很重要的一点就是饮食卫生问题。饮食卫生与身体健康关系非常密切。饮食有两面性，既能养身治病，也能伤身致病。如果菜肴的色香味形俱佳，营养素也很丰富，但是如果受到微生物、细菌以及有毒有害的物质污染，吃了不仅无益，反而有害。同时，吃了受污染和腐败变质的食物，可引起胃肠道疾病，或发生食物中毒。

2. 营养充足

不合理的饮食会导致营养不足和营养不当，如身体过瘦或肥胖，都会加快衰老的速度。虽然影响人体衰老的因素有很多，包括社会压力、疾病、营养、锻炼、精神情绪、环境、气候等，但是如果膳食不合理，营养不平衡，从而影响到机体的内环境，破坏体内生物代谢的过程，就会加速机体的衰老，正所谓“病从口入”。

3. 营养均衡

饮食要合理，营养要平衡，要有预防为先的意识，养生保健才是对生命有效的呵护。据统计，大多数的老年常见病、多发病是由于青年时期的饮食不合理引起的。这些病往往在壮年时期就已开始，到中年后，机体逐渐衰老、退化，新陈代谢功能降低，各个组织器官的生理功能减退，特别是胃肠道消化功能的减弱，使得体内的新陈代谢受到饮食的质和量的影响，使营养失去平衡。如果营养过剩，不仅会引起肥胖，还会导致心血管疾病、脑血管疾病以及糖尿病等。

4. 饮食有度

饮酒过度不仅容易导致肝硬化，也会引起肝癌、胃癌、结肠癌、直肠癌等疾病；如果酗酒又加上吸烟，还会增加口腔癌、喉癌、食管癌及肺癌的发病率。因此，合理调整膳食结构，平衡营养，对防癌抗癌将有积极的意义。

5. 配伍全面

人体如何通过饮食营养维护生命的平衡？总的来说，是从补益和清理两个方面调节。补：补充营养。人从生下来，五脏就在不停地消耗，因此需要不停地补充营养，益就是补充人体的阴阳气血，使其维持生命的平衡。清：

清理生命垃圾。人的一生在不停地产生垃圾，“损”的目的，就是清除生命垃圾，从而维持气血阴阳的平衡。

总之，人们每天的饮食既要补益，也要清理，才能维持生命的阴阳平衡。

各种食物所含的营养物质是不尽相同的，只有将食物进行合理的搭配，才能最大限度地满足人体之所需。正如《素问·脏气法时论》提出的“五谷为养，五果为助，五畜为益，五菜为充，气味合而服之，以补精益气。”《素问·五常政大论》曰：“谷肉果菜，食养尽之。”

(1) 平衡阴阳：阴阳正常时为“阴平阳秘”，出现阴阳不平衡需用药物或食物来调整，做到“有余者损之，不足者补之”。

(2) 调理脏腑：人体具有五脏六腑，彼此之间相互资生，相互制约，形成一种调和的状态，否则，出现疾病状态。调理脏腑的药膳往往是“以脏补脏”，如杜仲炒腰花、猪心蒸朱砂。

(3) 扶正祛邪：“正气 存内，邪不可干”，原则为“邪气盛则祛邪，正气虚宜先扶正”。

6. 勿犯禁忌

(1) 配伍禁忌：饮食物间有如药物“十八反”“十九畏”的配伍禁忌。

十八反：本草明言十八反，半蒌贝蔹及攻乌，藻戟遂芫俱战草，诸参辛芍叛藜芦。

十九畏：硫黄原是火中精，朴硝一见便相争。水银莫与砒霜见，狼毒最怕密陀僧。巴豆性烈最为上，偏与牵牛不顺情。丁香莫与郁金见，牙硝难合荆三棱。川乌草乌不顺犀，人参最怕五灵脂。官桂善能调冷气，一遇石脂便相欺。

(2) 用膳禁忌（忌口）：荆芥忌鱼、蟹；吴茱萸忌猪心；天冬、砂仁忌鲤鱼；白术忌桃、李子、大蒜；蜂蜜忌土茯苓、威灵仙；半夏、石菖蒲忌羊肉；服黄精后饮食应少盐；服用人参忌萝卜；服用滋补剂以后，忌服莱菔子、大寒大凉饮食等。

(3) 病证禁忌：凡虚证患者，忌食不易消化的和生冷的食物。凡发热患者，忌辛辣、油腻食品。四时感冒，忌吃油腻、黏滞、酸腥食物。痢疾者，忌吃瓜果、油腻荤腥、生冷、干硬的食物。中风者，忌吃刺激性食物，并戒烟酒等。咳嗽、哮喘者，忌吃肥肉、油糕及过于甜、咸、冷、辣的食物。消渴（糖尿病）者，忌食糖。

（三）科学营养配餐的原则

1. 每日膳食中应包含食物结构中的各类食物，营养素种类齐全，数量要充足，比例要适当，做到营养平衡。三大营养素及蛋白质、脂肪、碳水化合物占总能量的百分比分别为 10%～15%、20%～25%、60%～70%。

2. 一日三餐能量比例大体与工作强度相匹配，避免早餐过少、晚餐过多的弊病。每餐的能量分配以早餐占全天总能量的 25%～30%、午餐占全天总能量的 30%～40%、晚餐占全天总能量的 30%～40% 较适宜。

3. 确保富含优质蛋白质食物的供给量。所需的蛋白质中，除由粮食提供部分外，其总量的 1/3～1/2 必须是优质蛋白质，需由肉类、蛋类、大豆等优质蛋白质食物供给。

4. 确定蔬菜、水果的供给量。正常人每天应供给 500g 左右的蔬菜和 200～400g 水果，其中最好要有深绿色蔬菜或有色的叶类蔬菜，品种应多样化。若新鲜蔬菜中维生素 C 含量不足或烹调中损失过大，则应适当补充富含维生素 C 的新鲜水果。

5. 食物搭配注意酸碱平衡、色彩平衡。主食应做到杂与精、干与稀的平衡；副食做到生与熟、荤与素的平衡。由于烹调原料的品种、部位的不同，所含的营养素的种类和数量也不同，只有通过科学搭配，才能使每一个菜肴所含的营养素更全面、合理。荤菜方面，既要有四条腿的猪牛羊，又要有两条腿的鸡鸭鹅，还要有没有腿的鱼贝类；蔬菜上要照顾到根、茎、叶、花、果类，还要有豆类和菌藻类，达到日平衡即可。

6. 菜要多变化烹饪手法，如烹、滑、熘、烧、炝、卤、蒸、氽、塌、爆、炖、焖等。

7. 充分利用调味品，如番茄酱、咖喱粉、黄酱、糖醋汁、鱼香粉、椒盐等。

第3章 药食同源与饮食调护

食物和疾病均有各自的偏盛，不可一概而论，而现代的科学饮食健康观念亦提倡审因施膳，即根据不同的人群、体质、地域、病情等做到“辨证施膳”、协调配食，故饮食调护必须遵循“三因”制宜、灵活选食，审证求因、协调配食的原则。

一、“三因”制宜灵活选食

“三因”制宜，即因时、因地、因人不同而采用适宜患者需要的饮食，以达到治病防病的目的。因为时有春、夏、秋、冬四季之不同；地有东、南、西、北之分；人有胖、瘦、盛、弱之别，所以饮食也应因时、因地、因人制宜。

（一）因时制宜

《素问·四气调神大论》曰：“春夏养阳，秋冬养阴。”这是根据自然界和人体阴阳消长、气机升降、五脏盛衰的不同时间、特点、状态而制定的四时调摄原则。春、夏、秋、冬有“春温、夏热、秋凉、冬寒”的气候变化，对人体会产生一定的影响，为此顺应“春生、夏长、秋收、冬藏”的自然规律，根据不同季节气候的特点，考虑不同的配食。因时制宜还要考虑昼夜间的阴阳盛衰变化，通常疾病多表现为昼轻夜重，这与夜间阴盛阳衰、机体功能由兴奋转为抑郁，病邪趁机加甚有关，因此配食时应注意昼夜的阴阳变化，防止疾病发作或加重。

1. 春季

春季，根据节气是指从立春之日起，到立夏之日止，一般是指农历的一月、二月、三月。《素问·四气调神大论》曰：“春三月，此谓发陈，天地俱生，万物以荣，夜卧早起，广步于庭，被发缓形，以使志生……”其气候特征是以风气为主令，《黄帝内经》曰：“风者，百病之长也。”因此，春季养生，既要助长人体自身阳气，又要注意避免受到风邪侵袭，应遵循助阳的原则，食用温补肾阳食物。春季应多食甜而少食酸，因酸味入肝，酸味食物虽能加强肝的功能，但会使本就偏亢的肝气更旺盛，进而损伤脾胃，多进食有助于疏肝养气的食物；忌食生冷、肥甘厚味等食物，以减轻脾胃压力。

2. 夏季

夏季，根据节气为立夏之日起，到立秋之日止，一般是指农历的四月、五月、六月，又分别称为孟夏、仲夏、季夏。《素问·四气调神大论》曰："夏三月，此谓蕃秀，天地气交，万物华实，夜卧早起，无厌于日，使志无怒……"夏季气候炎热，阳热偏盛，人体汗易外泄，耗气伤津，应遵循饮食清淡、多食酸苦、少食生冷、卫生饮食等原则，多食具有寒凉滋润属性的食物，如绿豆、苦瓜；补气养阴，清热祛湿，汗出过多者应适当饮些淡盐水。忌食温热助火的食物，忌食油腻黏糯、煎炸炒爆等难以消化的食物，忌食辛辣香燥、伤津耗液的食物，忌暴食生冷性寒之物。

3. 秋季

秋季，根据节气为立秋之日起，到立冬之日止，一般指农历的七月、八月、九月。《素问·四气调神大论》曰："秋三月，此谓容平，天气以急，地气以明，早卧早起，与鸡俱兴，使志安宁……"秋气肃杀，草木凋零，空气中的湿度逐渐下降，天气变得干燥萧瑟，人们往往会有口干舌燥、皮肤干燥等燥象。饮食应遵循甘润养肺、少辛增酸、多吃粥食、兼顾脾胃等原则，多食用平补或温补的食物，以散寒扶正。忌食补药补品，如人参、鹿茸等；秋季气候渐冷，瓜果也不宜过多食用，以免损伤脾胃阳气。

4. 冬季

冬季，根据节气为立冬之日起，到次年立春之日止，一般指农历的十月、十一月、十二月。《素问·四气调神大论》曰："冬三月，此谓闭藏，水冰地坼，无扰乎阳，早卧晚起，必待日光，使志若伏若匿……"冬季气候寒冷，阴寒偏盛，饮食应遵循进补养阴、减咸增苦、少食生冷等原则，多食温热属性的食物，如羊肉、狗肉等。忌食寒冷属性的食物，忌食生冷黏腻的食物。

（二）因地制宜

根据不同的地理环境与生活习惯的特点确定临床治护的原则、保健、用膳等，称因地制宜。中国地域辽阔，在地理、气候、资源等方面存在极大的差异，从而形成了各地风味迥异的菜系，如川菜、鲁菜、粤菜等，也形成了南甜北咸、东辣西酸的饮食口味。我国东南地区气温偏高，湿气重，宜食清淡、渗湿食物；西北地区气温偏低，燥气盛，宜食温热、生津、润燥食物。同是阴寒之体，北方温补的药量应重于南方。

另外，我国有多个少数民族，各少数民族的饮食习惯也不同，如朝鲜族饮食以“五谷”为主，喜食米饭、冷面等；蒙古族惯于放牛养羊，日常多喜食奶茶、牛奶、奶酪等，还经常食用牛羊肉。

（三）因人制宜

因人制宜是指根据年龄不同、性别不同、体质不同、所患疾病不同等，制定适宜的配食原则。

1. 年龄

年龄不同，生理功能及病变特点不同。小儿生机勃勃，发育迅速，对营养物质的需要较高，然其脏腑娇嫩、形气未充，故“小儿脾常不足”。因此，小儿的饮食宜遵循健脾开胃、实卫固表、固本培元等原则，宜用性平、易消化食物。青少年机体属于阳气旺盛的阶段，饮食应做到荤素搭配、营养均衡。中年是人体一生中由盛而衰的转折点，张景岳提出“人于中年左右，当大为修理一番，则再振根基，尚余强半”，提倡应自中年时期开始，适时注意身体的修复颐养。老年人气血、阴阳虚弱，生理功能减退，宜进食补气助阳或养血滋阴之品，且应长期坚持，选择清淡、熟软、易消化食物，可适当多服用具有健脾开胃、补肾填精、活血通络、润肠通便、延年益寿等作用的药粥、汤等。

2. 性别

男女性别不同，各有其生理特点。《素问·上古天真论》曰：“男子二八，肾气盛，天癸至，精气溢泻，阴阳和……”其脏腑功能较女性旺盛，气多血少。男性以肾精为本，精气易泻、易亏，其养生贵在节制房事以养其精。而肝肾同源，精血互生，肝脏藏血输血以滋养肾脏。因此，男子饮食应注意养护肾脏、肝脏。

《素问·上古天真论》曰：“女子七岁，肾气盛，齿更发长；二七而天癸至，任脉通，太冲脉盛，月事以时下……”女子以血为本，以肝为先天，主冲任二脉。女子有经期、孕期、产后等情况，因经孕产乳而伤于血，肝藏血，血伤则肝失所养，肝气横逆，易致诸病。女性围绝经期，气血皆虚，肾气渐衰，当益血之源——脾。脾主运化且统血，应注意健脾。女性一生应注重肾、肝、脾三脏。

3. 体质

由于先天禀赋和后天调养不同，每个人的体质不仅有强弱之分，还有偏寒偏热以及患有某种疾病等不同情况。常见的中医体质类型主要包括 9 种，每种体质的形体特征、生理特征、心理特征、病理反应状态等均有差别，因此，其配食亦有所不同。

(1) 平和质：平和质是阴阳气血调和，以体态适中、面色红润、精力充沛为主要特征。平素患病较少，对自然环境和社会环境适应能力较强。饮食应膳食平衡，食物多样化，可多吃五谷杂粮、蔬菜瓜果，少食过于油腻及辛辣之物。

(2) 阳虚质：阳虚质是由于阳气不足，失于温煦，以形寒肢冷等虚汗表现为主要特征的体质状态。该体质者易患痰饮、肿胀、泄泻等病，易感风、寒、湿邪。饮食应遵循甘温益气、温补阳气的原则，适当食用牛肉、羊肉、狗肉、辣椒、韭菜等，少食生冷寒凉之物，如黄瓜、西瓜等。

(3) 阴虚质：阴虚质是由于阴液亏少，以口燥咽干、手足心热等虚热表现为主要特征的体质状态。该体质者易患疲劳、失精、不寐等病，感邪易从热化。饮食应遵循滋阴潜阳的原则，平素多食用滋阴的食物，少食辛辣刺激、性温燥烈之品。

(4) 气虚质：气虚质是元气不足，以疲乏、气短、自汗等气虚表现为主要特征，平日气短懒语，容易疲乏，精神不振，易汗出，易患感冒、内脏下垂病，病后康复缓慢。饮食应多吃益气健脾作用的食物，如小米、红薯、山药等，忌食具有破气、耗气作用的食物，如槟榔、空心菜等。

(5) 痰湿质：痰湿质是指体内痰湿凝聚，以形体肥胖、腹部肥满、口黏苔腻等痰湿表现为主要特征的体质状态。该体质者受富贵病青睐，易患冠心病、糖尿病、高脂血症、痛风、高血压等。饮食应遵循健脾化湿、多食清淡的原则，忌食肥甘油腻煎炸之品。另外，痰湿体质者不宜贪凉饮冷、过食生冷瓜果或燥热的食物。

(6) 湿热质：湿热质是由于体内湿热内蕴，以面垢油光、口苦、苔黄腻等湿热表现为主要特征的体质状态。该体质者易患疮疖、黄疸、热淋等病。饮食应遵循清热祛湿的原则，忌食肥甘厚味、生冷之品，少食辛辣、甘酸滋腻之品及火锅、烹炸、烧烤等辛温助热之品。

(7) 血瘀质：血瘀质是由于血行不畅，以肤色晦暗、舌质紫暗等血瘀表现为主要特征的体质状态。该体质者易患癥瘕、痛证、血证等病证。饮食应遵循活血祛瘀、行气散结的原则，多食香菇、金橘、紫菜、萝卜、柚子等，可适量饮些白酒，忌食寒凉、收涩之品，以免影响血液流通。

(8) 气郁质：气郁质是由于气机郁滞，以神情抑郁、忧虑脆弱等气郁表现为主要特征的体质状态。该体质者易患脏躁、梅核气、百合病及郁证等。饮食应遵循行气解郁、芳香开郁、消食醒神的原则，但睡前避免饮茶、咖啡等提神醒脑的饮料，少食肥甘黏腻、收敛酸涩之品。

(9) 特禀质：特禀质是指由于先天禀赋不足和禀赋遗传等因素造成的一种特殊体质，以生理缺陷、过敏反应等为主要特征。该体质者易患哮喘、荨麻疹、药物过敏等，患胎传性疾病如“五迟”“五软”等，患遗传性疾病如血友病、先天愚型（小儿唐氏综合征）等。饮食应遵循益气固表、调养先天、培补肾精肾气的原则，忌食生冷、辛辣、肥甘厚味等。

另外，在配食上，在同一年龄段，不同体质的人患同样疾病，用量也不尽相同，强壮的人用量宜稍重，虚弱之人用量宜轻。

二、审证求因　协调配食

疾病的原因错综复杂，要做到合理调配饮食，必须审证求因。

（一）症、证、病的基本概念

1. 症

症即症状、体征，是机体发病而表现出来的异常表现，包括患者所诉的异常感觉与医生所诊查的各种体征。如恶寒发热、恶心呕吐、烦躁易怒、舌苔、脉象等都属症的概念。症是判断疾病、辨识证的主要依据，但其表现的是疾病的表面现象甚至假象，未必能完全反映疾病和证的本质。同一个症状，可由不同的致病因素引起，其病机不尽相同，也可见于不同的疾病和证中。孤立的症状或体征不能反映疾病或证的本质，因而不能作为治疗的依据。

2. 证

证是机体在疾病发展过程中某一阶段的病理概括，包括病变的部位、原因、性质以及邪正关系，反映出疾病发展过程中某一阶段的病理变化的本质，如脾胃虚弱证，病位在脾胃，病性为虚。证是病机的概括，病机是证的内在本质，证所反映的是疾病的本质。

证具有个体差异性、时相性、空间性和动态性特征。其一，证的个体差异性。由于人的体质差异，故感受同一病邪，可能表现为不同的证。即便同一病证，由于个体反应性差异，也可以表现出不同的症状。其二，证的时相性。同一疾病，由于所处的阶段不同，临床表现各异，因而证也不同，如积聚，在初期、中期和晚期的不同阶段，证会发生变化。其三，证的空间性。如感冒，与不同地域的气候有关，可形成风寒感冒、风热感冒、暑湿感冒等。其四，证的动态性。由于疾病受内外环境多种因素影响，可不断发生变化，故证在疾病过程中并非固定不变，而是始终处于动态变化之中。因此，在临床辨证过程中，只有充分考虑证的个体差异性、时相性、空间性和动态性特征，才能做出正确判断。

3. 病

病即疾病的简称，指由特定的致病因素、发病规律和病机演变的一个完整的异常生命过程，常常有较固定的临床症状和体征、诊断要点等。致病邪气作用于人体，人体内正气与邪气相争，引起机体阴阳失调、脏腑形体损伤、生理功能失常或心理活动障碍。这一过程中，始终存在着损伤、障碍与修复、调节的矛盾斗争过程，即邪正斗争。疾病反映的是贯穿一种疾病全过程的总体属性、特征和规律，如感冒、胸痹、消渴等，皆属疾病的概念。症、证、病三者既有区别又有联系。病与证，虽然都是对疾病本质的认识，但病所反映的重点是贯穿疾病全过程的基本矛盾，而证反映的重点是当前阶段的主要矛盾。症状和体征是认识病和证的着眼点，是病和证的基本构成要素。具有内在联系的症状和体征组合在一起即构成证候，反映疾病某一阶段或某一类型的病变本质；各阶段或类型的证贯穿并叠合起来，便是疾病的全过程。因此，一种疾病可由不同的证组成，而同一证又可见于不同的疾病过程中。

（二）审证求因，合理配食

审证是将望、闻、问、切四诊所收集的资料、症状和体征，通过分析、综合，辨清疾病的原因、性质、部位以及邪正之间的关系，概括、判断为某种性质的证。由于疾病发生的原因、病变的部位、疾病的性质、疾病的发展变化趋势是审证的要素，故识证时，需辨明病因、病位、病性及其发展变化趋势，即辨明疾病从发生到转归的总体病机。

审证要先着眼于证的分辨，以便秘一证为例，因有气虚、津亏、燥实之不同，其治疗应有补气、生津、泻下之异，食疗处方也不尽相同，如气虚便秘宜用胡桃粥，津亏便秘宜用鸭梨粥，燥实便秘宜用牵牛子粥等。

在辨证过程中，要掌握同病异治和异病同治的原则。同病异治是指同一种病，由于发病的时间、地域不同，或所处疾病的阶段或类型不同，或患者的体质有异，所反映出的证不同，因而治疗也有异。如麻疹在不同的疾病阶段表现为不同的证，故初期当解表透疹；中期治以清肺热；后期以滋养肺阴胃阴为主。异病同治是指几种不同的疾病，在其发展变化过程中出现了大致相同的病机，表现为大致相同的证，因而采用大致相同的治法和方药来治疗。如胃下垂、肾下垂、子宫脱垂、脱肛等为不同的病变，但病机的关键均是“中气下陷”，表现为大致相同的证，故皆可用补益中气的方法治疗。

总之，只有根据辨证的结果确立相应的治疗原则、饮食原则、方法、方药等，选择合适的食材、食方对待疾病，协调配食，才能达到护病求本的目的。

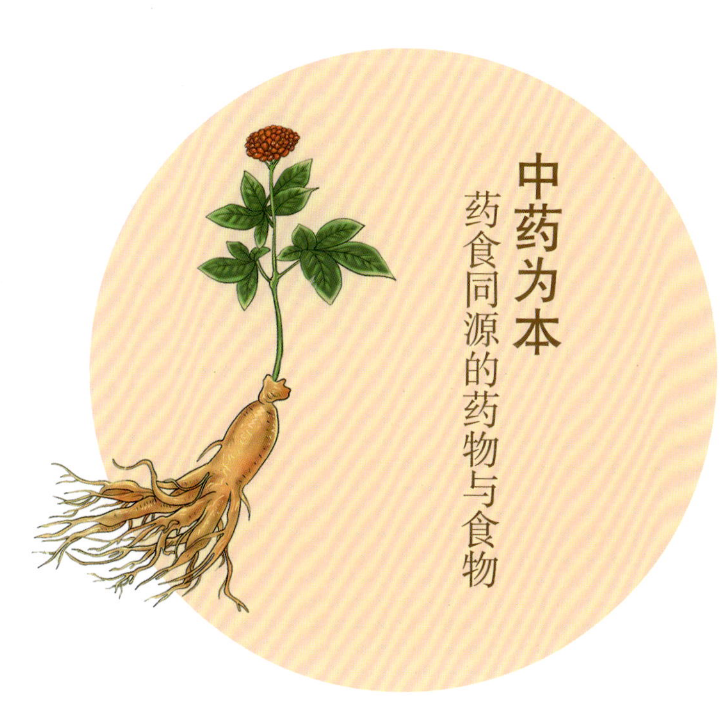

中药为本

药食同源的药物与食物

第4章　中医饮食调护原则与要求

孙思邈在《备急千金要方·食治方》中指出："不知食宜者，不足以存生也。"说明恰当饮食对维护健康具有十分重要的意义。饮食调护，要掌握基本要求，防止不适当地过用、偏用。

一、饮食调护的基本要求

饮食调护，要重视养成良好的饮食习惯，强调"先饥而食，先渴而饮"；应五味调和；进食过程中保持情绪愉快，不可生气争吵；饭后"当漱口数过，令人牙齿不败"；注意"凡热食汗出，勿当风""不得夜食"；防止"饱食即卧"，乃生百病；饭后摩腹可以助消化等。饮食调护的基本要求如下。

（一）饮食宜有节

1. 调节饮食结构

现代营养学认为，人体需要的营养物质包括氨基酸、碳水化合物、脂类、维生素、矿物质、膳食纤维、水等七大类，建议每天吃20～30种食材。因此，饮食要搭配丰富，营养均衡。实际应用时，可以参照《中国居民膳食指南》《特定人群膳食指南》进行搭配。

2. 饮食要适量

《灵枢·五味》曰："谷不入，半日则气少，一日则气衰矣。"饮食应以适量为宜，饥饱失常均可导致疾病。过饥则摄食不足，气血生化之源缺乏，久之则气血衰少而为病。气血不足则正气虚弱，抵抗力降低，也易引发其他病证。反之，过饱则饮食摄入过量，超过脾胃的消化、吸收能力，可损伤胃主受纳与脾主升清之功能，导致腹痛、腹胀等的发生。

《素问·痹论》曰："饮食自倍，肠胃乃伤。"《备急千金要方·食治》曰："凡常饮食，每令节俭，若贪味多餐，临盘大饱，食讫，觉腹中膨胀短气，或至暴疾，仍为霍乱。"明代医家吴又可曾提到，染上疫疠之病，"昔有三人，冒雾早行，空腹者死，饮酒者病，饱食者不病"，是说早晨空腹冒雾出行者患病较重，而正常饮食者则安然无恙。因而饮食有节，使脾胃运化功能处于常态，是保证身体健康的基本条件。

值得注意的是，辟谷、饥饿疗法虽在文献上有记载，但多为古代高僧用于圆寂之前的净身、瘦身，且有许多讲究，如果长时间不进食，就会对人体造成不良影响。

3. 不可偏嗜五味

五味偏入五脏，即使是性味平和的食物也要有所节制，防止出现“食之以调五脏，过则生疾”的情况。

4. 饮食有节律

人有昼兴夜寐的规律，饮食也有一定的规律，既不能“过午不食”，也不能“时时都食”。应三餐定时，早餐吃好，午餐吃饱，晚餐吃少。人体对食物的消化、吸收、输布、贮存主要依靠脾胃（肠）完成，通过胃的腐熟、脾的运化功能，将食物转变为精微物质来补充全身的气、血、津液等营养物质。如果饮食没有节律，就会打乱脾胃（肠）的生理节奏，影响其消化吸收功能的正常发挥，进而影响营养物质的转化、吸收。

（二）饮食宜随和

食物有四气五味，各有归经，可影响和调节脏腑阴阳。食物之间性味不同，有的会存在相克情况，或影响饮食的营养效果，甚或产生毒性伤害人体。“食不欲杂，杂则或有所犯；有所犯者，或有所伤；或当时虽无灾苦，积久为人作患。”人体营养来源于各类食物，所需的营养成分亦多种多样。若对饮食有所偏嗜或偏废，体内的营养成分比例就会失调，则容易发生疾病。如过食肥甘厚味可助湿生痰、化热，或生痈疡等；偏食辛辣可使胃肠积热，上则口腔破溃、牙龈出血，下则大便干燥或致痔疾。

（三）饮食宜卫生

用餐前要先洗手，防止病从口入；选择的食材必须新鲜、干净，制作时需完全煮熟。《金匮要略·禽兽鱼虫禁忌并治第二十四》指出：“秽饭、馁肉、臭鱼，食之皆伤人。”饮食不洁或食有毒食物，可引起胃肠疾病和食物中毒，导致腹痛、吐泻，甚至严重中毒，危及生命。因此，必须注意饮食卫生。

（四）饮食宜清淡

清淡饮食，一般指以五谷杂粮为主食，以豆类、蔬菜、瘦肉、少量植物油及动物脂肪为副食的膳食。寻常食物最宜养人。动物性食物是人体蛋白质和脂肪的主要来源，但也不是摄入越多越好。《素问·生气通天论》曰："膏粱之变，足生大疔。"说明肥甘厚味易起痈疮等疾病。古代医家还特别强调饮食不宜过咸，应少吃盐。《备急千金要方》指出："咸则伤筋，酸则伤骨，故每学淡食，食当熟嚼。"现代研究证实，过多摄入食盐，易致高血压；过多摄入脂肪，会使血脂增高，容易导致动脉粥样硬化等疾病。此外，饮食五味要适当调配，以满足人体对各种营养的需要。《素问·脏气法时论》曰："五谷为养，五果为助，五畜为益，五菜为充"，体现了全面均衡营养和食物多样化的原则。

（五）合理烹制

合理的烹调方法，能防止食物中营养成分的丢失，可增强食欲，有利于胃肠道的吸收。蔬菜含丰富的维生素、无机盐和其他营养素，不同的烧煮加工方法，其营养价值也往往不同。一般来说，蔬菜应先洗后切，立即烹调，防止水溶性维生素的流失。蔬菜炒熟后应立即食用，如果烹调后搁置一段时间，营养素的丢失会随之加大。做菜最好的方法是急火快炒，以减少对营养素的破坏。煮菜时间不要太久，煮菜时应盖锅盖，防止维生素丢失。由于B族维生素、维生素C等易溶于水，煮菜时部分营养素会转入菜汁中，因此要菜和汤一起吃。炒菜或做汤可加适量的淀粉，以保护维生素C，并能调味。能够生吃的果菜洗净后可以直接食用，如西红柿、黄瓜、西芹、香菜等。动物性食物，应烧熟煮烂，以利消化吸收。煮肉时，适当放少许食醋，则易于煮烂；炒肉时可先用淀粉或酱油拌一下，这样既保护维生素、蛋白质，而且肉质鲜嫩可口。炊具的使用，以铁锅炒菜效果最好，维生素损失较少，还可补充铁质。

二、饮食宜忌

根据食物与药物、疾病、体质、性别、年龄、气候等的关系，在饮食调护过程中，需要注意饮食宜忌。

（一）饮食与药物

食物和药物都有四气、五味之性，故在临床功效、主治上亦有协同和相悖的不同。协同者可以增强治疗效果，如赤小豆配鲤鱼可增强利水作用、黄芪加薏米可以加强渗湿利水作用、鱼蟹加苏叶可解毒去腥等。相悖相克者可以削弱药物的疗效，如人参忌萝卜；服地黄、首乌忌葱、蒜；茯苓忌醋；白术忌桃、李、大蒜；蜂蜜忌葱、黄连、桔梗；使君子忌茶等。一般在服药期间，凡属生冷、油腻、腥臭及不易消化、刺激性食物均应避免。

食物和药物互为影响，若配合得当有益治疗，失当则有碍治疗。如清代章穆在《调疾饮食辨》中云："病人饮食，借以滋养胃气，宣行药力。故饮食得宜，足为药饵之助；失宜则反与药饵为仇。"

（二）饮食与疾病

食物有四性五味，疾病有寒热虚实之辨、阴阳表里之别，故一定要根据患者的病证类型选择不同属性的食物，以达"虚则补之""实则泻之""寒者热之""热者寒之"的辅助治疗目的。《金匮要略》所载"所食之味，有与病相宜，有与身为害。若得宜则益体，害则成疾……"也是这个道理。如寒证应忌生冷瓜果等凉性食物，宜食温性、暖性食物；热证应忌辛辣等热性食物，宜食凉性食物；阳虚者忌寒凉，宜食温补类食物；阴虚者忌温热，宜食淡薄滋润类食物。又如水肿病忌食盐；黄疸、泄泻忌油腻；疮疖肿毒、皮肤瘙痒忌鱼、虾、蟹；消渴病忌食糖；痰湿之证忌肥甘之品等。临床要注意患者脾胃功能，如脾胃受纳运化能力较弱，不能强迫多食；病后为胃气初复，应节制饮食，逐渐加量，以防食复。

（三）临床常见病证的饮食宜忌

1. 肺系病证

肺系病证包括感冒、咳嗽、哮证、喘证、肺痈等。临床多以咳嗽、咳痰为主症。宜食清淡素食、水果。忌辛辣、烟酒、油腻、甜黏食物。

饮食原则：咳嗽痰黄、肺热盛者，宜选橘子、萝卜、梨子、枇杷等清热化痰类食物；痰中夹血者，宜选藕片、藕汁等清热止血类食物；痰白清稀属肺寒者，应禁忌生冷水果。病久可以适当进食瘦肉、鸡、蛋等营养食物。恢复期表现为肺阴虚者，可选用银耳、百合、甲鱼等滋阴补肺。哮喘病的发作常与食物过敏有关，应禁忌发物类食物。

2. 心系病证

心系病证包括心悸、胸痹、失眠等，对于心衰出现哮喘、咯血、水肿等症状者，分别参照肺、肾系病证的饮食宜忌。

饮食原则：以心悸为主症，结合血脂检验值分别对待，血脂正常者，一般营养食物均适宜；血脂增高者，以清淡素食为主，少进瘦肉、鱼类食物。

忌动物脂肪、猪肝、腰子、脑子以及烟酒、辛辣、浓茶、咖啡等刺激品。高血压、冠心病者宜食清淡低盐，富含B族维生素、维生素C类食物及豆制品。油脂以植物油如玉米油、豆油为宜。山楂、洋葱有降脂作用，芹菜有降压作用，可以经常食用，应少食细粮、甜食、肉类，饮食勿过饱。忌食高脂肪、高胆固醇食物，忌烟酒。

3. 脾胃病证

脾胃病证包括胃痛、呕吐、泄泻等，均属脾胃功能失常所致，并与肠有密切联系。

饮食原则：宜进食营养丰富、软、烂、热且易于消化的食物，以定时、定量、不偏食为原则，忌生冷、煎炸、硬固类以及壅滞阻气的食物。急性胃炎发作期必须禁食或流食；慢性胃炎宜进食易消化、富含维生素的食物；胃下垂患者应进食易消化而高营养的食物，量不宜多；十二指肠溃疡患者则要少食多餐，忌食辛辣、香燥、煎炸之品及寒冷硬固食物。脾胃有寒者，宜食姜、椒类；胃热者可酌情进食水果；胃酸过多者，可食含碱面条；胃酸缺乏者，饭后宜进食适量醋或山楂片。腹泻者以少油半流食或软饭为宜，忌苋菜、茼蒿、茄子以及生冷瓜果等寒凉滑润食物。胃及食管癌患者，根据吞咽进食情况，给予适当的饮食类别，除忌辛辣刺激之品外，无特殊禁忌，以营养丰富的荤、素菜为宜。

4. 肝胆病证及脑系病证

肝胆病证包括黄疸、胁痛等，脑系病证包括眩晕、中风等。

饮食原则：宜进食清淡蔬菜及营养丰富的鸡、鱼类、瘦肉类食物，多食蔬菜及富含B族维生素、维生素C类食物，忌辛辣刺激之品，忌烟酒。少进食动物脂肪以及黄豆、土豆、红薯等易胀气食物。肝胆疾病急性期以素食为宜，缓解期或恢复期可进荤食；肝脾大者，宜选食甲鱼、淡菜；鼻出血、牙龈出血者宜食藕粉、藕汁、橘子；肝硬化腹水宜低盐或无盐饮食；肝昏迷时，应控制动物蛋白类食物的摄入；高血压、脑出血参照心系病证饮食原则，但脑出血昏迷初期宜素流质饮食，3～5天仍昏迷不醒者，可适当增加牛奶、瘦肉汤等荤类汤食；清醒后予半流质饮食。

5. 肠道病证

肠道病证宜食少渣、少油脂、易消化食物，并少食多餐，逐步加量。慢性肠炎、细菌性痢疾者可适当多吃大蒜、马齿苋，忌食生冷、荤腥、辛辣刺激食物。便秘者宜食纤维多的食物，如韭菜、芹菜、卷心菜、竹笋、粗粮及水果等，多喝水，以刺激肠蠕动，促进排便。腹泻患者宜食易消化的食物及少渣饮食，少食纤维多的食物。

6. 疮疡皮肤病证

疮疡皮肤病证宜清淡饮食，多食蔬菜、水果及富含维生素的食物。忌鱼、虾、蟹、猪头肉等食物。

7. 肾系病证

肾系病证包括水肿、淋证、癃闭等，宜进食清淡、营养丰富的食物以及多种动物性补养类食物。忌盐、碱过多和酸辣太过的刺激品。

饮食原则：水肿者宜低盐、高蛋白饮食，适当选择鱼、瘦肉、蛋类、豆类、新鲜蔬菜和水果，如冬瓜、西瓜、赤小豆、薏苡仁、鲫鱼、墨鱼、蒜头等利尿消肿的食物。有氮质血症或尿毒症者，应该限制蛋白摄入量，忌食油腻、辛辣刺激性食物，忌烟酒。肾虚者，可选食猪、牛、羊、狗、鸡肉及蛋类等补养品，若需补肾填精，可选用乌龟、甲鱼、猪、牛、羊脊髓或筋类；补肾壮阳者，可选用虾、海参、羊睾丸、狗肾等食物。肾炎者宜低盐或无盐饮食；乳糜尿应忌脂肪、蛋白质类食物。

8. 气血津液病证

气血津液病证包括消渴（糖尿病）、血证等。

消渴病需控制米饭等主食，应根据病情、体重、体力活动情况制定一套合理的食谱，蛋白、脂肪、粮油比例适当，患者应按规定量进食。有饥饿感者可食蔬菜、瘦肉，或略加豆制品。

9. 时感温热病证

时感温热病证泛指因外感时邪而致的时令病，临床以发热为主症，如感冒、风温、春温、湿温、中暑、霍乱、痢疾等。这类病证常伴见肺胃二系的症状，故热退后，可分别参照肺胃系有关病证的饮食。

饮食原则：宜进食清淡素净食物及新鲜水果汁，忌辛辣、油腻、硬固类食物。时病初起，发热不高，可进食素半流食或少油荤半流质饮食。高热期，宜予素流质及清凉饮料，如米汤、绿豆汤、橘子水、藕粉、西瓜水等。热退初期（1～2 天内），宜进食素半流食，若如食欲渐振，肠胃消化功能正常，可改为荤半流食，但以少油少量为宜。恢复期（进食荤半流食 3～4 天后），病情日见好转，可改软饭或普食，但仍宜清淡少油，以免反复。

（四）不同体质、性别、年龄患者的饮食宜忌

人的体质不同，饮食宜忌也有差异，如体胖多痰湿，宜食清淡、化痰食物，忌食肥甘厚腻等助湿生痰食物；体瘦多阴虚，血亏津少，宜多食滋阴生津、补血类食物，忌食辛辣动火、伤阴食物（具体每种体质的进食原则详见第2章）。老年人脾胃功能虚弱，气血容易亏损，宜食清淡有营养、易消化食物，忌生冷、硬固、黏腻食物。青年人活动量大，气血旺盛，宜食营养丰富的血肉有情之品和五谷杂粮、新鲜水果，忌暴饮暴食，饥饱无度。妇女在妊娠期或哺乳期，宜食有营养、易消化的清淡饮食，忌食辛辣燥火食物，以免乳儿上火生疮。儿童在生长发育期，宜多食谷肉果菜，营养丰富的食物，不可偏嗜，以免过胖或营养不良。

（五）四时气候的饮食宜忌

由于四时气候的变化，饮食宜忌不尽相同，应根据气候变化，给予适当的饮食。春夏勿食生冷太过，秋冬勿过食肥甘厚腻。春季为万物升发之时，阳气盛，宜食清淡瓜果、豆类，忌油腻、辛辣食物，以免助阳外泄。夏季天气炎热，暑热夹湿，脾胃容易受困，宜食甘寒、清淡少油食物，忌食生冷或不洁食物。秋季万物收敛，凉风初长，燥气袭人，早晚凉爽，易致咳嗽或痰喘复发，宜食蔬菜、水果、生津滋润食物，忌辛辣燥热食物。冬季天气寒冷，万物伏藏，宜食温热食物，忌生冷、过咸食物。

（六）日常饮食宜忌

千百年来，中华民族十分重视饮食健康，药王孙思邈在《千金方》中写道："安身之本，必资于食，不知食宜者，不足以存生也。"经过文物和文字记载考证，中华民族积累了丰富的饮食养生知识，对日常饮食宜忌提出了理论总结。

1. 限制进食肥甘厚味之品

"肥甘厚味"又称"膏粱厚味"，一般指油腻、甜腻的精细食物，这类食物的脂肪和糖类含量高，易于导致肥胖、糖尿病、高脂血症、心脑血管疾病等。《黄帝内经·素问》中也记载了"膏粱之变，足生大疔"，指的就是营养过剩，易于诱发糖尿病足、外科疮疡的发生。控制热量和高脂饮食摄入，保持"三分饥和寒"，让身体处于适度应激状态，实际上是维护卫气的"警觉"状态，维护卫气和营气的平衡，维持适度的新陈代谢，燃烧多余脂肪，排出代谢废物，营养精气神。

2. 禁食生冷不洁食品

忌生冷是为了保护胃气。脾胃为后天之本，胃为“水谷之海”，主受纳腐熟水谷，胃接纳由口摄入的五谷、五果、五畜、五菜，进行初步消化，依靠胃的腐熟作用，将水谷等物变成食糜。饮食物经过初步消化，其精微物质由脾之运化而营养脏腑和筋脉肉皮骨，未被消化的食糜则下行于小肠，不断更新，形成了胃的消化过程。脾胃保持正常的功能，依赖于恒定的体温，骤食生冷之品，会影响胃液输布，妨碍胃肠蠕动，影响胃的腐熟功能。急则出现胃脘疼痛、嗳腐吞酸等食滞胃脘之候，慢则出现消化不良，营养缺乏，进而损伤人体元气。

3. 减少辛辣炙煿食物

饮食五味，淡味是五味之母，酸苦甘辛咸虽然增加了食物的风味，但不能以滋味代替营养。辛则升散，辣则动血，辛辣之品易于迫血妄行，导致口干咽痛、出血性疾病、睡眠障碍、汗孔开张易受外邪。炙煿之品是指煎、炒、炸、烤制的食品。经炙煿的食物，性多燥热，甚至热灼成毒，多食易伤胃阴，耗损胃气。脾土郁滞日久反过来影响肝木的疏泄功能，形成反侮肝木的情况，引起整个消化功能的异常。

（七）防止因食复病

食复是指大病初愈，脾胃尚虚，因饮食不当而导致疾病复发者。脾胃为仓廪之本，是后天消化水谷、补充气血营养的源泉，对病后初愈患者的饮食调养具有重要的意义。《温疫论》云：“若夫大病之后，盖客邪新去，胃口方开，几微之气，所当接续，多与、早与、迟与皆非所宜，宜先进粥饮，次糊饮，次糜粥，循序渐进，先后勿失其时。”由此可见，饮食调养在病证后期极其重要。

1. 合理施养

久病初愈之际，患者自感胃气已经恢复，饮食有味，为了尽快恢复体力，大量增加营养，认为多进食营养价值高的食物就可以大补元气。实际上，这时患者脾胃虚弱，若误食大鱼大肉，则难以消化，容易导致食复的出现。因此，对于病后初愈者的饮食有如下基本要求。

根据体质的不同、身体恢复的程度、疾病的不同等辨证施养。寒者宜温养，但不宜过燥；热者宜清养，但不宜过寒；虚者宜补益，但不宜大补。由于病后初愈的人具有阴阳平衡不稳及正虚邪恋的特点，在饮食调补时，应防止偏补太过与因补滞邪。

宜易消化饮食，食物需软烂，务求清淡，且须少量递进，以防胃弱不化，宁可少食，切勿贪多强食。在保证营养的基础上，多食易消化的清淡食物，如豆制品、乳制品、新鲜蔬菜、水果等。术后患者常需增加蛋白含量，可多选鸡蛋、瘦肉、牛肉、牛奶、鸡、鸭、鱼等。

注意洁净卫生。任何时期均不应忽视饮食卫生，尤其是疾病后期。否则，因胃气尚虚，机体抵抗力差，秽浊随饮食而入，不但无益，反而能戕胃害人，招致疾病发生，或变生他病。

总之，食物调配应合理，使患者能在病证后期得到适当的食补，尽快恢复健康。

2. 注意忌口

病后初愈的患者，由于病邪余焰未熄，故凡能增邪伤正的饮食均需注意忌口。如热病瘥后忌温燥辛辣之品，水肿者忌盐，泻痢者忌滋腻添湿之物，瘾疹者忌鱼、虾、海鲜等。醇酒可增湿助热，诸病愈后咸不相宜，以免因食复病。

第5章　药食同源药物品种与适应证

丁香、八角茴香、刀豆、小茴香、小蓟、山药、山楂、马齿苋、乌梢蛇、乌梅、木瓜、火麻仁、代代花、玉竹、甘草、白芷、白果、白扁豆、白扁豆花、龙眼肉（桂圆）、决明子、百合、肉豆蔻、肉桂、余甘子、佛手、杏仁（甜、苦）、沙棘、牡蛎、芡实、花椒、赤小豆、阿胶、鸡内金、麦芽、昆布、枣（大枣、酸枣、黑枣）、罗汉果、郁李仁、金银花、青果、鱼腥草、姜（生姜、干姜）、枳椇子、枸杞子、栀子、砂仁、胖大海、茯苓、香橼、桃仁、桑叶、桑椹、橘红、桔梗、益智仁、荷叶、莱菔子、莲子、高良姜、淡竹叶、淡豆豉、菊花、菊苣、黄芥子、黄精、紫苏、紫苏子、葛根、黑芝麻、黑胡椒、槐米、蒲公英、蜂蜜、榧子、酸枣仁、鲜白茅根、鲜芦根、蝮蛇、橘皮、薄荷、薏苡仁、薤白、覆盆子、藿香、人参、山金银花、芫荽、玫瑰花、松花粉、粉葛、布渣叶、夏枯草、当归、山柰、西红花、草果、姜黄、荜茇。

一、解表药食

桑　叶

本品为桑科植物桑 *Morus alba* L. 的干燥叶。我国各地大都有野生或栽培。初霜后采收，除去杂质，晒干。生用或蜜炙用。

【性味归经】甘、苦，寒。归肺、肝经。

【功效】疏散风热，清肺润燥，平抑肝阳，清肝明目。

【应用】

1. 风热感冒，温病初起。本品甘寒质轻，轻清疏散，虽疏散风热作用较为缓和，但又能清肺热、润肺燥，故常用于治疗风热感冒，或温病初起，温热犯肺，发热、咽痒、咳嗽等症，常与菊花相须为用，并配伍连翘、薄荷、桔梗等药，如桑菊饮（《温病条辨》）。

2. 肺热、燥热咳嗽。本品苦寒清泻肺热，甘寒凉润肺燥，故可用于治疗肺热或燥热伤肺，咳嗽痰少，色黄而黏稠，或干咳少痰，咽痒等症。轻者可

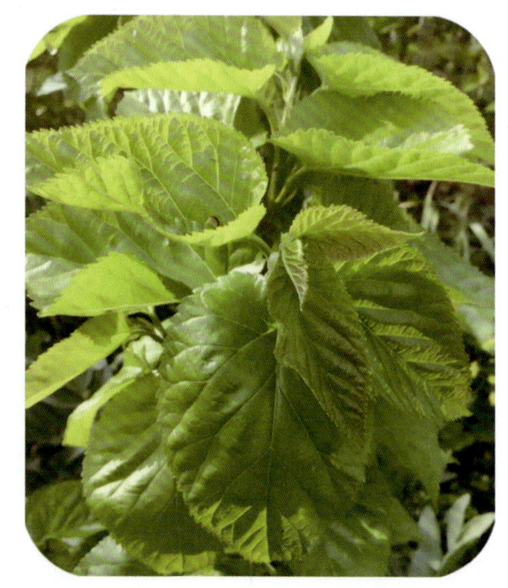

配杏仁、沙参、贝母等同用，如桑杏汤（《温病条辨》）；重者可配生石膏、麦冬、阿胶等同用，如清燥救肺汤（《医门法律》）。

3. 肝阳上亢。本品苦寒，兼入肝经，有平降肝阳之效，故可用治肝阳上亢之头痛眩晕、头重脚轻、烦躁易怒，常与菊花、石决明、白芍等平抑肝阳药同用。

4. 目赤昏花。本品既能疏散风热，又苦寒入肝，能清泻肝热，且甘润益阴以明目，故常用治风热上攻、肝火上炎所致的目赤、涩痛、多泪，可配伍菊花、蝉蜕、夏枯草、决明子等疏散风热、清肝明目之品。若肝肾精血不足，目失所养，眼目昏花，视物不清，常配伍滋补精血之黑芝麻，如扶桑至宝丹（《寿世保元》）。若肝热引起的头昏、头痛，可与菊花、石决明、夏枯草等清肝药同用。

此外，本品尚能凉血止血，还可用治血热妄行之咳血、吐血、衄血，宜与其他凉血止血药同用。

【用法用量】 煎服，5～9g；或入丸、散。外用煎水洗眼。桑叶蜜炙能增强润肺止咳的作用，故肺燥咳嗽多用蜜炙桑叶。

【古籍摘要】

《神农本草经》："除寒热，出汗。"

《本草纲目》："治劳热咳嗽，明目，长发。"

《本草从新》："滋燥，凉血，止血。"

菊　花

本品为菊科植物菊 *Chrysanthemum morifolium* Ramat. 的干燥头状花序。主产于浙江、安徽、河南等省，四川、河北、山东等省亦产。多栽培。9—11月花盛开时分批采收，阴干或焙干，或熏、蒸后晒干。生用。药材按产地和加工方法的不同，分为"亳菊""滁菊""贡菊""杭菊"等，以亳菊和滁菊品质最优。由于花的颜色不同，又有黄菊花和白菊花之分。

【性味归经】 辛、甘、苦，微寒。归肺、肝经。

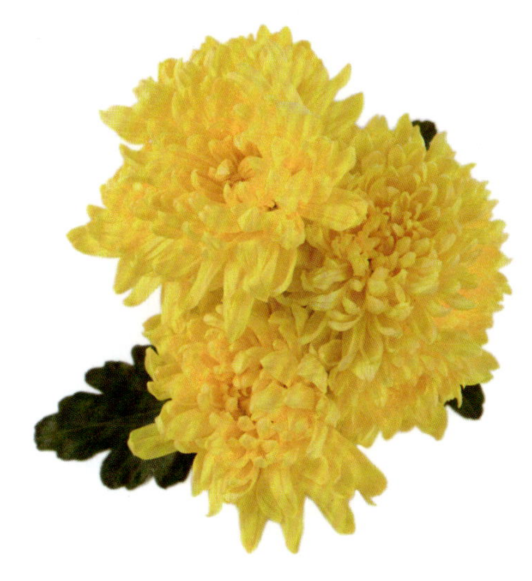

【功效】疏散风热，平抑肝阳，清肝明目，清热解毒。

【应用】

1. 风热感冒，温病初起。本品味辛疏散，体轻达表，气清上浮，微寒清热，功能疏散肺经风热，但发散表邪之力不强。常用治风热感冒，或温病初起，温邪犯肺，发热、头痛、咳嗽等症，每与性能功用相似的桑叶相须为用，并常配伍连翘、薄荷、桔梗等，如桑菊饮（《温病条辨》）。

2. 肝阳上亢。本品性寒，入肝经，能清肝热、平肝阳，常用治肝阳上亢之头痛眩晕，每与石决明、珍珠母、白芍等平肝潜阳药同用。若肝火上攻而致眩晕、头痛，以及肝经热盛、热极动风者，可与羚羊角、钩藤、桑叶等清肝热、息肝风药同用，如羚角钩藤汤（《通俗伤寒论》）。

3. 目赤昏花。本品辛散苦泄，微寒清热，入肝经，既能疏散肝经风热，又能清泻肝热以明目，故可用治肝经风热或肝火上攻所致的目赤肿痛，治疗前者常与蝉蜕、木贼、白僵蚕等疏散风热明目药配伍，治疗后者可与石决明、决明子、夏枯草等清肝明目药同用。若肝肾精血不足，目失所养，眼目昏花，视物不清，又常配伍枸杞子、熟地黄、山茱萸等滋补肝肾、益阴明目药，如杞菊地黄丸（《医级》）。

4. 疮痈肿毒。本品味苦、性微寒，能清热解毒，可用治疮痈肿毒，常与金银花、生甘草同用，如甘菊汤（《揣摩有得集》）。因其清热解毒、消散痈肿之力不及野菊花，故临床较野菊花少用。

【用法用量】煎服，5～9g。疏散风热宜用黄菊花，平肝、清肝明目宜用白菊花。

【鉴别用药】桑叶与菊花皆能疏散风热，平抑肝阳，清肝明目，可用治风热感冒或温病初起，发热、微恶风寒、头痛；肝阳上亢之头痛眩晕；风热上攻或肝火上炎所致的目赤肿痛，以及肝肾精血不足之目暗昏花等症。但桑叶疏散风热之力较强，又能清肺润燥，凉血止血。菊花平肝、清肝明目之力较强，又能清热解毒。

【古籍摘要】

《神农本草经》："主诸风头眩、肿痛、目欲脱、泪出、皮肤死肌、恶风湿痹，利血气。"

《用药心法》："去翳膜，明目。"

《本草纲目拾遗》："专入阳分。治诸风头眩，解酒毒疔肿。""黄茶菊，明目祛风，搜肝气，治头晕目眩，益血润容，入血分；白茶菊，通肺气，止咳逆，清三焦郁火，疗肌热，入气分。"

葛 根

本品为豆科植物野葛 *Pueraria lobata*（Willd.）Ohwi 或甘葛藤 *Pueraria thomsonii* Benth. 的干燥根。野葛主产于湖南、河南、浙江、四川等省；甘葛藤多为栽培，主产于广西、广东等省，四川、云南地区亦产。秋、冬两季采挖，野葛多趁鲜切成厚片或小块，干燥；甘葛藤习称"粉葛"，多除去外皮，用硫黄熏后，稍干，截段或再纵切两半，干燥。生用或煨用。

【性味归经】甘、辛，凉。归脾、胃经。

【功效】解肌退热，透疹，生津止渴，升阳止泻。

【应用】

1. 表证发热，项背强痛。本品甘辛性凉，轻扬升散，具有发汗解表、解肌退热之功。外感表证发热，无论风寒与风热，均可选用本品。治疗风热感冒、发热、头痛等症，可与薄荷、菊花、蔓荆子等辛凉解表药同用。若风寒感冒，邪郁化热，发热重，恶寒轻，头痛无汗，目疼鼻干，口微渴，苔薄黄等症，常配伍柴胡、黄芩、白芷、羌活等药，如柴葛解肌汤（《伤寒六书》）。本品既能辛散发表以退热，又长于缓解外邪郁阻、经气不利、筋脉失养所致的颈背强痛，故风寒感冒、表实无汗、恶寒、项背强痛者，常与麻黄、桂枝等同用，如葛根汤（《伤寒论》）；若表虚汗出、恶风、项背强痛者，常与桂枝、白

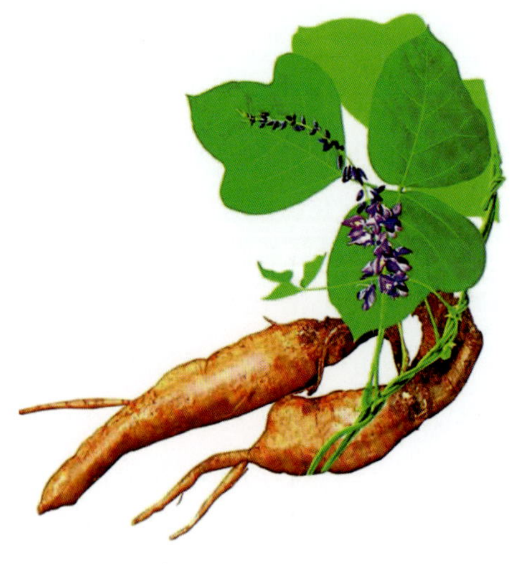

芍等配伍，如桂枝加葛根汤（《伤寒论》）。

2. 麻疹不透。本品味辛性凉，有发表散邪、解肌退热、透发麻疹之功，故可用治麻疹初起，表邪外束，疹出不畅，常与升麻、芍药、甘草等同用，如升麻葛根汤（《阎氏小儿方论》）。若麻疹初起，已现麻疹，但疹出不畅，见发热咳嗽，或乍冷乍热者，可配伍牛蒡子、荆芥、蝉蜕、前胡等药，如葛根解肌汤（《麻科活人全书》）。

3. 热病口渴，消渴证。本品甘凉，于清热之中，又能鼓舞脾胃清阳之气上升，而有生津止渴之功。用治热病津伤口渴，常与芦根、天花粉、知母等同用。治疗消渴证属阴津不足者，可与天花粉、鲜地黄、麦冬等清热养阴生津药配伍，如天花散（《仁斋直指方》）；若内热消渴，口渴多饮，体瘦乏力，气阴不足者，多配伍乌梅、天花粉、麦冬、党参、黄芪等药，如玉泉丸（《沈氏尊生书》）。

4. 热泻热痢，脾虚泄泻。本品味辛升发，能升发清阳，鼓舞脾胃清阳之气上升而奏止泻痢之效，故可用治表证未解，邪热入里，身热，下利臭秽，肛门有灼热感，苔黄脉数，或湿热泻痢，热重于湿者，常与黄芩、黄连、甘草同用，如葛根芩连汤（《伤寒论》）。若脾虚泄泻，常配伍人参、白术、木香等药，如七味白术散（《小儿药证直诀》）。

此外，葛根能直接扩张血管，使外周阻力下降而有明显的降压作用，能较好缓解高血压患者的“项紧”症状，故临床常用治高血压病颈项强痛。

【用法用量】煎服，9～15g。解肌退热、透疹、生津宜生用，升阳止泻宜煨用。

【鉴别用药】柴胡、升麻、葛根三者皆能发表、升阳，均可用治风热感冒、发热、头痛，以及清阳不升等症。其中，柴胡、升麻两者均能升阳举陷，用治气虚下陷、食少便溏、久泻脱肛、胃下垂、肾下垂、子宫脱垂等脏器脱垂；升麻、葛根两者又能透疹，常用治麻疹初起、透发不畅。但柴胡主升肝胆之气，长于疏散少阳半表半里之邪，退热，疏肝解郁，为治疗少阳证的要药。又常用于治疗伤寒邪在少阳，寒热往来、胸胁苦满、口苦咽干、目眩；感冒发热；肝郁气滞之胸胁胀痛、月经不调、痛经等症。升麻主升脾胃清阳之气，其升提（升阳举陷）之力较柴胡为强，并善于清热解毒，又常用于多种热毒病证。葛根主升脾胃清阳之气而达到生津止渴、止泻之功，常用于热病烦渴，阴虚消渴；热泻热痢，脾虚泄泻。同时，葛根解肌退热，用治外感表证之发热恶寒、头痛无汗、项背强痛，无论是风寒表证还是风热表证，均可使用。

【古籍摘要】

《神农本草经》：“主消渴，身大热，呕吐，诸痹，起阴气，解诸毒。”

《名医别录》：“疗伤寒中风头痛，解肌发表，出汗，开腠理，疗金疮，止痛，胁风痛。”“生根汁，疗消渴，伤寒壮热。”

《药性论》：“治天行上气，呕逆，开胃下食，主解酒毒，止烦渴。熬屑治金疮，治时疾解热。”

淡豆豉

本品为豆科植物大豆 *Glycine max*（L.）Merr. 的成熟种子发酵加工品。全国各地均产。晒干，生用。

【性味归经】苦、辛，凉。归肺、胃经。

【功效】解表除烦，宣发郁热。

1. 外感表证。本品辛散轻浮，能疏散表邪，且发汗解表之力颇为平稳，无论风寒、风热表证，皆可配伍使用。用治风热感冒，或温病初起，发热、微恶风寒、头痛口渴、咽痛等症，常与金银花、连翘、薄荷、牛蒡子等药同用，如银翘散（《温病条辨》）；若风寒感冒初起，恶寒发热、无汗、头痛、鼻塞等症，常配葱白，如葱豉汤（《肘后备急方》）。

2. 热病烦闷。本品辛散苦泄性凉，既能透散外邪，又能宣散邪热、除烦，常与清热泻火除烦的栀子同用，治疗外感热病，邪热内郁胸中，心中懊侬，烦热不眠，如栀子豉汤（《伤寒论》）。

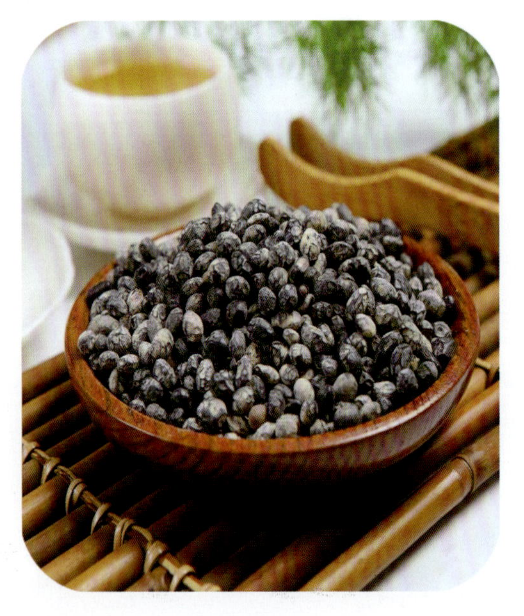

【用法用量】煎服，6～12g。

【古籍摘要】

《名医别录》：“主伤寒头痛，寒热，瘴气恶毒，烦躁满闷，虚劳喘急，两脚疼冷。”

《珍珠囊》：“去心中懊侬，伤寒头痛，烦躁。”

《本草纲目》："下气，调中。治伤寒温毒发斑，呕逆。"

附药：大豆黄卷

本品系采用大豆浸水湿润发芽，晒干而成。味甘、淡，性平。归脾、胃经。功效：解表祛暑，清热利湿。适用于暑湿、湿温初起，湿热内蕴所致的发热汗少、恶寒身重、胸闷苔腻等症。用量10～15g。

紫　苏

本品为唇形科植物紫苏 *Perilla frutescens*（L.）Britt. 的茎、叶，其叶称紫苏叶，其茎称紫苏梗。我国南、北均产。夏、秋季采收。除去杂质，晒干，生用。

【性味归经】辛，温。归肺、脾经。

【功效】解表散寒，行气宽中。

【应用】

1. 风寒感冒。本品辛散性温，发汗解表散寒之力较为缓和，轻证可以单用，重证须与其他发散风寒药合用。因其外能解表散寒，内能行气宽中，且略兼化痰止咳之功，故风寒表证而兼气滞，胸脘满闷，恶心呕逆，或咳喘痰多者，较为适宜。治疗气滞者，常配伍香附、陈皮等药，如香苏散（《太平惠民和剂局方》）。治疗咳喘痰多者，每与杏仁、桔梗等药同用，如杏苏散（《温病条辨》）。

2. 脾胃气滞，胸闷呕吐。本品味辛能行，能行气以宽中除胀，和胃止呕，兼有理气安胎之功，可用治中焦气机郁滞之胸脘胀满、恶心呕吐。偏寒者，常与砂仁、丁香等温中止呕药同用；偏热者，常与黄连、芦根等清胃止呕药同用；若胎气上逆，胸闷呕吐，胎动不安者，常与砂仁、陈皮等理气安胎药配伍；用治七情郁结，痰凝气滞之梅核气证，常与半夏、厚朴、茯苓等同用，如半夏厚朴汤（《金匮要略》）。

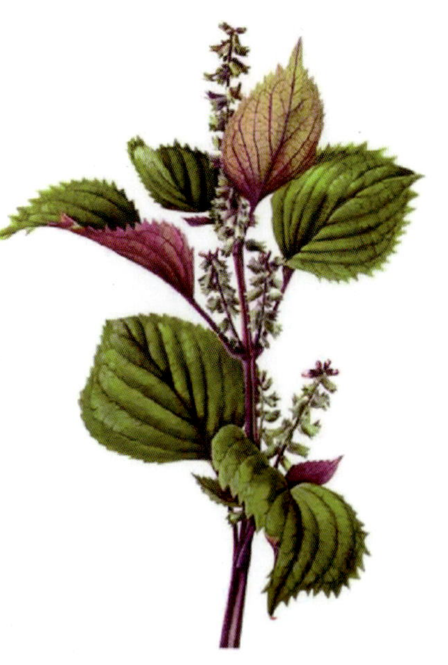

此外，紫苏能解鱼蟹毒，对于进食鱼蟹中毒而致腹痛吐泻者，能和中解

毒。可单用本品煎汤服，或配伍生姜、陈皮、藿香等药。

【用法用量】 煎服，5～9g，不宜久煎。

【古籍摘要】

《名医别录》："主下气，除寒中。"

《滇南本草》："发汗，解伤风头痛，消痰，定吼喘。"

《本草纲目》："行气宽中，消痰利肺，和血，温中，止痛，定喘，安胎。"

生　姜

本品为姜科植物姜 *Zingiber officinale* Rosc. 的新鲜根茎。各地均产。秋、冬两季采挖，除去须根及泥沙，切片，生用。

【性味归经】 辛，温。归肺、脾、胃经。

【功效】 解表散寒，温中止呕，温肺止咳。

【应用】

1. 风寒感冒。本品辛散温通，能发汗解表，祛风散寒，但作用较弱，故适用于风寒感冒轻证，可单煎或配红糖、葱白煎服。本品多作为辅助之品，与桂枝、羌活等辛温解表药同用，以增强发汗解表之力。

2. 脾胃寒证。本品辛散温通，能温中散寒，对寒犯中焦或脾胃虚寒之胃脘冷痛、食少、呕吐者，可收祛寒开胃、止痛止呕之效，宜与高良姜、胡椒等温里药同用。若脾胃气虚者，宜与人参、白术等补脾益气药同用。

3. 胃寒呕吐。本品辛散温通，能温胃散寒，和中降逆，其止呕功良，素有"呕家圣药"之称，随证配伍可治疗多种呕吐。因其本为温胃之品，故对胃寒呕吐者最为适合，可配伍高良姜、白豆蔻等温胃止呕药。若痰饮呕吐者，常配伍半夏，即小半夏汤（《金匮要略》）；若胃热呕吐者，可配黄连、竹茹、枇杷叶等清胃止呕药。某些止呕药用姜汁制过，能增强止呕作用，如姜半夏、姜竹茹等。

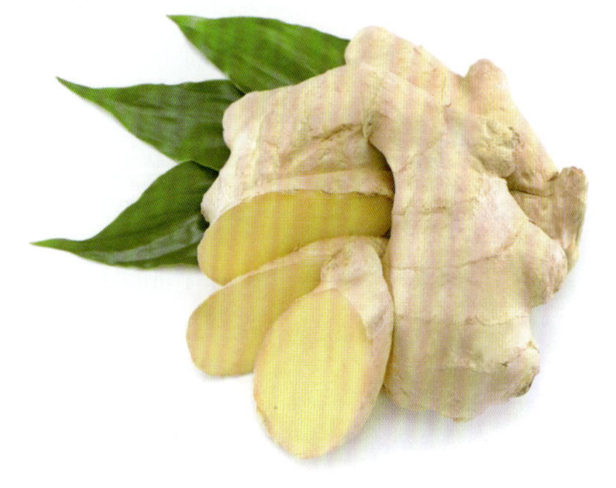

4. 肺寒咳嗽。本品辛温发散，能温肺散寒、化痰止咳，对于肺寒咳嗽，不论有无外感风寒，或痰多痰少，皆可选用。治疗风寒客肺，痰多咳嗽，恶寒头痛者，每与麻黄、杏仁同用，如三拗汤

(《太平惠民和剂局方》)。外无表邪而痰多者，常与陈皮、半夏等药同用，如二陈汤(《太平惠民和剂局方》)。

此外，生姜对生半夏、生南星等药物之毒，以及鱼蟹等食物中毒，均有一定的解毒作用。

【用法用量】 煎服，3～9g，或捣汁服。

【使用注意】 本品助火伤阴，故热盛及阴虚内热者忌服。

【古籍摘要】

《名医别录》："主伤寒头痛鼻塞，咳逆上气。"

《药性论》："主痰水气满，下气；生与干并治嗽，疗时疾，止呕吐不下食。"

《医学启源》："温中祛湿。制厚朴、半夏毒。"

附药：生姜皮、生姜汁

生姜皮：为生姜根茎切下的外表皮。性味辛、凉。功能和脾行水消肿，主要用于水肿，小便不利。煎服，3～10g。

生姜汁：用生姜捣汁入药。功同生姜，但偏于开痰止呕，便于临床应急服用。如遇天南星、半夏中毒的喉舌麻木肿痛，或呕逆不止、难以下食者，可取汁冲服，易于入喉；也可配竹沥，冲服或鼻饲给药，治中风猝然昏厥。用量3～10滴，冲服。

薄　荷

本品为唇形科植物薄荷 *Mentha haplocalyx* Briq. 的干燥地上部分。主产于江苏的太仓以及浙江、湖南等省。夏、秋两季茎叶茂盛或花开至三轮时，选晴天，分次采割，晒干或阴干。切段，生用。

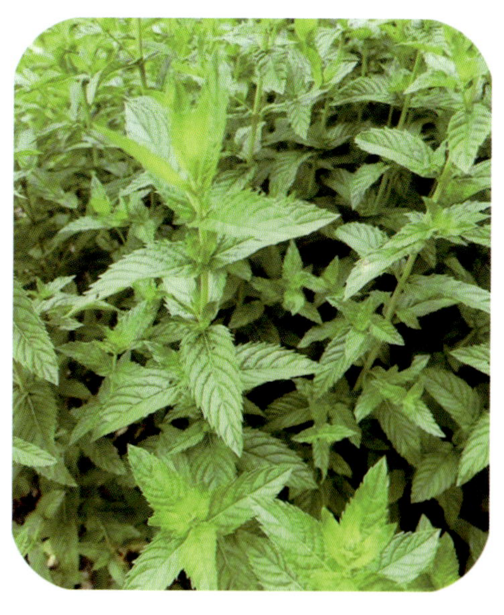

【性味归经】 辛，凉。归肺、肝经。

【功效】 疏散风热，清利头目，利咽透疹，疏肝行气。

【应用】

1. 风热感冒，温病初起。本品

辛以发散，凉以清热，清轻凉散，其辛散之性较强，是辛凉解表药中最能宣散表邪，且有一定发汗作用之药，为疏散风热常用之品，故常用于风热感冒和温病卫分证。用治风热感冒或温病初起，邪在卫分，发热、微恶风寒、头痛等症，常与金银花、连翘、牛蒡子、荆芥等配伍，如银翘散（《温病条辨》）。

2. 头痛眩晕，目赤多泪，咽喉肿痛。本品轻扬升浮、芳香通窍，功善疏散上焦风热，清头目、利咽喉。用治风热上攻，头痛眩晕，宜与川芎、石膏、白芷等祛风、清热、止痛药配伍，如上清散（《丹溪心法》）。治疗风热上攻之目赤多泪，可与桑叶、菊花、蔓荆子等同用。用治风热壅盛，咽喉肿痛，常配伍桔梗、生甘草、僵蚕，如六味汤（《喉科秘旨》）。

3. 麻疹不透，风疹瘙痒。本品质轻宣散，有疏散风热、宣毒透疹、祛风止痒之功，用治风热束表，麻疹不透，常配伍蝉蜕、牛蒡子、柽柳等药，如竹叶柳蒡汤（《先醒斋医学广笔记》）。治疗风疹瘙痒，可与荆芥、防风、僵蚕等祛风止痒药同用。

4. 肝郁气滞，胸闷胁痛。本品兼入肝经，能疏肝行气，常配伍柴胡、白芍、当归等疏肝理气调经之品，治疗肝郁气滞，胸胁胀痛，月经不调，如逍遥散（《太平惠民和剂局方》）。

此外，本品芳香辟秽，兼能化湿和中，还可用治夏令感受暑湿秽浊之气，脘腹胀痛，呕吐泄泻，常与香薷、厚朴、金银花等同用，如薄荷汤（《痧胀玉衡》）。

【用法用量】 煎服，3～6g；宜后下。薄荷叶长于发汗解表，薄荷梗偏于行气和中。

【使用注意】 本品芳香辛散，发汗耗气，故体虚多汗者不宜使用。

【古籍摘要】

《新修本草》：“主贼风伤寒，发汗。治恶气腹胀满，霍乱，宿食不消，下气。”

《滇南本草》：“上清头目诸风，止头痛、眩晕、发热。祛风痰，治伤风咳嗽，脑漏，鼻流臭涕。退虚痨发热。”

《本草纲目》：“利咽喉，口齿诸病。治瘰疬，疮疥，风瘙瘾疹。”

高良姜

本品为姜科植物高良姜 *Alpinia officinarun* Hance 的干燥根茎。主产于广东、广西、海南等地。夏末秋初采挖生长 4～6 年的根茎，除去地上茎、须根及残留鳞片，洗净，切段，晒干。生用。

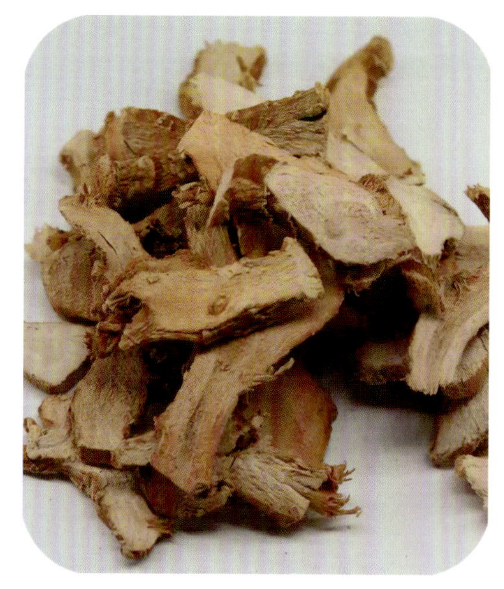

【性味归经】 辛，热。归脾、胃经。

【功效】 散寒止痛，温中止呕。

【应用】

1. 胃寒冷痛。本品辛散温通，能散寒止痛，为治胃寒脘腹冷痛之常用药，每与炮姜相须为用，如二姜丸（《太平惠民和剂局方》）；治胃寒肝郁，脘腹胀痛，多与香附合用，以疏肝解郁，散寒止痛，如良附丸（《良方集腋》）；治猝然心腹绞痛如剧，两胁支满，烦闷不可忍者，可与厚朴、当归、桂心等同用，如高良姜汤（《备急千金要方》）。

2. 胃寒呕吐。本品性热，能温散寒邪，和胃止呕。治胃寒呕吐，多与半夏、生姜等同用；治虚寒呕吐，常与党参、茯苓、白术等同用。

【用法用量】 煎服，3～6g。研末服，每次 3g。

【古籍摘要】

《名医别录》："主暴冷，胃中冷逆，霍乱腹痛。"

《本草汇言》："高良姜，祛寒湿、温脾胃之药也。若老人脾肾虚寒，泄泻自利，妇人心胃暴痛，因气怒、因寒痰者，此药辛热纯阳，除一切沉寒痼冷，功与桂、附同等。苟非客寒犯胃，胃冷呕逆，及伤生冷饮食，致成霍乱吐泻者，不可轻用。"

白　芷

本品为伞形科植物白芷 *Angelica dahurica*（Fisch.ex Hoffm.）Benth.et Hook.f. 或杭白芷 *Angelica dahuriea*（Fisch.ex Hoffm.）Benth.et Hook.f.var. *formosana*（Boiss.）Shan et Yuan 的干燥根。白芷产于河南长葛、禹县者习称"禹白芷"，产于河北安国者习称"祁白芷"，产于浙江、福建、四川等省者习称"杭白芷"和"川白芷"。此外，陕西和东北亦产。夏、秋间叶黄时采挖，除去须根及泥沙，晒干或低温干燥。切片，生用。

【性味归经】 辛，温。归肺、胃、大肠经。

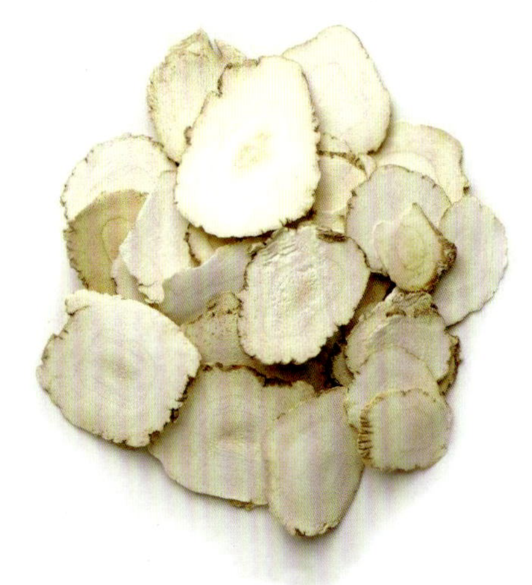

【功效】解表散寒，祛风止痛，通鼻窍，燥湿止带，消肿排脓。

【应用】

1. 风寒感冒。本品辛散温通，祛风解表散寒之力较温和，而以止痛、通鼻窍见长，宜治外感风寒，头身疼痛，鼻塞流涕，常与防风、羌活、川芎等祛风散寒止痛药同用，如九味羌活汤（《此事难知》）。

2. 头痛、牙痛、痹痛等多种疼痛证。本品辛散温通，长于止痛，且善人足阳明胃经，故阳明经头额痛以及牙龈肿痛尤为多用。治疗阳明头痛、眉棱骨痛、头风痛等症，属外感风寒者，可单用，即都梁丸（《百一选方》）；或与防风、细辛、川芎等祛风止痛药同用，如川芎茶调散（《太平惠民和剂局方》）。属外感风热者，可配伍薄荷、菊花、蔓荆子等药。治疗风冷牙痛，可与细辛、全蝎、川芎等同用，如一捻金散（《御药院方》）。治疗风热牙痛，可配伍石膏、荆芥穗等药，如风热散（《仙拈集》）。若风寒湿痹，关节疼痛，屈伸不利者，可与苍术、草乌、川芎等药同用，如神仙飞步丹（《袖珍方》）。

3. 鼻渊。本品祛风、散寒、燥湿，可宣利肺气，升阳明清气，通鼻窍而止疼痛，故可用治鼻渊，鼻塞不通，浊涕不止，前额疼痛，每与苍耳子、辛夷等散风寒、通鼻窍药同用，如苍耳子散（《济生方》）。

4. 带下证。本品辛温香燥，善除阳明经湿邪而燥湿止带。治疗寒湿下注，白带过多者，可与鹿角霜、白术、山药等温阳散寒、健脾除湿药同用；若湿热下注，带下黄赤者，宜与车前子、黄柏等清热利湿、燥湿药同用。

5. 疮痈肿毒。本品辛散温通，对于疮疡初起，红肿热痛者，可收散结消肿止痛之功，每与金银花、当归、穿山甲等药配伍，如仙方活命饮（《校注妇人大全良方》）；若脓成难溃者，常与益气补血药同用，共奏托毒排脓之功，如《外科正宗》托里消毒散、《医宗金鉴》托里透脓散，其均与人参、黄芪、当归等药同用。

此外，本品祛风止痒，可用治皮肤风湿瘙痒。

【用法用量】煎服，3～9g。外用适量。

【使用注意】本品辛香温燥，阴虚血热者忌服。

【古籍摘要】

《神农本草经》："主女人漏下赤白，血闭阴肿，寒热，风头侵目泪出，长肌肤，润泽。"

《滇南本草》："祛皮肤游走之风，止胃冷腹痛寒痛，周身寒湿疼痛。"

《本草纲目》："治鼻渊，鼻衄，齿痛，眉棱骨痛，大肠风秘，小便出血，妇人血风眩晕，反胃吐食；解砒毒，蛇伤，刀箭金疮。"

芫　荽

本品为伞形科植物芫荽 *Coriandrum sativum* L. 的全草。我国各地均有种植。八月果实成熟时连根挖起，去净泥土。鲜用或晒干切段生用。

【性味归经】辛，温。归肺、胃经。

【功效】发表透疹，开胃消食。

【应用】

1. 麻疹不透。本品辛温香散，能发散风寒，透疹外达，用治风寒束表，疹发不畅，或疹出而又复隐者，可单用煎汤局部熏洗，或与荆芥、薄荷等解表透疹药同用。亦可用于风寒感冒，恶寒发热者，因其发汗解表之力较弱，故临床少用。

2. 饮食不消，纳食不佳。本品气味芳香，能开胃消食，增进食欲，尤多用于饮食调味。若治疗饮食积滞，胃纳不佳者，可与健脾消食药、行气和中药同用。

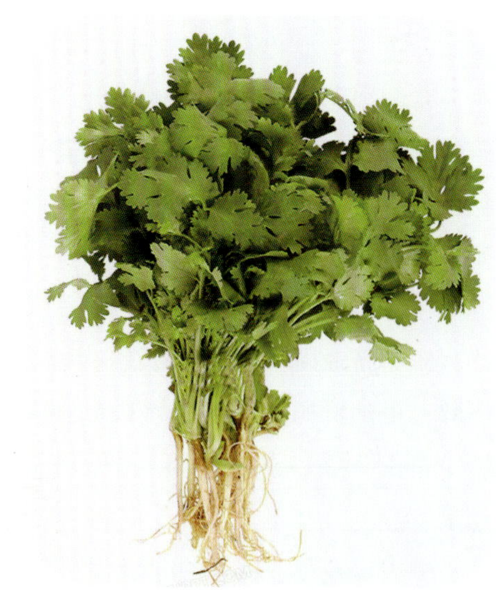

【用法用量】煎服，3～6g。外用适量。

【使用注意】热毒壅盛而疹出不畅者忌服。

【古籍摘要】

《日用本草》："消谷化气，通大小肠结气。治头疼齿病，解鱼肉毒。"

《医林纂要》："升散阴气，辟邪气，发汗，托疹。"

二、清热药食

栀 子

本品为茜草科植物栀子 *Gardenia jasminoides* Ellis 的干燥成熟果实。产于长江以南各省。9—11 月果实成熟显红黄色时采收。生用、炒焦或炒炭用。

【性味归经】 苦，寒。归心、肺、三焦经。

【功效】 泻火除烦，清热利湿，凉血解毒。焦栀子可凉血止血。

【应用】

1. 热病心烦。本品苦寒清降，能清泻三焦火邪、泻心火而除烦，为治热病心烦、躁扰不宁之要药，可与淡豆豉同用，如栀子豉汤（《伤寒论》）；若配黄芩、黄连、黄柏等，可用治热病火毒炽盛，三焦俱热而见高热烦躁、神昏谵语者，如黄连解毒汤（《外台秘要》）。

2. 湿热黄疸。本品有清利下焦肝胆湿热之功效，可用治肝胆湿热郁蒸之黄疸、小便短赤者，常配茵陈、大黄等药，如茵陈蒿汤（《伤寒论》）；或配黄柏，如栀子柏皮汤（《金匮要略》）。

3. 血淋涩痛。本品善清利下焦湿热而通淋，清热凉血以止血，故可治血淋涩痛或热淋证，常配木通、车前子、滑石等药，如八正散（《太平惠民和剂局方》）。

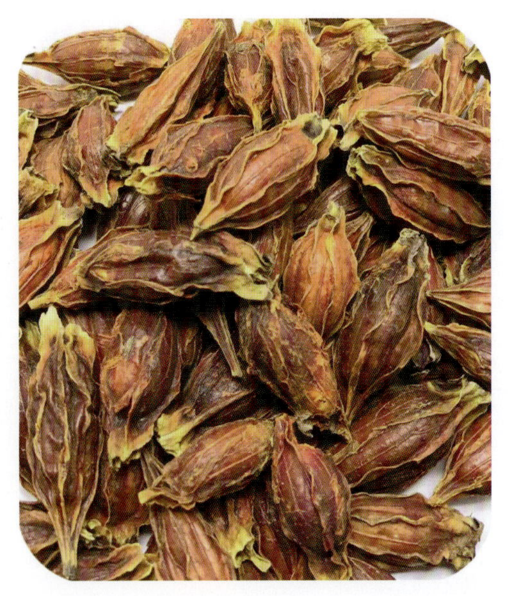

4. 血热吐衄。本品功能清热凉血，可用治血热妄行之吐血、衄血，常配白茅根、大黄、侧柏叶等药，如十灰散（《十药神书》）；若配黄芩、黄连、黄柏，可治三焦火盛迫血妄行之吐血、衄血，如黄连解毒汤（《外台秘要》）。

5. 目赤肿痛。本品清泻三焦热邪，可治肝胆火热上攻之目赤肿痛，常配大黄，如栀子汤（《圣济总录》）。

6. 火毒疮疡。本品功能清热泻

火、凉血解毒，可用治火毒疮疡、红肿热痛者，常配金银花、连翘、蒲公英；或配白芷以助消肿，如缩毒散（《普济方》）。

焦栀子功专凉血止血，用于血热吐血、衄血、尿血、崩漏。

【用法用量】煎服，5～10g。外用生品适量，研末调敷。

【使用注意】本品苦寒伤胃，脾虚便溏者不宜用。

【鉴别用药】栀子入药，除果实全体入药外，还有果皮、种子分开用者。栀子皮（果皮）偏于达表而祛肌肤之热；栀子仁（种子）偏于走里而清内热。生栀子走气分而泻火，焦栀子入血分而止血。

【古籍摘要】

《神农本草经》："主五内邪气，胃中热气，面赤酒疱皶鼻，白癞赤癞疮疡。"

《本草正》："栀子，若用佐使，治有不同。加茵陈除湿热黄疸，加豆豉除心火烦躁，加厚朴、枳实可除烦满，加生姜、陈皮可除呕秽，同延胡索破热滞瘀血腹痛。"

夏枯草

本品为唇形科植物夏枯草 *Prunella vulgaris* L. 的干燥果穗。全国各地均产，主产于江苏、浙江、安徽、河南等地。夏季果穗呈棕红色时采收，除去杂质，晒干。生用。

【性味归经】辛、苦，寒。归肝、胆经。

【功效】清热泻火，明目，散结消肿。

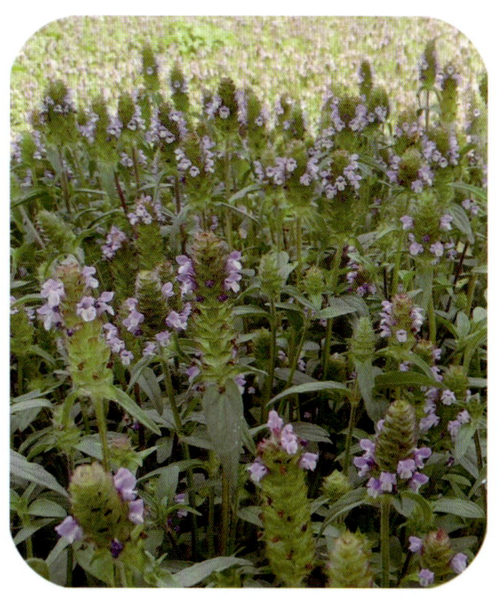

【应用】

1. 目赤肿痛、头痛眩晕、目珠夜痛。本品苦寒，主入肝经，善泻肝火以明目。用治肝火上炎，目赤肿痛，可配桑叶、菊花、决明子等药。本品清肝明目之中，略兼养肝，配当归、枸杞子，可用于肝阴不足，目珠疼痛，至夜尤甚者；亦可配香附、甘草，如夏枯草散（《张氏医通》）。

2. 瘰疬、瘿瘤。本品味辛能散结，苦寒能泻热，常配贝母、香附等药以治肝郁化火、痰火凝聚之瘰疬，如夏枯草汤（《外科正宗》）；用治瘿瘤，则常配昆布、玄参等，如夏枯草膏（《医宗金鉴》）。

3. 乳痈肿痛。本品既能清热祛肝火，又能散结消肿，可治乳痈肿痛，常与蒲公英同用（《本草汇言》）。若配金银花，可治热毒疮疡，如化毒丹（《青囊秘传》）。

【用法用量】 煎服，9～15g。或熬膏服。

【使用注意】 脾胃寒弱者慎用。

【古籍摘要】

《神农本草经》：“主寒热、瘰疬、鼠瘘、头疮，破癥。散瘿结气，脚肿湿痹。”

《本草纲目》：“夏枯草治目疼，用砂糖水浸一夜用，取其能解内热，缓肝火也。楼全善云，夏枯草治目珠疼至夜则甚者，神效，或用苦寒药点之反甚者，亦神效。盖目珠连目本，肝系也，属厥阴之经。夜甚及点苦寒药反甚者，夜与寒亦阴故也。夏枯禀纯阳之气，补厥阴血脉，故治此如神，以阳治阴也。”

《重庆堂笔记》：“夏枯草，微辛而甘，故散结之中，兼有和阳养阴之功，失血后不寐者服之即寐，其性可见矣。陈久者尤甘，入药为胜。”

淡竹叶

本品为禾本科植物淡竹叶 *Lophatherum gracile* Brongn. 的干燥茎叶。主产于长江流域至华南各地。夏季末抽花穗前采割，晒干切段，生用。

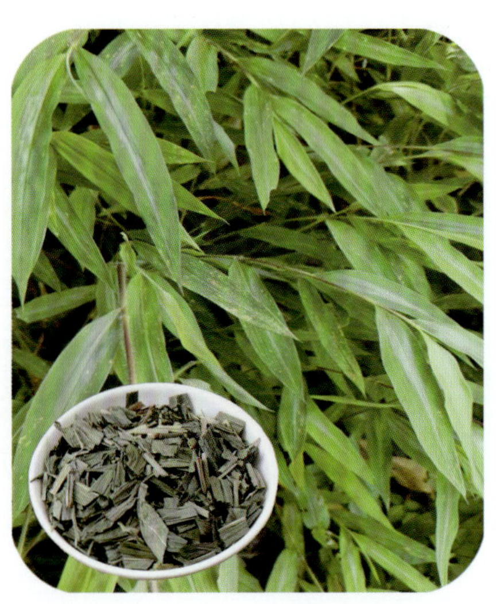

【性味归经】 甘、淡，寒。归心、胃、小肠经。

【功效】 清热泻火，除烦，利尿。

【应用】

1. 热病烦渴。本品甘寒，主归心经，能清心火以除烦，入胃经而泻胃火以止渴。用治热病伤津，心烦口渴，常配石膏、芦根等药；或配黄芩、知母、麦冬等药，如淡竹叶汤（《医学心悟》）。

2. 口疮尿赤、热淋涩痛。本品性寒，能清泻心胃实火，甘淡能渗湿利尿。用治心胃火盛，口舌生疮，移热小肠而致热淋涩痛，可配滑石、白茅根、灯心草等药。

【用法用量】 煎服，6～9g。

【古籍摘要】

《本草纲目》："去烦热，利小便，清心。"

《生草药性备要》："消痰止渴，除上焦火，明眼目，利小便，治白浊，退热，散痔疮毒。"

蒲公英

本品为菊科植物蒲公英 *Taraxacum mongolicum* Hand.-Mazz.、碱地蒲公英 *Taraxacum borealisinense* Kitag. 或同属数种植物的干燥全草。全国各地均有分布。夏至秋季花初开时采挖，除去杂质，洗净，切段，晒干。鲜用或生用。

【性味归经】 苦、甘，寒。归肝、胃经。

【功效】 清热解毒，消肿散结，利湿通淋。

【应用】

1. 痈肿疔毒，乳痈内痈。本品苦寒，既能清解火热毒邪，又能泄降滞气，为清热解毒、消痈散结之佳品，主治内外热毒疮痈诸证，兼能疏郁通乳，故为治疗乳痈之要药。用治乳痈肿痛，可单用本品浓煎内服；或以鲜品捣汁内服，渣敷患处；也可与全瓜蒌、金银花、牛蒡子等药同用；用治疔毒肿痛，常与野菊花、紫花地丁、金银花等药同用，如五味消毒饮（《医宗金鉴》）；用治肠痈腹痛，常与大黄、牡丹皮、桃仁等同用；用治肺痈吐脓，常与鱼腥草、冬瓜仁、芦根等同用。本品解毒消肿散结，与板蓝根、玄参等配伍，还可用治咽喉肿痛；鲜品外敷还可用治毒蛇咬伤。

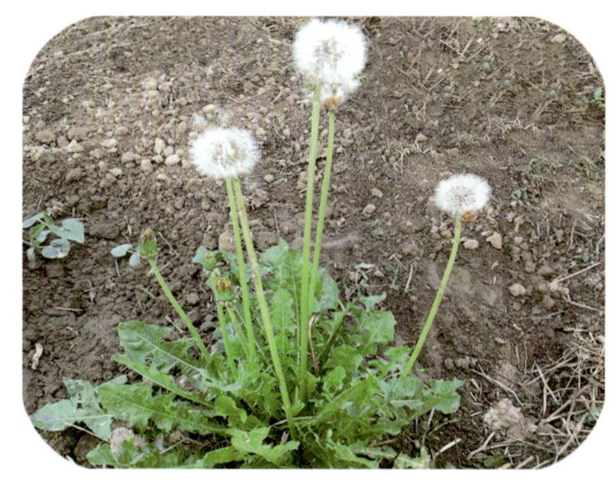

2. 热淋涩痛，湿热黄疸。本品苦、甘而寒，能清利湿热，利尿通淋，对湿热引起的淋证、黄疸等有较好的疗效。用治热淋涩痛，常与白茅根、金钱草、车前子等同用，以加强利尿通淋的效果；治疗湿热黄疸，常与茵陈、栀子、大黄等同用。

此外，本品还有清肝明目的作用，用治肝火上炎引起的目赤肿痛，可单用取汁点眼，或浓煎内服；亦可与菊花、夏枯草、黄芩等配伍使用。

【用法用量】煎服，9～15g。外用鲜品适量捣敷或煎汤熏洗患处。

【使用注意】用量过大，可致缓泻。

【古籍摘要】

《新修本草》："主妇人乳痈肿。"

《本草备要》："专治痈肿、疔毒，亦为通淋妙品。"

金银花

本品为忍冬科植物忍冬 *Lonicera japonica* Thund. 的干燥花蕾或带初开的花。我国南北各地均有分布，主产于河南、山东等省。夏初花开放前采摘，阴干。生用、炒用或制成露剂使用。

【性味归经】甘，寒。归肺、心、胃经。

【功效】清热解毒，疏散风热。

【应用】

1. 痈肿疔疮。本品甘寒，清热解毒，散痈消肿，为治一切内痈、外痈之要药。治疗痈疮初起，红肿热痛者，可单用本品煎服，并用渣敷患处，亦可与皂角刺、穿山甲、白芷配伍，如仙方活命饮（《妇人大全良方》）；用治疔疮肿毒，坚硬根深者，常与紫花地丁、蒲公英、野菊花同用，如五味消毒饮（《医宗金鉴》）；用治肠痈腹痛者，常与当归、地榆、黄芩配伍，如清肠饮（《辨证录》）；用治肺痈咳吐脓血者，常与鱼腥草、芦根、桃仁等同用，以清肺排脓。

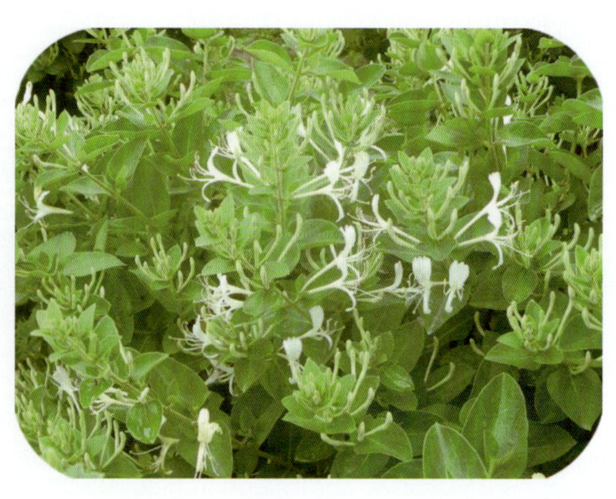

2. 外感风热，温病初起。本品甘寒，芳香疏散，善散肺经热邪，透热达表，常与连翘、薄荷、牛蒡子等同用，治疗外感风热或温病初起，身热头痛，咽痛口渴，如银翘散（《温病条辨》）；本品善清心、胃热毒，有透营转气之功，配伍水牛角、生地黄、黄连等药，可治热入营血，舌绛

神昏，心烦少寐，如清营汤（《温病条辨》）；若与香薷、厚朴、连翘同用，又可治疗暑温，发热烦渴，头痛无汗，如新加香薷饮（《温病条辨》）。

3. 热毒血痢。本品甘寒，有清热解毒、凉血止痢之效，故常用治热毒痢疾，下利脓血，单用浓煎口服即可奏效；亦可与黄芩、黄连、白头翁等药同用，以增强止痢效果。

此外，尚可用治咽喉肿痛、小儿热疮及痱子。

【用法用量】煎服，6～15g。疏散风热、清泻里热以生品为佳；炒炭宜用于热毒血痢；露剂多用于暑热烦渴。

【使用注意】脾胃虚寒及气虚疮疡脓清者忌用。

【古籍摘要】

《本草拾遗》："主热毒、血痢、水痢，浓煎服之。"

《本草纲目》："一切风湿气，及诸肿毒、痈疽疥癣、杨梅诸恶疮，散热解毒。"

《本经逢原》："金银花，解毒去脓，泻中有补，痈疽溃后之圣药。但气虚脓清，食少便泻者勿用。"

鱼腥草

本品为三白草科植物蕺菜 *Houttuynia cordata* Thunb. 的干燥地上部分。分布于长江流域以南各省。夏季茎叶茂盛花穗多时采割，除去杂质，迅速洗净，切段，晒干。生用。

【性味归经】辛，微寒。归肺经。

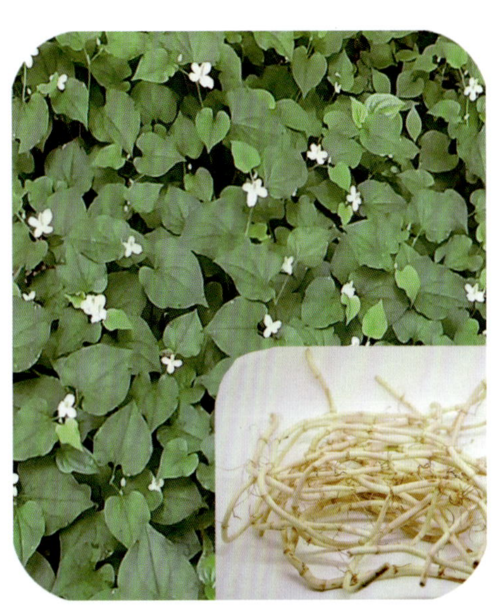

【功效】清热解毒，消痈排脓，利尿通淋。

【应用】

1. 肺痈吐脓，肺热咳嗽。本品寒能泄降，辛以散结，主入肺经，以清解肺热见长，又具消痈排脓之效，故为治肺痈之要药。用治痰热壅肺，胸痛，咳吐脓血，常与桔梗、芦根、瓜蒌等药同用；若用治肺热咳嗽，痰黄气急，常与黄芩、贝母、知母等药同用。

2. 热毒疮毒。本品辛寒，既能清热解毒，又能消痈排脓，亦为外痈疮毒常用之品，常与野菊花、蒲公英、金银花等同用；亦可单用鲜品捣烂外敷。

3. 湿热淋证。本品有清热除湿、利水通淋之效，善清膀胱湿热，常与车前草、白茅根、海金沙等药同用，治疗小便淋沥涩痛。

此外，本品能清热止痢，还可用治湿热泻痢。

【用法用量】 煎服，15～25g。鲜品用量加倍，水煎或捣汁服。外用适量，捣敷或煎汤熏洗患处。

【使用注意】 本品含挥发油，不宜久煎。虚寒证及阴性疮疡者忌服。

【古籍摘要】

《本草纲目》："散热毒痈肿。"

《本草经疏》："治痰热壅肺 . 发为肺痈吐脓血之要药。"

《分类草药性》："治五淋，消水肿，去食积，补虚弱，消鼓胀。"

决明子

本品为豆科植物决明 *Cassia obtusifolia* L. 或小决明 *Cassia tora* L. 的干燥成熟种子。全国南北各地均有栽培，主产于安徽、广西、四川、浙江、广东等地，秋季采收成熟果实，晒干，打下种子，除去杂质。生用，或炒用。

【性味归经】 甘、苦、咸，微寒。归肝、大肠经。

【功效】 清热明目，润肠通便。

【应用】

1. 目赤肿痛、羞明多泪、目暗不明。本品主入肝经，功善清肝明目而治肝热目赤肿痛、羞明多泪，常配黄芩、赤芍、木贼，如决明子散（《银海精微》）；若配菊花、青葙子、茺蔚子等，可用治风热上攻之头痛目赤，如决明子丸（《证治准绳》）；本品有益肝阴之功，配山茱萸、生地黄等药，可用治肝肾阴亏之视物昏花、目暗不明，如决明散（《银海精微》）。

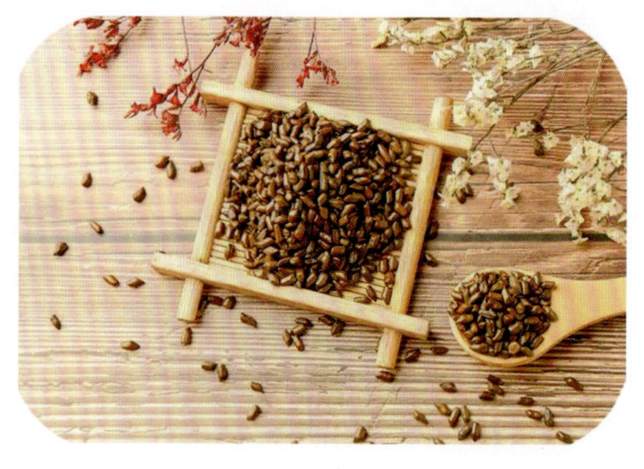

2. 头痛、眩晕。本品苦寒入肝，既能清泻肝火，又能平抑肝阳，故可用治肝阳上亢之头痛、

眩晕，常配菊花、钩藤、夏枯草等药。

3. 肠燥便秘。本品性味甘、咸、寒，兼入大肠经而能清热润肠通便，用于内热肠燥，大便秘结，可与火麻仁、瓜蒌仁等同用。

【用法用量】 煎服，10～15g；用于润肠通便，不宜久煎。

【使用注意】 气虚便溏者不宜用。

【古籍摘要】

《神农本草经》："治青盲，目淫肤赤白膜，眼赤痛泪出，久服益精光。"

《本草求真》："决明子，除风散热。凡人目泪不收，眼痛不止，多属风热内淫，以致血不上行，治当即为驱逐；按此苦能泻热，咸能软坚，甘能补血，力薄气浮，又能升散风邪，故为治目收泪止痛要药，并可作枕以治头风。"

马齿苋

本品为马齿苋科植物马齿苋 *Portolaca oleracea* L. 的干燥地上部分。全国大部地区均产。夏、秋两季采收，除去残根和杂质，洗净，鲜用；或略蒸或烫后晒干后，切段入药。

【性味归经】 酸，寒。归肝、大肠经。

【功效】 清热解毒，凉血止血，止痢。

【应用】

1. 热毒血痢。本品性寒质滑，酸能收敛，入大肠经，具有清热解毒、凉血止痢之功，为治痢疾的常用药物，单用水煎服即效。亦常与粳米煮粥，空腹服食，治疗热毒血痢，如马齿苋粥（《太平圣惠方》）。《经效产宝》单用鲜品捣汁入蜜调服，治疗产后血痢。若与黄芩、黄连等药配伍，可治疗大肠湿热，腹痛泄泻，或下利脓血，里急后重。

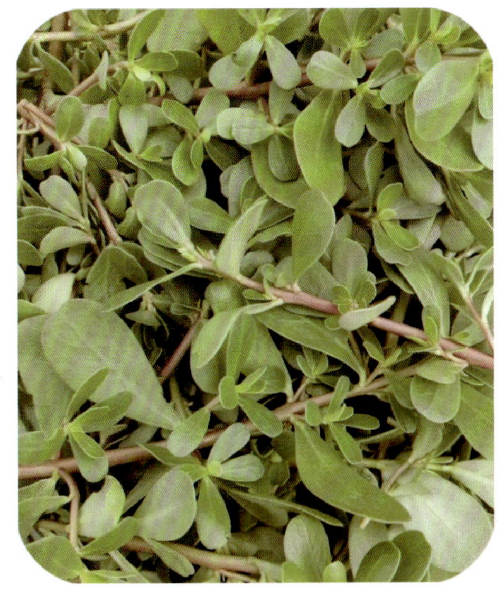

2. 热毒疮疡。本品具有清热解毒、凉血消肿之功。用治血热毒盛，痈肿疮疡，丹毒肿痛，可单用本品煎汤内服并外洗，再以鲜品捣烂外敷，如马齿苋膏（《医宗金鉴》）；也可与其他清热解毒药配伍使用。

3. 崩漏，便血。本品味酸而寒，入肝经血分，有清热凉血、收敛止血之效。故用治血热妄行，崩漏下血，可单味药捣汁服；若用治大肠湿热，便血痔血，可与地榆、槐角、凤尾草等同用。

此外，本品还可用于湿热淋证、带下等。

【用法用量】 煎服，9～15g，鲜品 30～60g。外用适量，捣敷患处。

【使用注意】 脾胃虚寒、肠滑作泄者忌服。

【古籍摘要】

《新修本草》："主诸肿瘘疣目，捣揩之；饮汁主反胃，诸淋，金疮血流，破血癖癥瘕，小儿尤良……"

《本草纲目》："散血消肿，利肠滑胎，解毒通淋，治产后虚汗。"

青　果

本品为橄榄科植物橄榄 *Canarium album* Raeusch. 的成熟果实，又名橄榄。我国南方及西南各地多有生产，主产广东、广西、福建、云南、四川等地。秋季果实成熟时采收，洗净。鲜用或晒干，打碎生用。

【性味归经】 甘、酸，平。归肺、胃经。

【功效】 清热解毒，利咽，生津。

【应用】

1. 咽喉肿痛，咳嗽烦渴。本品性平偏寒，功能清热解毒、生津利咽、化痰止咳。用治风热上袭或热毒蕴结而致的咽喉肿痛，常与硼砂、冰片、青黛等同用；若用治咽干口燥，烦渴音哑，咳嗽痰黏，可单用鲜品熬膏服用，亦可与金银花、桔梗、芦根等同用。

2. 鱼蟹中毒。本品又有解毒醒酒之效，《本草汇言》单用青果十枚，煎汤饮服，用于饮酒过度。

【用法用量】 煎服，4.5～9g；鲜品尤佳，可用至 30～50g。

【古籍摘要】

《本草纲目》："生津液，止烦渴，治咽喉痛。咀嚼咽汁，能解一切鱼、鳖毒。"

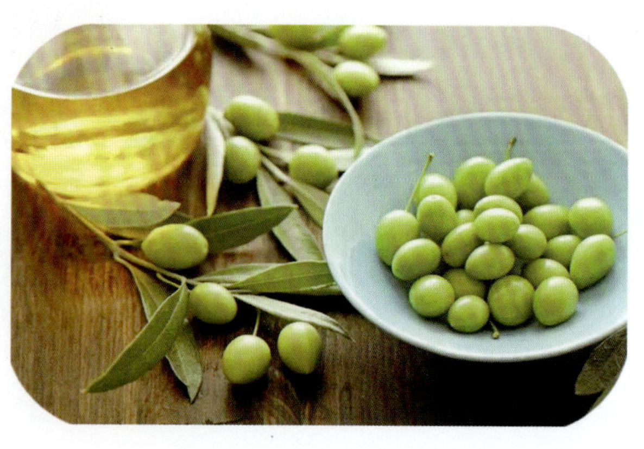

《日华子本草》："开胃，下气，止泻。"

《滇南本草》："治一切喉火上炎，大头瘟症。能解湿热、春温，生津止渴，利痰，解鱼毒、酒、积滞。"

鲜芦根

本品为禾本科植物芦苇 *Phragmites communis* Trin. 的新鲜根茎。全国各地均有分布。全年均可采挖，除去芽、须根及膜状叶。

【性味归经】 甘，寒。归肺、胃经。

【功效】 清热泻火，生津止渴，除烦，止呕，利尿。

【应用】

1. 热病烦渴。本品性味甘寒，既能清透肺胃气分实热，又能生津止渴、除烦，故可用治热病伤津，烦热口渴，常配麦冬、天花粉等药；或以其鲜汁配麦冬汁、梨汁、荸荠汁、藕汁服，如五汁饮（《温病条辨》）。

2. 胃热呕哕。本品能清胃热而止呕逆，可用鲜品配竹如茹、生姜等煎服，如芦根饮子（《备急千金要方》）；也可单用煎浓汁频饮（《肘后备急方》）。

3. 肺热咳嗽，肺痈吐脓。本品入肺经，善清透肺热，用治肺热咳嗽，常配黄芩、浙贝母、瓜蒌等药。若治风热咳嗽，可配桑叶、菊花、苦杏仁等药，如桑菊饮（《温病条辨》）。若治肺痈吐脓，则多配薏苡仁、冬瓜仁等，如苇茎汤（《备急千金要方》）。

4. 热淋涩痛。本品功能清热利尿，可用治热淋涩痛，小便短赤，常配白茅根、车前子等。

【用法用量】 煎服，干品 15～30g；鲜品加倍，或捣汁用。

【使用注意】 脾胃虚寒者忌服。

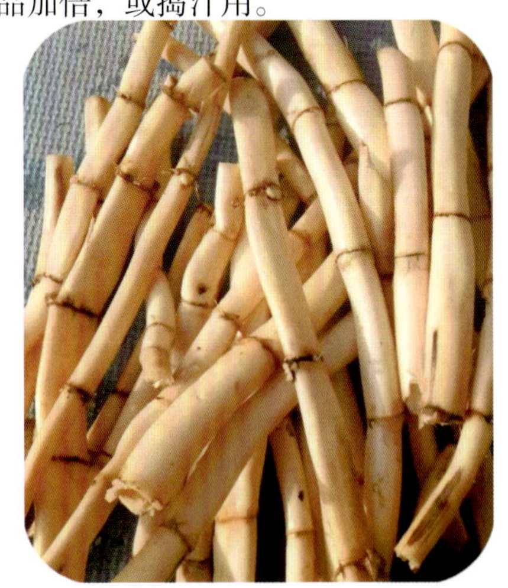

【鉴别用药】 芦根为芦苇的根茎，苇茎为芦苇的嫩茎。二者出自同一种植物，功效相近。但芦根长于生津止渴，苇茎长于清透肺热，略有侧重。药市中多无苇茎供应，可以芦根代之。

【古籍摘要】

《神农本草经》："主消渴客热。"

《玉楸药解》："消降肺胃，消荡郁烦，生津止渴，除烦下食。"

三、祛湿药食

乌梢蛇

本品为游蛇科动物乌梢蛇 *Zaocys dhumnades*（Cantor）的干燥体。全国大部分地区有分布。多于夏、秋两季捕捉，剖开蛇腹或先剥去蛇皮留头尾，除去内脏，干燥。去头及鳞片，切段生用、酒炙，或黄酒闷透，去皮骨用。

【性味归经】甘，平。归肝经。

【功效】祛风，通络，止痉。

【应用】

1. 风湿顽痹，中风半身不遂。本品性走窜，能搜风邪，透关节，通经络，常用于风湿痹证及中风半身不遂，尤宜于风湿顽痹，日久不愈者。常配全蝎、天南星、防风等，治风痹，手足缓弱，麻木拘挛，不能伸举，如乌蛇丸（《太平圣惠方》）；或制酒饮，以治顽痹瘫缓，挛急疼痛，如乌蛇酒（《本草纲目》）。治中风，口眼㖞斜，半身不遂，宜配通络、活血之品。

2. 小儿惊风，破伤风。本品能入肝祛风以定惊搐，治小儿急慢惊风，可与麝香、皂荚等同用，如乌蛇散（《卫生家宝》）；治破伤风之抽搐痉挛，多与蕲蛇、蜈蚣配伍，如定命散（《圣济总录》）。

3. 麻风，疥癣。本品善行祛风而能止痒，配白附子、大风子、白芷等，以治麻风，如乌蛇丸（《秘传大麻风方》）；配枳壳、荷叶，可治干湿癣证，如三味乌蛇散（《圣济总录》）。

此外，本品又可治瘰疬、恶疮。

【用法用量】煎服，9～12g；研末，每次 2～3g；或入丸剂、酒浸服。外用，适量。

【使用注意】血虚生风者慎服。

【鉴别用药】蕲蛇、金钱白花蛇、乌梢蛇性皆走窜，均能祛风、通络、止痉，凡内外风毒壅滞之证皆宜，尤以善治病久邪深者为其特点。其作用以金钱白花蛇最强，蕲蛇次之，乌梢蛇最弱；且金钱白花蛇与蕲蛇均有毒性，偏温燥，而乌梢蛇性平无毒，力

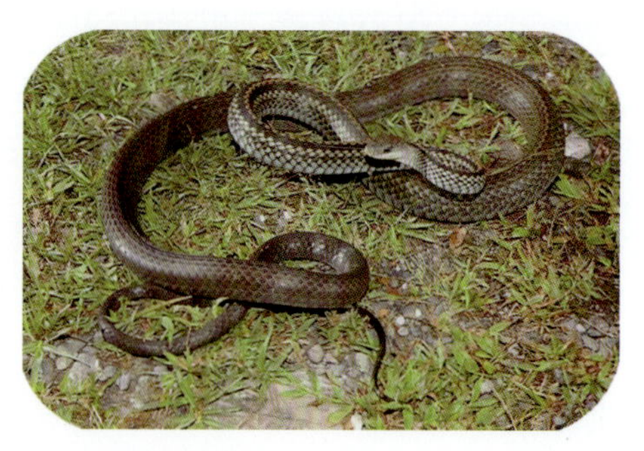

较缓。

【古籍摘要】

《开宝本草》："主诸风瘙瘾疹，疥癣，皮肤不仁，顽痹。"

《本草纲目》："功与白花蛇（即蕲蛇）同而性善无毒。"

木 瓜

本品为蔷薇科植物贴梗海棠 *Chaenomeles speciosa*（Sweet）Nakai 的干燥近成熟果实。习称"皱皮木瓜"。主产于安徽、四川、湖北、浙江等地。安徽宣城产者称"宣木瓜"，质量较好。夏、秋两季果实绿黄时采收，置沸水中烫至外皮灰白色，对半纵剖，晒干。切片，生用。

【性味归经】 酸，温。归肝、脾经。

【功效】 舒筋活络，和胃化湿。

【应用】

1. 风湿痹证。本品味酸入肝，益筋和血，善舒筋活络，且能祛湿除痹，尤为湿痹、筋脉拘挛之要药，亦常用于腰膝关节酸重疼痛。常与乳香、没药、生地黄同用，治筋急项强，不可转侧，如木瓜煎（《普济本事方》）。与羌活、独活、附子配伍，治脚膝疼重，不能远行久立，如木瓜丹（《传信适用方》）。

2. 脚气水肿。本品温通，祛湿舒筋，为治脚气水肿常用药，多配吴茱萸、槟榔、苏叶等，治感受风湿，脚气肿痛不可忍，如鸡鸣散（《朱氏集验方》）。

3. 吐泻转筋。本品温香入脾，能化湿和胃，湿去则中焦得运，泄泻可止；味酸入肝，舒筋活络而缓挛急。治湿浊中焦之腹痛吐泻转筋，偏寒者，常配吴茱萸、茴香、紫苏等，如木瓜汤（《三因方》）；偏热者，多配蚕沙、薏苡仁、黄连等，如蚕矢汤（《霍乱论》）。

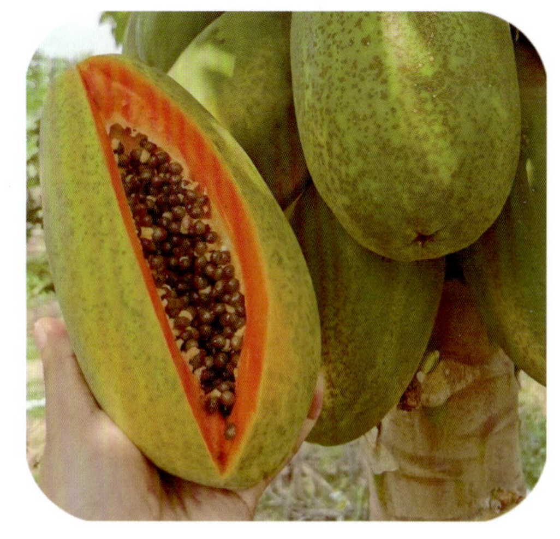

此外，本品尚有消食作用，用于消化不良；并能生津止渴，可治津伤口渴。

【用法用量】 煎服，6～9g。

【使用注意】 内有郁热、小便

短赤者忌服。

【古籍摘要】

《名医别录》："主湿痹邪气，霍乱大吐下，转筋不止。"

《本草经疏》："木瓜温能通肌肉之滞，酸能敛濡满之湿，则脚气湿痹自除也。霍乱大吐下、转筋不止者，脾胃病也，夏月暑湿饮食之邪，伤于脾胃则挥霍缭乱，上吐下泻，甚则肝木乘脾，而筋为之转也。酸温能和脾胃，固虚脱，兼入肝而养筋，所以能疗肝脾所生之病也。"

藿 香

本品为唇形科植物广藿香 *Pogostemon cablin*（Blanco）Benth 的地上部分。主产于广东、海南等地。夏、秋季枝叶茂盛时采割。切段生用。

【性味归经】 辛，微温。归脾、胃、肺经。

【功效】 化湿，止呕，解暑。

【应用】

1. 湿阻中焦。本品气味芳香，为芳香化湿浊要药。又因其性微温，故多用于寒湿困脾所致的脘腹痞闷、少食作呕、神疲体倦等症，常与苍术、厚朴等同用，如不换金正气散（《太平惠民和剂局方》）。

2. 呕吐。本品既能化湿，又能和中止呕。治湿浊中阻所致之呕吐，本品最为捷要。常与半夏、丁香等同用，如藿香半夏汤（《太平惠民和剂局方》）。若偏于湿热者，配黄连、竹茹等；妊娠呕吐，配砂仁、苏梗等；脾胃虚弱者，配党参、白术等。

3. 暑湿、湿温。本品既能化湿，又可解暑。治暑月外感风寒，内伤生冷而致恶寒发热，头痛脘闷，呕恶吐泻暑湿证者，配紫苏、厚朴、半夏等，如藿香正气散（《太平惠民和剂局方》）；若湿温初起，湿热并重者，多与黄芩、滑石、茵陈等同用，如甘露消毒丹（《温热经纬》）。

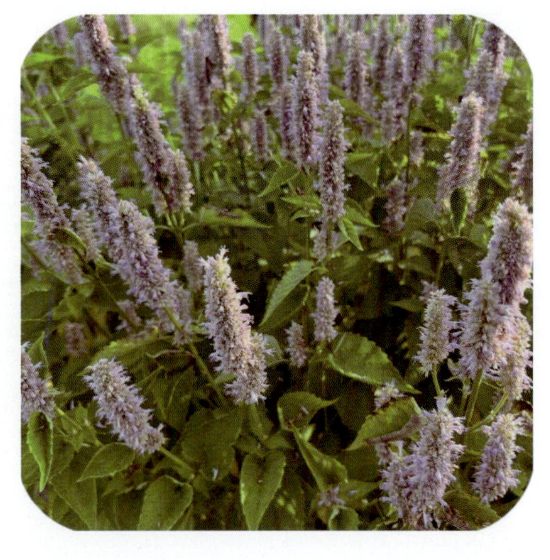

【用法用量】 煎服，5～10g。鲜品加倍。

【使用注意】阴虚血燥者不宜用。

【古籍摘要】

《名医别录》："疗风水毒肿，去恶气，疗霍乱，心痛。"

《本草图经》："治脾胃吐逆，为最要之药。"

《本草正义》："藿香芳香而不嫌其猛烈，温煦而不偏于燥烈，能祛除阴霾湿邪，而助脾胃正气，为湿困脾阳，倦怠无力，饮食不甘，舌苔浊垢者最捷之药。"

草　果

本品为姜科植物草果 *Amomum tsao-ko* Crevost et Lemaire 的干燥成熟果实。主产于云南、广西、贵州等地。于秋季果实成熟时采收，除去杂质，晒干或低温干燥。

【性味归经】辛，温。归脾、胃经。

【功效】燥湿温中，除痰截疟。

【应用】

1. 寒湿中阻。本品辛温燥烈，气浓味厚，其燥湿、温中之力皆强于草豆蔻，故多用于寒湿偏盛之脘腹冷痛，呕吐泄泻，舌苔浊腻。常与吴茱萸、干姜、砂仁、半夏等药同用。

2. 疟疾。本品芳香辟浊，温脾燥湿，除痰截疟。多与常山、知母、槟榔等同用，如草果饮（《慈幼新书》）。

【用法用量】煎服，3～6g。

【使用用量】阴虚血燥者慎用。

【古籍摘要】

《饮膳正要》："治心腹痛，止呕，补胃，下气。"

《本草纲目》引李杲云："温脾胃，止呕吐，治脾寒湿、寒痰；益真气，消一切冷气鼓胀，化疟母，消宿食，解酒毒、果积。兼辟瘴解瘟。"

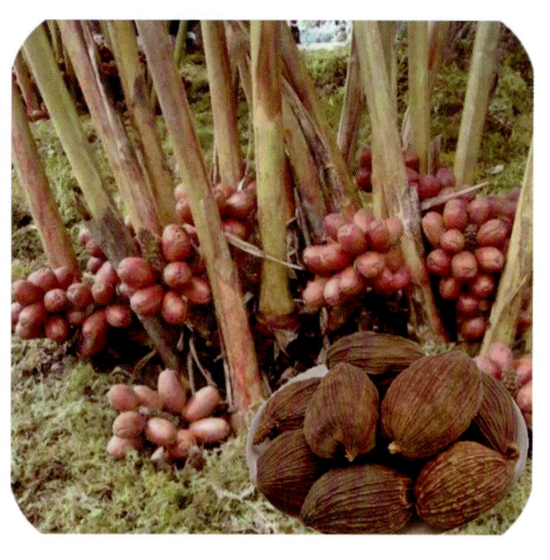

砂 仁

本品为姜科植物阳春砂 *Amomum uillosum Lour.*、绿壳砂 *Amomum uillosum* Lour. var. *xanthioides* T.L.Wu et Senjen 或海南砂 *Amomum longiligulare* T.L.Wu 的干燥成熟果实。阳春砂主产于广东、广西、云南、福建等地；绿壳砂主产于广东、云南等地；海南砂主产于海南及雷州半岛等地。于夏、秋间果实成熟时采收，晒干或低温干燥。用时打碎生用。

【性味归经】辛，温。归脾、胃、肾经。

【功效】化湿行气，温中止泻，安胎。

【应用】

1. 湿阻中焦及脾胃气滞证。本品辛散温通，气味芬芳，其化湿醒脾、行气温中之效均佳，古人曰其“为醒脾调胃要药”，故凡湿阻或气滞所致之脘腹胀痛等脾胃不和诸症常用，尤其是寒湿气滞者最为适宜。若湿阻中焦者，常与厚朴、陈皮、枳实等同用。若脾胃气滞，可与木香、枳实同用，如香砂枳术丸(《景岳全书》)。若脾胃虚弱之证，可配健脾益气之党参、白术、茯苓等，如香砂六君子汤（《太平惠民和剂局方》)。

2. 脾胃虚寒吐泻。本品善能温中暖胃以达止呕止泻之功，但其重在温脾。可单用研末吞服，或与干姜、附子等药同用。

3. 气滞妊娠恶阻及胎动不安。本品能行气和中而止呕安胎。若妊娠呕逆不能食，可单用，如缩砂散（《济生方》)，或与苏梗、白术等配伍同用；若气血不足，胎动不安者，可与人参、白术、熟地黄等配伍，以益气养血安胎，如泰山磐石散（《古今医统》)。

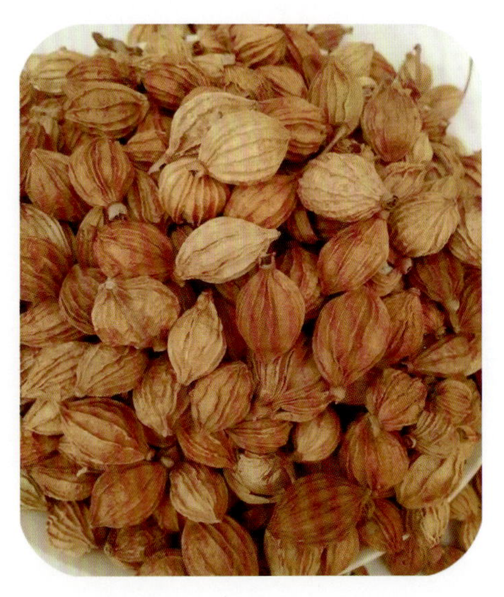

【用法用量】煎服，3～6g，入汤剂宜后下。

【使用注意】阴虚血燥者慎用。

【古籍摘要】

《药性论》:“主冷气腹痛，止休息气痢，劳损，消化水谷，温暖脾胃。”

《开宝本草》:“治虚劳冷痢，宿食不消，赤白泻痢，腹中虚痛，下气。”

茯苓

本品为多孔菌科真菌茯苓 *Poria cocos*（Schw.）Wolf 的干燥菌核，寄生于松科植物赤松或马尾松等树根上。野生或栽培，主产于云南、安徽、湖北、河南、四川等地。产云南者称“云苓”，质较优。多于7—9月采挖。挖出后除去泥沙，堆置“发汗”后，摊开晾至表面干燥，再“发汗”，反复数次至现皱纹、内部水分大部散失后，阴干，称为“茯苓个”。取之浸润后稍蒸，及时切片，晒干；或将鲜茯苓按不同部位切制，阴干，生用。

【性味归经】甘、淡，平。归心、脾、肾经。

【功效】利水消肿，渗湿，健脾，宁心。

【应用】

1. 水肿。本品味甘而淡，甘则能补，淡则能渗，药性平和，既可祛邪，又可扶正，利水而不伤正气，实为利水消肿之要药。可用治寒热虚实各种水肿。治疗水湿内停所致之水肿、小便不利，常与泽泻、猪苓、白术、桂枝等同用，如五苓散（《伤寒论》）；治脾肾阳虚水肿，可与附子、生姜同用，如真武汤（《伤寒论》）；用于水热互结，阴虚小便不利水肿，与滑石、阿胶、泽泻合用，如猪苓汤（《伤寒论》）。

2. 痰饮。本品善渗泄水湿，使湿无所聚，痰无由生，可治痰饮之目眩心悸，配以桂枝、白术、甘草同用，如苓桂术甘汤（《金匮要略》）；若饮停于胃而呕吐者，多和半夏、生姜合用，如小半夏加茯苓汤（《金匮要略》）。

3. 脾虚泄泻。本品能健脾渗湿而止泻，尤宜于脾虚湿盛泄泻，可与山药、白术、薏苡仁同用，如参苓白术散（《太平惠民和剂局方》）；茯苓味甘，善入脾经，能健脾补中，常配以人参、白术、甘草，治疗脾胃虚弱，倦怠乏力，食少便溏，如四君子汤（《太平惠民和剂局方》）。

4. 心悸，失眠。本品益心脾而宁心安神。常用治心脾两虚、气血不足之心悸，失眠，健忘，多与黄芪、当归、远志同用，如归脾汤（《济生方》）；若心气虚，不能藏神，惊恐而不安卧者，常与人参、龙齿、远志同用，如安神定志丸（《医

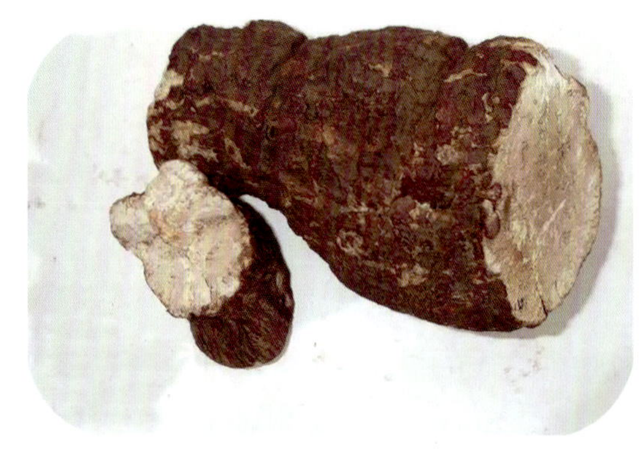

学心悟》)。

【用法用量】煎服，9～15g。

【使用注意】虚寒精滑者忌服。

【古籍摘要】

《神农本草经》:“主胸胁逆气，忧恚惊邪恐悸，心下结痛，寒热，烦满，咳逆，口焦舌干，利小便。久服安魂、养神、不饥、延年。”

《世补斋医书》:“茯苓一味，为治痰主药，痰之本，水也，茯苓可以行水。痰之动，湿也，茯苓又可行湿。”

薏苡仁

本品为禾本科植物薏苡 *Coix lacryma-jobi* L.var.*ma-yuen*（Roman.）Stapf 的干燥成熟种仁。我国大部分地区均产，主产于福建、河北、辽宁等地。秋季果实成熟时采割植株，晒干，打下果实，再晒干，除去外壳、黄褐色种皮及杂质，收集种仁。生用或炒用。

【性味归经】甘、淡，凉。归脾、胃、肺经。

【功效】利水消肿，渗湿，健脾，除痹，清热排脓。

【应用】

1. 水肿，小便不利，脚气。本品淡渗甘补，既利水消肿，又健脾补中。常用于脾虚湿盛之水肿腹胀，小便不利，多与茯苓、白术、黄芪等药同用；治水肿喘急，如与郁李仁汁煮饭服食(《独行方》)；治脚气浮肿，可与防己、木瓜、苍术同用。

2. 脾虚泄泻。本品能渗除脾湿，健脾止泻，尤宜治脾虚湿盛之泄泻，常与人参、茯苓、白术等合用，如参苓白术散(《太平惠民和剂局方》)。

3. 湿痹拘挛。薏苡仁渗湿除痹，能舒筋脉，缓和拘挛。常用治湿痹而筋脉挛急疼痛，与独活、防风、苍术同用，如薏苡仁汤(《类证治裁》)；若治风湿久痹，筋脉挛急，用薏苡仁煮粥服，如薏苡仁粥(《食医心鉴》)；本品药性偏凉，能清热而利湿，配杏仁、白豆蔻、滑石，可治湿温初起或

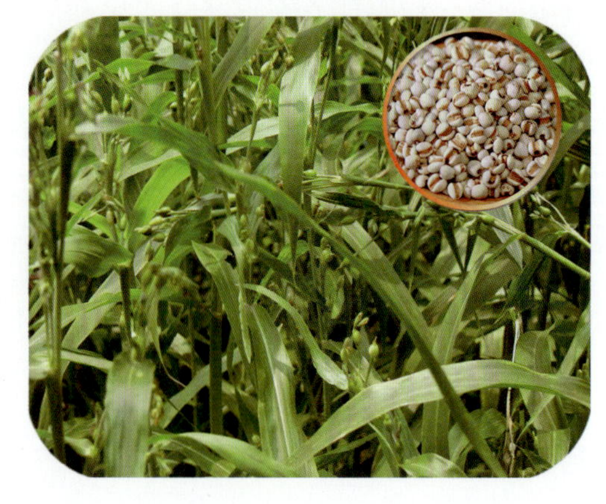

暑湿邪在气分，头痛恶寒，胸闷身重，如三仁汤（《温病条辨》）。

4. 肺痈，肠痈。本品清肺肠之热，排脓消痈。治疗肺痈胸痛，咳吐脓痰，常与苇茎、冬瓜仁、桃仁等同用，如苇茎汤（《备急千金要方》）；治肠痈，可与附子、败酱草、牡丹皮合用，如薏苡附子败酱散（《金匮要略》）。

【用法用量】煎服，9～30g。清利湿热宜生用，健脾止泻宜炒用。

【使用注意】津液不足者慎用。

【鉴别用药】薏苡仁与茯苓功能相近，均利水消肿，渗湿健脾。然薏苡仁性凉而清热，排脓消痈，又擅除痹。而茯苓性平，且补益心脾，宁心安神。

【古籍摘要】

《神农本草经》："主筋急拘挛，不可屈伸，风湿痹，下气。"

《本草纲目》："薏苡仁，阳明药也，能健脾益胃。虚则补其母，故肺痿、肺痈用之。筋骨之病，以治阳明为本，故拘挛筋急、风痹者用之。土能胜水除湿，故泄泻、水肿用之。"

枳椇子

本品为鼠李科植物枳椇 *Hovenia dulcis* Thunb. 的带有肉质果柄的果实或种子。主产于陕西、广东、湖北、浙江、江苏、安徽、福建等地。野生或栽培。10—11 月果实成熟时采收。将果实连果柄摘下，晒干，或碾碎果壳，筛出种子，除去杂质，晒干，生用。

【性味归经】甘、酸，平。归脾经。

【功效】利水消肿，解酒毒。

【应用】

1. 水肿证。本品通利二便而消肿。用于水湿停蓄所致的水肿，小便不利，可与猪苓、泽泻、椿皮等同用。

2. 酒醉。本品善解酒毒，清胸膈之热。治酒醉后诸症，将本品与麝香为末，面糊为丸，盐汤送服，如枳椇子丸（《世医得效方》）；用于饮酒过度，成痨吐血，如《重庆草药》以之与红甘蔗，炖猪心肺服。

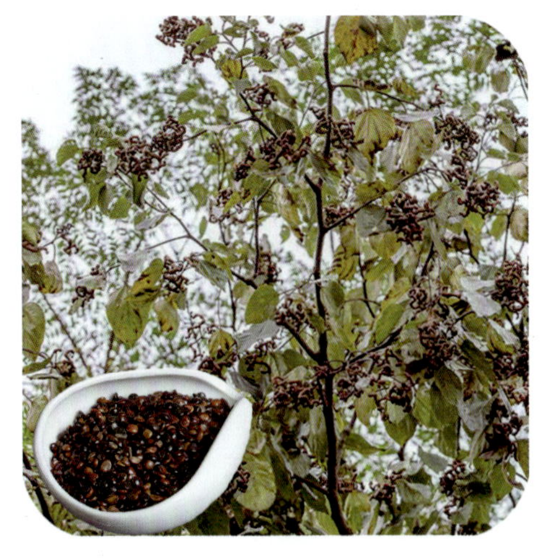

【用法用量】煎服，10～15g。

【古籍摘要】

《本草拾遗》："止渴除烦，去膈上热，润五脏，利大小便，功用如蜜。"

《滇南本草》："治一切左瘫右痪，风湿麻木，能解酒毒；或泡酒服之，亦能舒筋络，久服轻身延年。化小儿疳虫，健胃养脾。"

蕲蛇（蝮蛇）

本品为蝰科动物五步蛇 *Agkistrodon acutus*（Güenther）的干燥体。主产于湖北、江西、浙江等地。多于夏、秋两季捕捉，剖开蛇腹，除去内脏，洗净，干燥。去头、鳞，切段生用、酒炙，或黄酒润透，去鳞、骨用。

【性味归经】甘、咸，温。有毒。归肝经。

【功效】祛风，通络，止痉。

【应用】

1. 风湿顽痹，中风半身不遂。本品具走窜之性，性温通络，能内走脏腑，外达肌表而透骨搜风，以祛内外之风邪，为截风要药，又能通经络，凡风湿痹证无不宜之，尤善治病深日久之风湿顽痹，经络不通，麻木拘挛，以及中风口眼㖞斜，半身不遂者，常与防风、羌活、当归等配伍，如白花蛇酒（《濒湖集简方》）。

2. 小儿惊风，破伤风。本品入肝，既能祛外风，又能息内风，风去则惊搐自定，为治抽搐痉挛的常用药。治小儿急慢惊风、破伤风之抽搐痉挛，多与乌梢蛇、蜈蚣同用，如定命散（《圣济总录》）。

3. 麻风，疥癣。本品能外走肌表而祛风止痒，兼以毒攻毒，故常用治风毒之邪壅于肌肤。治麻风，每与大黄、蝉蜕、皂角刺等相配，如追风散（《秘传大麻风方》）；治疥癣，可与荆芥、薄荷、天麻同用，如驱风膏（《医垒元戎》）。

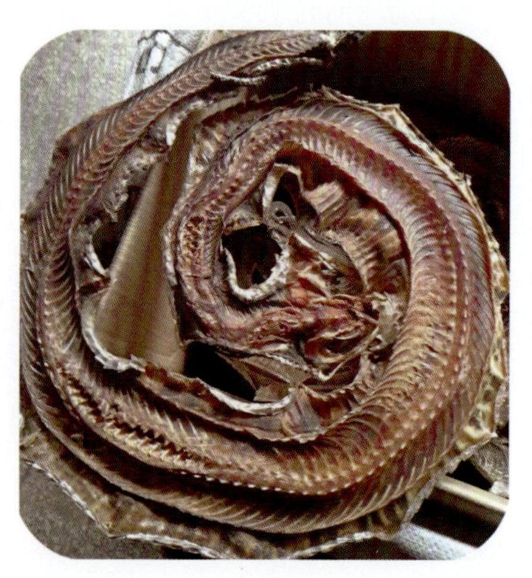

此外，本品有毒，能以毒攻毒，可治瘰疬、梅毒、恶疮。

【用法用量】煎汤，3～9g；研末吞服，一次1～1.5g，一日2～3次。或酒浸、熬膏、入丸散服。

【使用注意】阴虚内热者忌服。

【古籍摘要】

《雷公炮炙论》："治风。引药至于有风疾处。"

《开宝本草》："主中风湿痹不仁，筋脉拘急，口面㖞斜，半身不遂，骨节疼痛，大风疥癞及暴风瘙痒，脚弱不能久立。"

《本草纲目》："能透骨搜风，截惊定搐，为风痹、惊搐、癞癣、恶疮要药，取其内走脏腑，外彻皮肤，无处不到也。"

四、温里药食

丁　香

本品为桃金娘科植物丁香 *Eugenia caryophyllata* Thunb. 的干燥花蕾。习称"公丁香"。主产于坦桑尼亚、马来西亚、印度尼西亚，我国主产于广东、海南等地。通常于 9 月至次年 3 月，花蕾由绿转红时采收，晒干。生用。

【性味归经】辛，温。归脾、胃、肺、肾经。

【功效】温中降逆，散寒止痛，温肾助阳。

【应用】

1. 胃寒呕吐、呃逆。本品辛温芳香，暖脾胃而行气滞，尤善降逆，故有温中散寒、降逆止呕、止呃之功，为治胃寒呕逆之要药。常与柿蒂、党参、生姜等同用，治虚寒呕逆，如丁香柿蒂汤（《症因脉治》）；与白术、砂仁等同用，治脾胃虚寒之吐泻、食少，如丁香散（《沈氏尊生书》）；治妊娠恶阻，可与人参、藿香同用（《证治准绳》）。

2. 脘腹冷痛。本品温中散寒止痛，可用治胃寒脘腹冷痛，常与延胡索、五灵脂、橘红等同用。

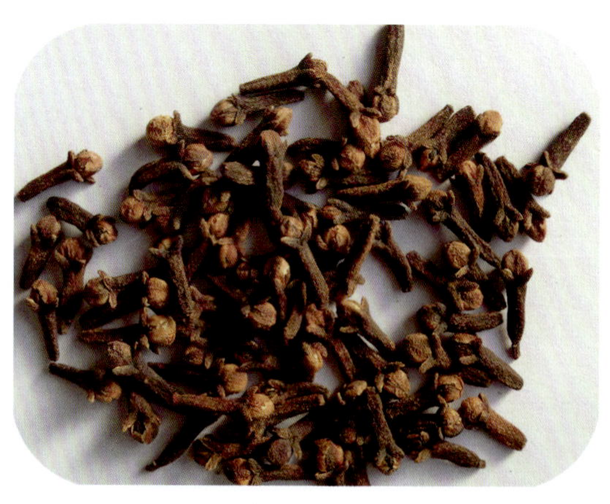

3. 阳痿，宫冷。本品性味辛温，入肾经，有温肾助阳起痿之功，可与附子、肉桂、淫羊藿等同用。

【用法用量】煎服，1～3g。外用适量。

【使用注意】热证及阴虚内热者忌用。畏郁金。

【古籍摘要】

《日华子本草》：“治口气，反胃，疗肾气，奔豚气，阴痛，壮阳，暖腰膝。”

《本草正》：“温中快气。治上焦呃逆，除胃寒泻痢、七情五郁。”

《得配本草》：“丁香，得五味子治奔豚，配甘蔗、姜汁治干呕。”

附药：母丁香

本品为丁香的成熟果实，又名鸡舌香。性味功效与公丁香相似，但气味较淡，功力较逊。用法用量与公丁香同。

小茴香

本品为伞形科植物茴香 *Foeniculum vulgare* Mill. 的干燥成熟果实。全国各地均有栽培。秋季果实初熟时采割植株，晒干，打下果实，除去杂质。生用或盐水炙用。

【性味归经】辛，温。归肝、肾、脾、胃经。

【功效】散寒止痛，理气和胃。

【应用】

1. 寒疝腹痛，睾丸偏坠胀痛，少腹冷痛，痛经。本品辛温，能温肾暖肝，散寒止痛。常与乌药、青皮、高良姜等配伍，用治寒疝腹痛，如天台乌药散（《医学发明》）；亦可用本品炒热，布裹温熨腹部。与橘核、山楂等同用，可治肝气郁滞，睾丸偏坠胀痛，如香橘散（《张氏医通》）；治肝经受寒之少腹冷痛，或冲任虚寒之痛经，可与当归、川芎、肉桂等同用。

2. 中焦虚寒气滞证。本品辛温能温中散寒止痛，并善理脾胃之气而开胃、止呕。治胃寒气滞之脘腹胀痛，可与高良姜、香附、乌药等同用；治脾胃虚寒的脘腹胀痛、呕吐食少，可与白术、陈皮、生姜等同用。

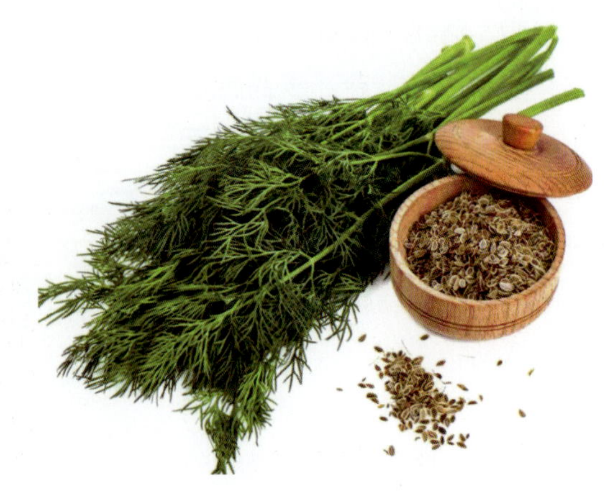

【用法用量】煎服，3～6g。外用适量。

【使用注意】阴虚火旺者慎用。

【古籍摘要】

《新修本草》：“主诸瘘、霍乱及蛇伤。”

附药：八角茴香

本品为木兰科植物八角茴香 *Illicium verum* Hook.F. 的成熟果实。又名大茴香、八角。主产于亚热带地区。生用或盐水炒用。性味、功效与小茴香相似，但功力较弱，主要用作食物调味品。用法用量与小茴香同。

花 椒

本品为芸香科植物青椒 *Zanthoxylum schinifolium* Sieb. et Zucc. 或花椒 *Z.bungeanum* Maxim. 的干燥成熟果皮。我国大部分地区有分布，但以四川产者为佳，故又名川椒、蜀椒。秋季采收成熟果实，晒干，除去种子及杂质。生用或炒用。

【性味归经】辛、温。归脾、胃、肾经。

【功效】温中止痛，杀虫止痒。

【应用】

1. 中寒腹痛，寒湿吐泻。本品辛散温燥，入脾胃经，长于温中燥湿、散寒止痛、止呕止泻。常与生姜、白豆蔻等同用，治疗外寒内侵之胃寒腹痛、呕吐等症；与干姜、人参等配伍，治疗脾胃虚寒之脘腹冷痛、呕吐、不思饮食等，如大建中汤(《金匮要略》)；与肉豆蔻同用，可治夏伤湿冷，泄泻不止，如川椒丸（《小儿卫生总微论方》)。

2. 虫积腹痛，湿疹，阴痒。本品有驱蛔杀虫之功。常与乌梅、干姜、黄柏等同用，治疗虫积腹痛，手足厥逆，烦闷吐蛔等，如乌梅丸（《伤寒论》)；单用煎液作保留灌肠，用治小儿蛲虫病，肛周瘙痒；若与吴茱萸、蛇床子、藜芦、陈茶、烧盐同用，水煎熏洗，治妇人阴痒不可忍，非以热汤泡洗不能已者，如椒茱汤(《医级》)；单用或与苦参、蛇床子、地肤子、黄柏等同用，煎汤外洗，治湿疹瘙痒。

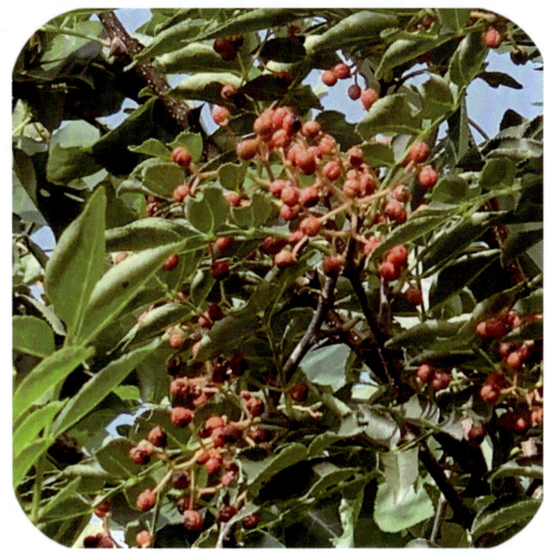

【用法用量】煎服，3～6g。外用适量，煎汤熏洗。

【古籍摘要】

《神农本草经》："主邪气咳逆，温中，逐骨节皮肤死肌，寒湿痹痛，下气。”

《本草纲目》：“椒，纯阳之物，其味辛而麻，其气温以热。入肺散寒，治咳嗽；入脾除湿，治风寒湿痹，水肿泻痢；入右肾补火，治阳衰溲数，足弱，久痢诸证。”

荜　茇

本品为胡椒科植物荜茇 *Piper longum* L. 的干燥近成熟或成熟果穗。产于广东、云南等地。9—10 月间果穗由绿变黑时采收，除去杂质，晒干。生用。

【性味归经】 辛，热。归胃、大肠经。

【功效】 温中散寒，下气止痛。

【应用】 胃寒腹痛，呕吐，呃逆，泄泻。本品辛散温通，能温中散寒止痛，降胃气，止呕呃。常与干姜、厚朴、附子等配伍，用治胃寒脘腹冷痛、呕吐、呃逆、泄泻等，如荜茇丸（《圣济总录》）；与白术、干姜、肉豆蔻等同用，可治脾胃虚寒之腹痛冷泻，如荜茇散（《圣济总录》）。

此外，以本品配胡椒研末，填塞龋齿孔中，可治龋齿疼痛。

【用法用量】 煎服，1.5～3g。外用适量。

【古籍摘要】

《本草纲目》：“荜茇，为头痛、鼻渊、牙痛要药，取其辛热能入阳明经散浮热也。”

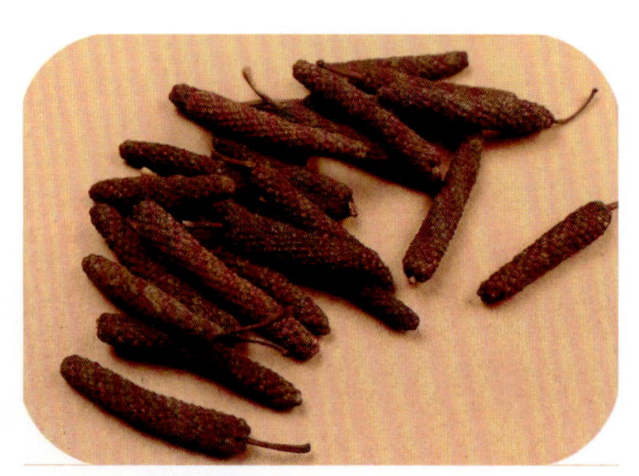

《本草便读》：“荜茇，大辛大热，味类胡椒，入胃与大肠，阳明药也。温中散寒，破滞气，开郁结，下气除痰，又能散上焦之浮热，凡一切牙痛、头风、吞酸等症，属于阳明湿火者，皆可用此以治之。”

黑胡椒

本品为胡椒科植物胡椒 *Piper nigrum* L. 的干燥近成熟果实。主产于海南、广东、广西、云南等地。秋末至次春果实呈暗绿色时采收，晒干。

【性味归经】 辛，热。归胃、大肠经。

【功效】 温中散寒，下气消痰。

【应用】

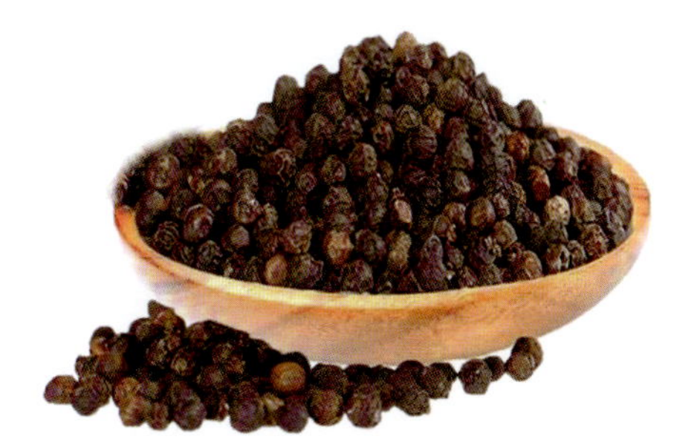

1. 胃寒腹痛，呕吐泄泻。本品味辛性热，能温中散寒止痛，用治胃寒脘腹冷痛、呕吐，可单用研末入猪肚中炖服，或与高良姜、荜茇等同用；治反胃及不欲饮食，可与半夏、姜汁为丸服；治脾胃虚寒之泄泻，可与吴茱萸、白术等同用。

2. 癫痫。本品辛散温通，能下气行滞，消痰宽胸，治痰气郁滞、蒙蔽清窍所致的癫痫痰多之证，常与荜茇等分为末服。

此外，作调味品，有开胃进食的作用。

【用法用量】煎服，2～4g；研末服，每次 0.6～1.5g。外用适量。

【古籍摘要】

《新修本草》："主下气，温中，祛痰，除脏腑中风冷。"

《本草经疏》："胡椒，其味辛，气大温，性虽无毒，然辛温太甚，过服未免有害，气味俱厚，阳中之阳也。其主下气、温中、祛痰，除脏腑中风冷者，总因肠胃为寒冷所乘，以致脏腑不调，痰气逆上，辛温暖肠胃而散风冷，则痰气降，脏腑和，诸证瘳矣。"

肉　桂

本品为樟科植物肉桂 *Cinnamomum cassia* Presl 的干燥树皮。主产于广东、广西、海南、云南等地。多于秋季剥取，阴干。因剥取部位及品质的不同而加工成多种规格，常见的有企边桂、板桂、油板桂等。生用。

【性味归经】辛、甘，大热。归肾、脾、心、肝经。

【功效】补火助阳，散寒止痛，温经通脉，引火归元。

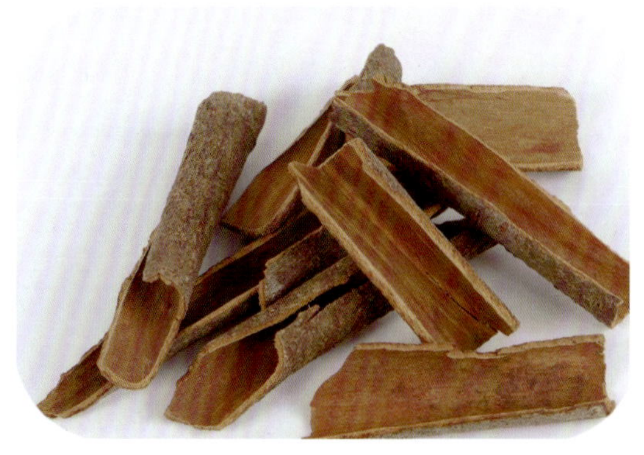

【应用】

1. 阳痿，宫冷。本品辛甘大热，能补火助阳，益阳消阴，作用温和持久，为治命门火衰之要药。常配附子、熟地黄、山茱萸等，用治肾阳不足、命门火衰的阳痿宫冷，腰膝冷痛，夜尿频多，滑精遗尿等，如肾气丸（《金匮要略》）、右归饮（《景岳全书》）。

2. 腹痛，寒疝。本品甘热助阳以补虚，辛热散寒以止痛，善去痼冷沉寒。治寒邪内侵或脾胃虚寒的脘腹冷痛，可单用研末，酒煎服；或与干姜、高良姜、荜茇等同用，如大已寒丸（《太平惠民和剂局方》）；治寒疝腹痛，多与吴茱萸、小茴香等同用。

3. 腰痛，胸痹，阴疽，闭经，痛经。本品辛散温通，能行气血、运经脉、散寒止痛。常与独活、桑寄生、杜仲等同用，治风寒湿痹，尤以治寒痹腰痛为主，如独活寄生汤（《备急千金要方》）；与附子、干姜、川椒等同用，可治胸阳不振、寒邪内侵的胸痹心痛，如桂附丸（《寿世保元》）；与鹿角胶、炮姜、麻黄等同用，可治阳虚寒凝、血滞痰阻的阴疽、流注等，如阳和汤（《外科证治全生集》）；若与当归、川芎、小茴香等同用，可治冲任虚寒、寒凝血滞的闭经、痛经等症，如少腹逐瘀汤（《医林改错》）。

4. 虚阳上浮诸症。本品大热入肝肾，能使因下元虚衰所致上浮之虚阳回归故里，故曰引火归元。用治元阳亏虚、虚阳上浮的面赤、虚喘、汗出、心悸、失眠、脉微弱，常与山茱萸、五味子、人参、牡蛎等同用。

此外，久病体虚、气血不足者，在补气益血方中加入少量肉桂，有鼓舞气血生长之效。

【用法用量】煎服，1～4.5g，宜后下或焗服；研末冲服，每次1～2g。

【使用注意】阴虚火旺，里有实热，血热妄行出血及孕妇忌用。畏赤石脂。

【鉴别用药】肉桂、附子、干姜性味均辛热，能温中散寒止痛，用治脾胃虚寒之脘腹冷痛、大便溏泄等。然干姜主入脾胃，长于温中散寒、健运脾阳而止呕；肉桂、附子味甘而大热，散寒止痛力强，善治脘腹冷痛甚者及寒湿痹痛证，二者又能补火助阳，用治肾阳虚证及脾肾阳虚证。肉桂还能引火归元，温经通脉，用治虚阳上浮及胸痹、阴疽、闭经、痛经等。附子、干姜能回阳救逆，用治亡阳证。此功附子力强，干姜力弱，常相须为用。干姜尚能温肺化饮，用治肺寒痰饮咳喘。

肉桂、桂枝性味均辛甘温，能散寒止痛、温经通脉，用治寒凝血滞之胸痹、闭经、痛经、风寒湿痹证。肉桂长于温里寒，用治里寒证；又能补火助阳，引火归元，用治肾阳不足、命门火衰之阳痿宫冷，下元虚衰、虚阳上浮之虚喘、心悸等。桂枝长于散表寒，用治风寒表证；又能助阳化气，用治痰饮、蓄水证。

【古籍摘要】

《神农本草经》："主上气咳逆结气，喉痹吐吸，利关节，补中益气。"

《汤液本草》："补命门不足，益火消阴。"

《本草求真》："大补命门相火，益阳治阴。凡沉寒痼冷、营卫风寒、阳虚自汗、腹中冷痛、咳逆结气、脾虚恶食、湿盛泄泻、血脉不通、胎衣不下、目赤肿痛，因寒因滞而得者，用此治无不效。"

五、理气药食

刀 豆

本品为豆科植物刀豆 *Canavalia gladiata*（Jacq.）DC. 的成熟种子。主产于江苏、安徽、湖北、四川等地。秋季种子成熟时采收荚果，剥取种子，晒干。生用。

【性味归经】甘，温。归胃、肾经。

【功效】降气止呃，温肾助阳。

【应用】

1. 呃逆，呕吐。本品甘温暖胃，性主沉降，能温中和胃、降气止呃。可与丁香、柿蒂等同用，治中焦虚寒之呕吐、呃逆。

2. 肾虚腰痛。本品甘温，入肾经而能温肾助阳。可单用治肾阳虚腰痛，如《重庆草药》所载单方，以刀豆两粒，包于猪腰内烧熟食，或配杜仲、桑寄生、牛膝等同用。

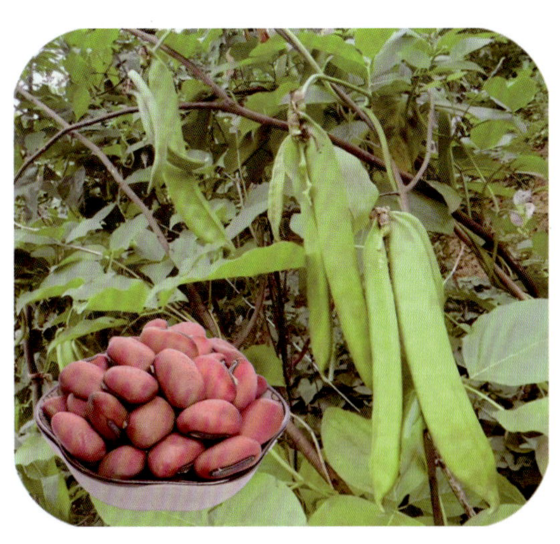

【用法用量】煎服，6～9g。

【古籍摘要】《本草纲目》："温中下气，利肠胃，止呃逆，益肾补元。""主治胸脘滞气，脾肾亏损，壮元阳。"

佛 手

本品为芸香科植物佛手 *Citrus medica* L.var. *Sarcodactylis Swingle* 的干燥果实。主产于广东、福建、云南、四川等地。秋季果实尚未变黄或刚变黄时采收，纵切成薄片，晒干或低温干燥。生用。

【性味归经】 辛、苦，温。归肝、脾、胃、肺经。

【功效】 疏肝解郁，理气和中，燥湿化痰。

【应用】

1. 肝郁胸胁胀痛。本品辛行苦泄，善疏肝解郁、行气止痛。治肝郁气滞及肝胃不和之胸胁胀痛、脘腹痞满等，可与柴胡、香附、郁金等同用。

2. 气滞脘腹疼痛。本品辛行苦泄，气味芳香，能醒脾理气，和中导滞。治脾胃气滞之脘腹胀痛、呕恶食少等，多与木香、香附、砂仁等同用。

3. 久咳痰多，胸闷作痛。本品芳香醒脾，苦温燥湿而善健脾化痰，辛行苦泄又能疏肝理气。治咳嗽日久痰多、胸膺作痛者，可与丝瓜络、瓜蒌皮、陈皮等配伍。

【用法用量】 煎服，3～9g。

【古籍摘要】

《本草纲目》：“煮酒饮，治痰气咳嗽。煎汤，治心下气痛。”

《本草再新》：“治气疏肝，和胃化痰，破积，治噎膈反胃，消癥瘕瘰疬。”

《本草便读》：“佛手，理气快膈，肝脾气滞者宜之，阴血不足者，亦嫌其燥耳。”

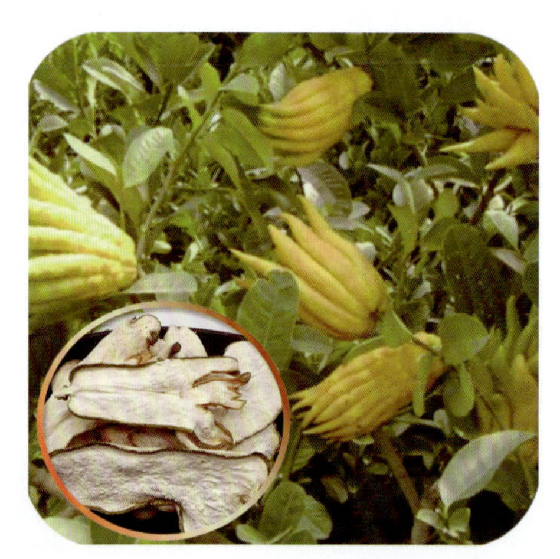

橘 皮

本品为芸香科植物橘 *Citrus reticulata* Blanco 及其栽培变种的成熟干燥果皮。主产于广东、福建、四川、浙江、江西等地。秋末冬初果实成熟时采收果皮，晒干或低温干燥。以陈久者为佳，故称陈皮。广东新会产者称新会皮、广陈皮。切丝，生用。

【性味归经】 辛、苦，温。归脾、肺经。

【功效】 理气健脾，燥湿化痰。

【应用】

1. 脾胃气滞证。本品辛行温通，有行气止痛、健脾和中之功，因其苦温而燥，故寒湿阻中之气滞最宜。治疗中焦寒湿脾胃气滞之脘腹胀痛、恶心呕吐、泄泻等，常与苍术、厚朴等同用，如平胃散（《太平惠民和剂局方》）；若食积气滞，脘腹胀痛，可配山楂、神曲等同用，如保和丸（《丹溪心法》）；若外感风寒，内伤湿滞之腹痛、呕吐、泄泻，可配藿香、苏叶等同用，如藿香正气散（《太平惠民和剂局方》）；若脾虚气滞之腹痛喜按、不思饮食、食后腹胀、便溏舌淡，可与党参、白术、茯苓等同用，如异功散（《小儿药证直诀》）。若脾胃气滞较甚，脘腹胀痛较剧，每与木香、枳实等同用，以增强行气止痛之功。

2. 呕吐、呃逆。橘皮辛香而行，善疏理气机、条畅中焦而使之升降有序。治疗呕吐、呃逆，常配伍生姜、竹茹、大枣，如橘皮竹茹汤（《金匮要略》）；若脾胃寒冷，呕吐不止，可配生姜、甘草同用，如姜橘汤（《活幼心书》）。

3. 湿痰、寒痰咳嗽。本品既能燥湿化痰，又能温化寒痰，且辛行苦泄而能宣肺止咳，为治痰之要药。治湿痰咳嗽，多与半夏、茯苓等同用，如二陈汤（《太平惠民和剂局方》）。若治寒痰咳嗽，多与干姜、细辛、五味子等同用，如苓甘五味姜辛汤（《伤寒论》）。若脾虚失运而致痰湿犯肺，可配党参、白术同用，如六君子汤（《医学正传》）。

4. 胸痹。本品辛行温通，入肺走胸，而能行气通痹止痛。治疗胸痹之胸中气塞，短气，可配伍枳实、生姜，如橘皮枳实生姜汤（《金匮要略》）。

【用法用量】煎服，3～9g。

【古籍摘要】

《神农本草经》："主胸中瘕热，逆气，利水谷，久服去臭，下气。"

《名医别录》："下气，止呕咳。""主脾不能消谷，气冲胸中，吐逆霍乱，止泄。"

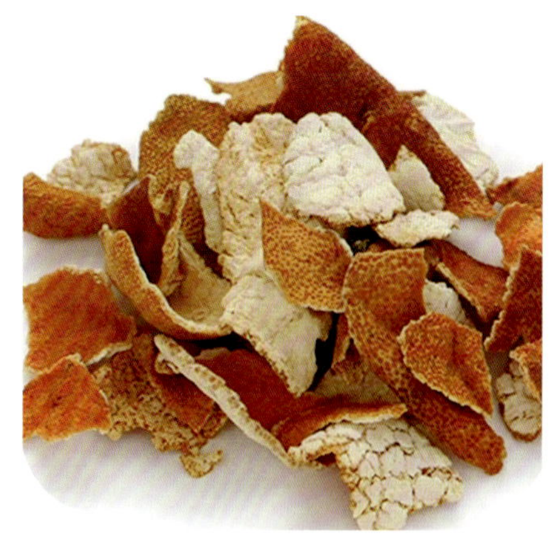

《本草纲目》："疗呕秽反胃嘈杂，时吐清水，痰痞咳疟，大便闭塞，妇人乳痈。入食料，解鱼腥毒。""其治百

病，总取其理气燥湿之功。同补药则补，同泻药则泻，同升药则升，同降药则降。”

薤 白

本品为百合科植物小根蒜 *Allium macrostemon* Bge. 或薤 *Allium chinensis* G.Don 的地下干燥鳞茎。全国各地均有分布，主产于江苏、浙江等地。夏、秋两季采挖，洗净，除去须根，蒸透或置沸水中烫透，晒干。生用。

【性味归经】辛、苦，温。归肺、胃、大肠经。

【功效】通阳散结，行气导滞。

【应用】

1. 胸痹。本品辛散苦降、温通滑利，善散阴寒之凝滞，通胸阳之闭结，为治胸痹之要药。治寒痰阻滞、胸阳不振所致的胸痹，常与瓜蒌、半夏、枳实等配伍，如瓜蒌薤白白酒汤、瓜蒌薤白半夏汤、枳实薤白桂枝汤等（《金匮要略》）；若治痰瘀胸痹，则可与丹参、川芎、瓜蒌皮等同用。

2. 脘腹痞满胀痛，泻痢里急后重。本品辛行苦降，有行气导滞、消胀止痛之功。治胃寒气滞之脘腹痞满胀痛，可与高良姜、砂仁、木香等同用；若治胃肠气滞，泻痢里急后重，可单用本品或与木香、枳实配伍。

【用法用量】煎服，5～9g。

【古籍摘要】

《本草纲目》：“治少阴病厥逆泻痢及胸痹刺痛，下气散血。”

《长沙药解》：“肺病则逆，浊气不降，故胸膈痹塞；肠病则陷，清气不升，故肛门重坠。薤白，辛温通畅，善散壅滞，故痹者下达而变冲和，重者上达而化轻清。”

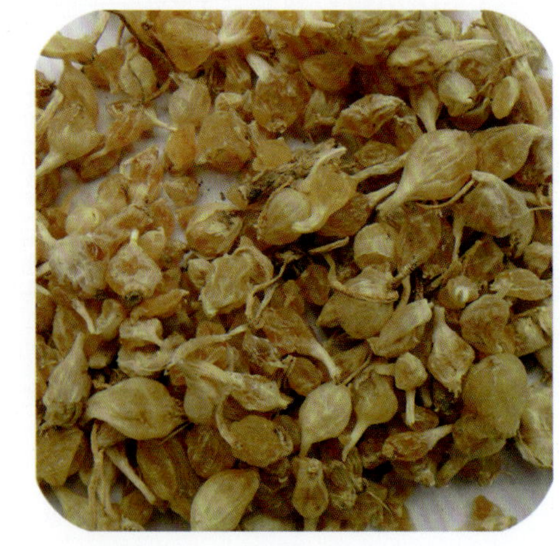

《本草求真》：“薤，味辛则散，散则能使在上寒滞立消；味苦则降，降则能使在下寒滞立下；气温则散，散则能使在中寒滞立除；体滑则通，通则能使久痼寒滞立解。是以下痢可除，瘀血可散，喘急可止，水肿可敷，胸痹刺痛可愈，胎产可治，汤火及中恶猝死可救，实通气、滑窍、助阳佳品也。”

香　橼

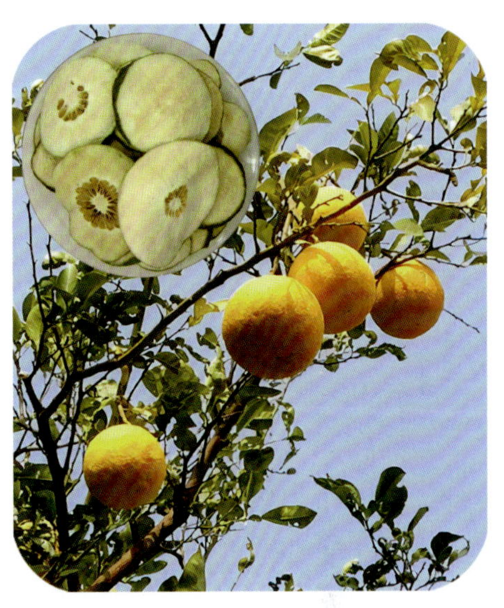

本品为芸香科植物枸橼 *Gitrus medica* L. 或香橼 *Gitrus wilsonii* Tanaka 的成熟果实。主产于浙江、江苏、广东、广西等地。秋季果实成熟时采收。趁鲜切片，除去种子及瓤，晒干或低温干燥。香橼亦可整个或对剖两半后，晒干或低温干燥。生用。

【性味归经】辛、微苦、酸，温。归肝、脾、胃、肺经。

【功效】疏肝解郁，理气和中，燥湿化痰。

【应用】

1. 肝郁胸胁胀痛。本品辛能行散，苦能疏泄，入肝经而能疏理肝气而止痛。治肝郁胸胁胀痛，常配柴胡、郁金、佛手等同用。本品功同佛手，但效力较逊。

2. 气滞脘腹胀痛。本品气香醒脾，辛行苦泄，入脾胃以行气宽中。用治脾胃气滞之脘腹胀痛，嗳气吞酸，呕恶食少，可与木香、砂仁、藿香等同用。

3. 痰饮咳嗽，胸膈不利。本品苦燥降泄以化痰止咳，辛行入肺而理气宽胸。用治痰多、咳嗽、胸闷等，常配伍生姜、半夏、茯苓等。

【用法用量】煎服，3～9g。

【古籍摘要】

《本草通玄》：“香橼性中和，单用多用亦损正气，与参、术同行则无弊也。”

《本草从新》：“平肝舒郁，理肺气，通经利水。”

《本草便读》：“下气消痰，宽中快膈。”

玫瑰花

本品为蔷薇科植物玫瑰 *Rosa rugosa* Thunb. 的干燥花蕾。主产于江苏、浙江、福建、山东、四川等地。春末夏初花将开放时分批采摘，除去花柄及蒂，及时低温干燥。生用。

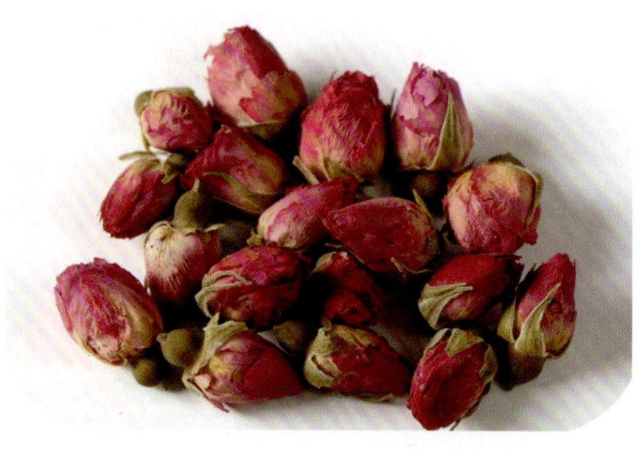

【性味归经】 甘、微苦，温。归肝、脾经。

【功效】 疏肝解郁，活血止痛。

【应用】

1. 肝胃气痛。本品芳香行气，味苦疏泄，有疏肝解郁、醒脾和胃、行气止痛之功。用治肝郁犯胃之胸胁脘腹胀痛，呕恶食少，可与香附、佛手、砂仁等配伍。

2. 月经不调、经前乳房胀痛。本品善疏解肝郁，调经解郁胀，治肝气郁滞之月经不调，经前乳房胀痛，可与当归、川芎、白芍等配伍。

3. 跌打伤痛。本品味苦疏泄，性温通行，故能活血散瘀以止痛。治疗跌打损伤，瘀肿疼痛，可与当归、川芎、赤芍等配伍。

【用法用量】 煎服，1.5～6g。

【古籍摘要】

《药性考》："行血破积，损伤瘀痛。"

《本草纲目拾遗》："和血行血，理气，治风痹、噤口痢、乳痈、肿毒初起、肝胃气痛。"

《本草正义》："玫瑰花，香气最浓，清而不浊，和而不猛，柔肝醒胃，流气活血，宣通窒滞而绝无辛温刚燥之弊，断推气分药之中，最有捷效而最为驯良者，芳香诸品，殆无其匹。"

六、补气药食

人　参

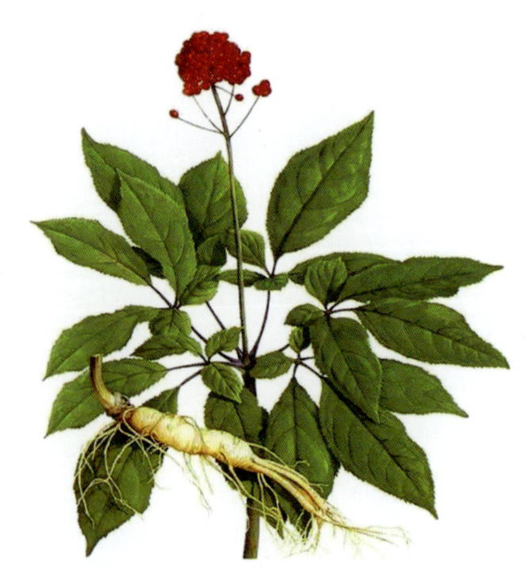

本品为五加科植物人参 *Panax ginseng* C.A.Mey. 的根。主产于吉林、辽宁、黑龙江。以吉林抚松县产量最大，质量最好，称吉林参。野生者名"山参"；栽培者称"园参"。园参一般应栽培 6～7 年后收获。鲜参洗净后干燥者称"生晒参"；

蒸制后干燥者称“红参”；加工断下的细根称“参须”。山参经晒干称“生晒山参”。切片或粉碎用。

【性味归经】甘、微苦，平。归肺、脾、心经。

【功效】大补元气，补脾益肺，生津，安神益智。

【应用】

1. 元气虚脱证。本品能大补元气，复脉固脱，为拯危救脱要药。适用于因大汗、大泻、大失血或大病、久病所致的元气虚极欲脱，气短神疲，脉微欲绝的重危证候。单用有效，如独参汤（《景岳全书》）。若气虚欲脱兼见汗出，四肢逆冷者，应与附子同用，以补气固脱与回阳救逆，如参附汤（《正体类要》）。若气虚欲脱兼见汗出身暖，渴喜冷饮，舌红干燥者，本品兼能生津，常与麦冬、五味子配伍，以补气养阴，敛汗固脱，如生脉散（《内外伤辨惑论》）。

2. 肺脾心肾气虚证。本品为补肺要药，可改善短气喘促、懒言声微等肺气虚衰症状。治肺气咳喘、痰多者，常与五味子、苏子、杏仁等药同用，如补肺汤（《备急千金要方》）。

本品亦为补脾要药，可改善倦怠乏力、食少便溏等脾气虚衰症状。因脾虚不运常兼湿滞，故常与白术、茯苓等健脾利湿药配伍，如四君子汤（《太平惠民和剂局方》）。若脾气虚弱，不能统血，导致长期失血者，本品又能补气以摄血，常与黄芪、白术等补中益气之品配伍，如归脾汤（《济生方》）。若脾气虚衰，气虚不能生血，以致气血两虚者，本品还能补气以生血，可与当归、熟地黄等药配伍，如八珍汤（《正体类要》）。

本品又能补益心气，可改善心悸怔忡、胸闷气短、脉虚等心气虚衰症状，并能安神益智，治疗失眠多梦、健忘。常与酸枣仁、柏子仁等药配伍，如天王补心丹（《摄生秘剖》）。

本品还有补益肾气作用，不仅可用于肾不纳气的短气虚喘，还可用于肾虚阳痿。治虚喘，常与蛤蚧、五味子、胡桃等药同用。治肾阳虚衰、肾精亏虚之阳痿，则常与鹿茸等补肾阳、益肾精之品配伍。

3. 热病气虚津伤口渴及消渴证。热邪不仅容易伤津，而且易耗气，对于热病气津两伤、口渴、脉大无力者，本品既能补气，又能生津。治热伤气津者，常与知母、石膏同用，如白虎加人参汤（《伤寒论》）。消渴一病，虽有在肺、脾（胃）、肾的不同，但常常相互影响。其病理变化主要是阴虚与燥热，往往气阴两伤，人参既能补益肺脾肾之气，又能生津止渴，故治消渴的方剂中亦较常用。

此外，本品还常与解表药、攻下药等祛邪药配伍，用于气虚外感或里实热结而邪实正虚之证，有扶正祛邪之效。

【用法用量】 煎服，3～19g；挽救虚脱可用 15～30g。宜文火另煎，分次兑服。野山参研末吞服，每次 2g，日服 2 次。

【使用注意】 不宜与藜芦同用。

【古籍摘要】

《神农本草经》：“补五脏，安精神，定魂魄，止惊悸，除邪气，明目，开心益智。”

《医学启源·药类法象》引《主治秘要》：“补元气，止渴，生津液。”

《本草汇言》：“补气生血，助精养神之药也。”

山 药

本品为薯蓣科植物薯蓣 *Dioscorea opposita* Thunb. 的根茎。主产于河南，湖南、江南等地亦产。习惯认为河南（怀庆府）所产者品质最佳，故有“怀山药”之称。霜降后采挖，刮去粗皮，晒干或烘干，为“毛山药”；或再加工为“光山药”。润透，切厚片，生用或麸炒用。

【性味归经】 甘，平。归脾、肺、肾经。

【功效】 补脾养胃，生津益肺，补肾涩精。

【应用】

1. 脾虚证。本品性味甘平，能补脾益气，滋养脾阴。多用于脾气虚弱或气阴两虚，消瘦乏力，食少，便溏；或脾虚不运，湿浊下注之妇女带下。唯其亦食亦药，“气轻性缓，非堪专任”，对气虚重证，常嫌力量不足。如治脾虚食少便溏的参苓白术散（《太平惠民和剂局方》），治带下的完带汤（《傅青主女科》），本品皆用作人参、白术等药的辅助药。因其含有较多营养成分，又容易消化，可制成食品长期服用，对慢性久病或病后虚弱羸瘦，需营养调补而脾运不健者，则是佳品。

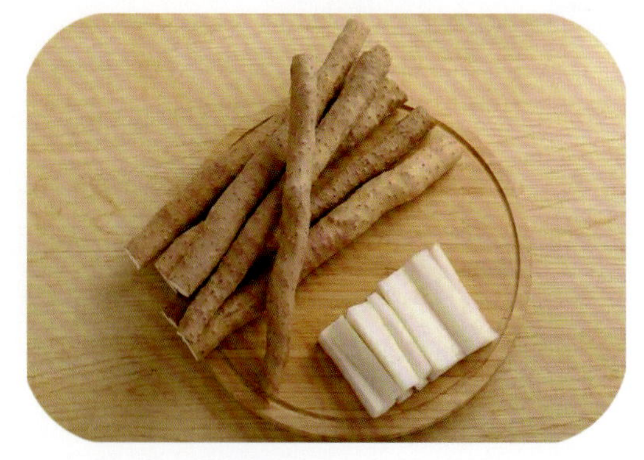

2. 肺虚证。本品又能补肺气，兼能滋肺阴。其补肺之力虽较和缓，但对肺脾气阴俱虚者，补土亦有助于生金。适用于肺虚咳喘，可与脾肺双补之太子参、南沙参等品同用，共奏补肺定喘之效。

3. 肾虚证。本品还能补肾气，兼能滋养肾阴，对肾脾俱虚者，其补后天亦有助于充养先天。适用于肾气虚之腰膝酸软，夜尿频多或遗尿，滑精早泄，女子带下清稀及肾阴虚之形体消瘦、腰膝酸软、遗精等症。不少补肾名方，如肾气丸（《金匮要略》）、六味地黄丸（《小儿药证直诀》）中，都配有本品。

4. 消渴气阴两虚证。消渴一病，与脾、肺、肾有关，气阴两虚为其主要病机。本品既补脾肺肾之气，又补脾肺肾之阴，常与黄芪、天花粉、知母等品同用，如玉液汤（《医学衷中参西录》）。

【用法用量】 煎服，15～30g。麸炒可增强补脾止泻作用。

【古籍摘要】

《神农本草经》："补中，益气力，长肌肉。"

《本草纲目》："益肾气，健脾胃。"

《本草正》："其气轻性缓，非堪专任，故补脾肺必主参、术，补肾水必君茱、地，涩带浊须破故同研，固遗泄仗菟丝相济。"

甘 草

本品为豆科植物甘草 *Glycyrrhiza uralensis* Fisch.、胀果甘草 *Glycyrrhiza inflata* Bat. 或光果甘草 *Glycyrrhiza glabra* L. 的根及根茎。主产于内蒙古、新疆、甘肃等地。春、秋季采挖，以秋季采者为佳。除去须根，晒干，要厚片，生用或蜜炙用。

【性味归经】 甘，平。归心、肺、脾、胃经。

【功效】 补脾益气，祛痰止咳，缓急止痛，清热解毒，调和诸药。

【应用】

1. 心气不足之脉结代、心动悸。本品能补益心气，益气复脉。主要用于心气不足而致结代，心动悸者，如《伤寒类要》单用本品，主治伤寒耗伤心气之心悸、脉结代。若属气血两虚，宜与补气养血之品配伍，如炙甘草汤（《伤寒

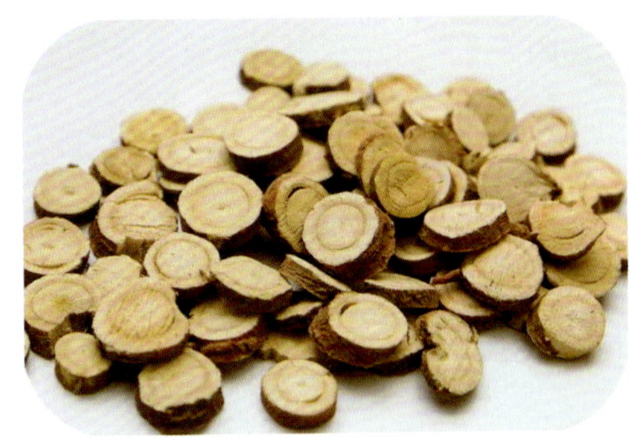

论》）以之与人参、阿胶、生地黄等品同用。

2. 脾气虚证。本品味甘，善入中焦，具有补益脾气之力。因其作用缓和，宜作为辅助药用，能“助参芪成气虚之功”（《本草正》），故常与人参、白术、黄芪等补脾益气药配伍，用于脾气虚弱之证。

3. 咳喘。本品能止咳，兼能祛痰，还略具平喘作用。单用有效。可随证配伍，用于寒热虚实多种咳喘，有痰无痰均宜。

4. 脘腹、四肢挛急疼痛。本品味甘能缓急，善于缓急止痛。对脾虚肝旺的脘腹挛急作痛或阴血不足之四肢挛急作痛，均常与白芍同用，即芍药甘草汤（《伤寒论》）。临床常以芍药甘草汤为基础，随证配伍，用于血虚、血瘀、寒凝等多种原因所致的脘腹、四肢挛急作痛。

5. 热毒疮疡、咽喉肿痛及药物、食物中毒。本品还长于解毒，应用十分广泛。生品药性微寒，可清解热毒。用治热毒疮疡，可单用煎汤浸渍，或熬膏内服。更常与紫花地丁、连翘等清热解毒、消肿散结之品配伍。用治热毒咽喉肿痛，宜与板蓝根、桔梗、牛蒡子等清热解毒利咽之品配伍。本品对附子等多种药物所致中毒，或多种食物所致中毒，有一定的解毒作用。对于药物或食物中毒的患者，在积极送医院抢救的同时，可用本品辅助解毒救急。

6. 调和药性。本品在许多方剂中都可发挥调和药性的作用。通过解毒，可降低方中某些药（如附子、大黄）的毒烈之性；通过缓急止痛，可缓解方中某些药（如大黄）刺激胃肠而引起的腹痛；其甜味浓郁，可矫正方中药物的滋味。

【用法用量】煎服，1.5～9g。生用性微寒，可清热解毒；蜜炙药性微温，并可增强补益心脾之气和润肺止咳作用。

【使用注意】不宜与京大戟、芫花、甘遂同用。本品有助湿壅气之弊，湿盛胀满、水肿者不宜用。大剂量久服可导致水钠潴留，引起浮肿。

【古籍摘要】

《名医别录》：“温中下气，烦满短气，伤脏咳嗽。”

《本草汇言》：“和中益气，补虚解毒之药也。”

《本草正》：“味至甘，得中和之性，有调补之功，故毒药得之解其毒，刚药得之和其性……助参芪成气虚之功。”

大　枣

本品为鼠李科植物枣 *Ziziphus jujuba* Mall. 的成熟果实。主产于河北、河南、山东等地。秋季果实成熟时采收，晒干，生用。

【性味归经】 甘，温。归脾、胃、心经。

【功效】 补中益气，养血安神。

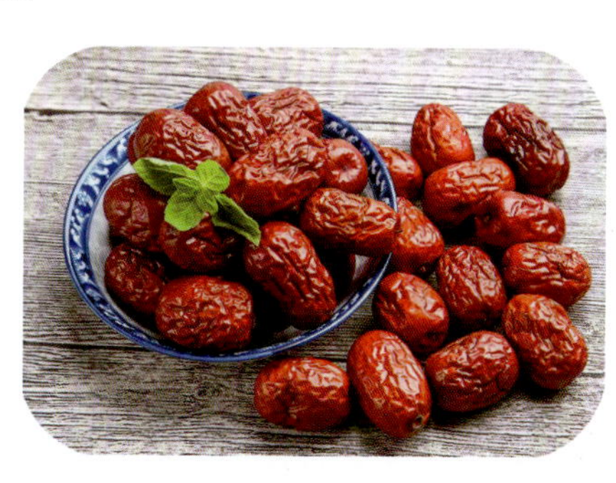

【应用】

1. 用于脾虚证。本品甘温，能补脾益气，适用于脾气虚弱之消瘦、倦怠乏力、便溏等症。单用有效。若气虚乏力较甚，宜与人参、白术等补脾益气药配伍。

2. 用于脏躁及失眠证。本品能养心安神，为治疗心失充养、心神无主而致脏躁的要药。单用有效，如《证治准绳》治脏躁自悲自哭自笑，以红枣烧存性，米饮调下。因其证多与心阴不足、心火浮亢有关，且往往心气亦不足，故常与小麦、甘草配伍，如甘麦大枣汤（《金匮要略》）。《备急千金要方》还用本品治疗虚劳烦闷不得眠者。

此外，本品与部分药性峻烈或有毒的药物同用，有保护胃气、缓和其毒烈药性之效，如十枣汤（《伤寒论》），即用以缓和甘遂、大戟、芫花的烈性与毒性。

【用法用量】 劈破煎服，6～15g。

【古籍摘要】

《神农本草经》：“安中养脾。”

《名医别录》：“补中益气，强力，除烦闷。”

白扁豆

本品为豆科植物扁豆 *Dolichos lablab* L. 的成熟种子。主产于江苏、河南、安徽等地。秋季果实成熟时采取，晒干，生用或炒用。

【性味归经】 甘，微温。归脾、胃经。

【功效】 补脾和中，化湿。

【应用】

1. 脾气虚证。本品能补气以健脾，兼能化湿，药性温和，补而不滞，适用于脾虚湿滞之食少、便溏或泄泻。唯其“味轻气薄，单用无功，必须同补气之药共用为佳”，如参苓白术散（《太平惠民和剂局方》），以本品作为人参、白术等药物的辅助。本品还可用于脾虚湿浊下注之白带过多，宜与白术、苍术、芡实等补气健脾除湿之品配伍。

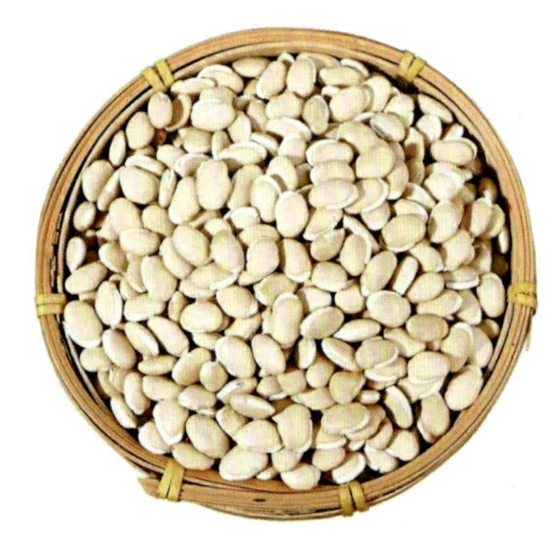

2. 暑湿吐泻。暑多夹湿，夏日暑湿伤中，脾胃不和，易致吐泻。本品能健脾化湿以和中，性虽偏温，但无温燥助热伤津之弊，故可用于暑湿吐泻。如《备急千金要方》单用本品水煎服。偏于暑热夹湿者，宜与荷叶、滑石等清暑、渗湿之品配伍。若属暑月乘凉饮冷，外感于寒，内伤于湿之“阴暑”，宜配伍散寒解表、化湿和中之品，如香薷散（《太平惠民和剂局方》），以之与香薷、厚朴同用。

【用法用量】煎服，10～15g。炒后可使健脾止泻作用增强，故用于健脾止泻及作散剂服用时宜炒用。

【古籍摘要】

《本草纲目》：“止泻痢，消暑，暖脾胃……”

《本草新编》：“味轻气薄，单用无功，必须同补气之药共用为佳。”

七、补阴药食

百　合

本品为百合科植物百合 *Lilium brownii* F.E.Brown var. *viridulum* Baker 或细叶百合 *Lilium pumilum* DC. 的肉质鳞叶。全国各地均产，以湖南、浙江产者为多。秋季采挖，洗净，剥取鳞叶，置沸水中略烫，干燥，生用或蜜炙用。

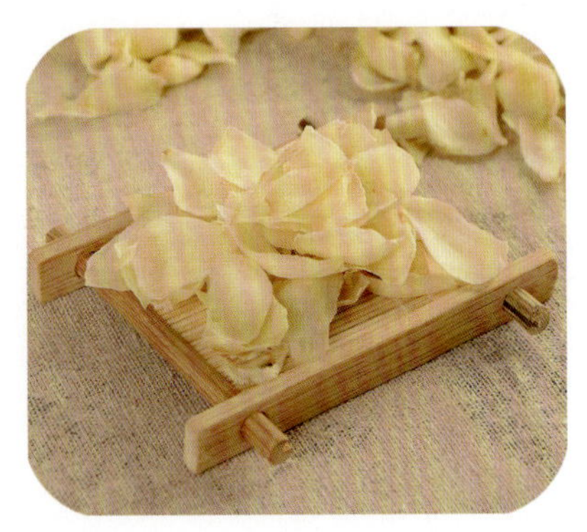

【性味归经】甘，微寒。归肺、心、胃经。

【功效】养阴润肺，清心安神。

【应用】

1. 肺阴虚证。本品微寒，作用平和，能补肺阴，兼能清肺热。润肺清肺之力虽不及北沙参、麦冬等药，但兼有一定的止咳祛痰作用。用于阴虚肺燥有热之干咳少痰、咳血或咽干音哑等症，常与生地黄、玄参、桔梗、川贝母等清肺、祛痰药同用，如百合固金汤（《慎斋遗书》）。

2. 阴虚有热之失眠心悸及百合病心肺阴虚内热证。本品能养阴清心，宁心安神。治虚热上扰，失眠，心悸，可与麦冬、酸枣仁、丹参等清心安神药同用。治疗神志恍惚，情绪不能自主，口苦、小便赤、脉微数等为主的百合病心肺阴虚内热证，用本品既能养心肺之阴，又能清心肺之热，还有一定的安神作用。常与生地黄、知母等养阴清热之品同用。

此外，本品还能养胃阴、清胃热，对胃阴虚有热之胃脘疼痛亦宜选用。

【用法用量】煎服，6～12g。蜜炙可增强润肺作用。

【古籍摘要】

《日华子本草》："安心，定胆，益志，养五脏。"

《本草纲目拾遗》："清痰火，补虚损。"

玉 竹

本品为百合科植物玉竹 *Polygonatum odoratum*（Mill.）Druce 的根茎。主产于湖南、河南、江苏等地。秋季采挖，洗净，晒至柔软后，反复揉搓，晾晒至无硬心，晒干；或蒸透后，揉至半透明，晒干，切厚片或段用。

【性味归经】甘，微寒。归肺、胃经。

【功效】养阴润燥，生津止渴。

【应用】

1. 肺阴虚证。本品药性甘润，能养肺阴，微寒之品，并略能清肺热。适用于阴虚肺燥有热的干咳少痰、咳血、声音嘶哑等症，常与沙参、麦冬、桑叶等品同用，如沙参麦冬汤（《温病条辨》）。治阴虚火炎，咳血，咽干，失音，可与麦冬、地黄、贝母等品同用。又因本品滋阴而不碍邪，与疏散风热之薄荷、淡豆豉等品同用，治阴虚之体感受风温及冬温咳嗽、咽干痰结等症，可使发汗而不伤

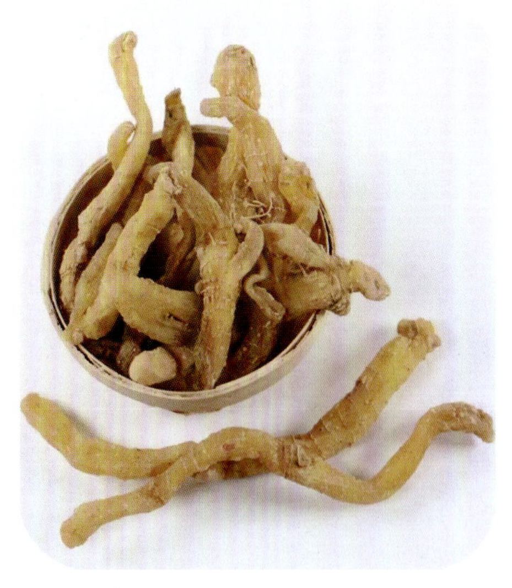

阴，滋阴而不留邪，如加减葳蕤汤（《重订通俗伤寒论》）。

2. 胃阴虚证。本品又能养胃阴，清胃热，主治燥伤胃阴，口干舌燥，食欲不振，常与麦冬、沙参等品同用；治胃热津伤之消渴，可与石膏、知母、麦冬、天花粉等品同用，可共收清胃生津之效。

此外，本品还能养心阴，亦略能清心热，还可用于热伤心阴之烦热多汗、惊悸等症，宜与麦冬、酸枣仁等清热养阴安神之品配伍。

【用法用量】煎服，6～12g。

【古籍摘要】

《神农本草经》："主中风暴热，不能动摇，跌筋结肉，诸不足。"

《日华子本草》："除烦闷，止渴，润心肺，补五劳七伤虚损。"

《本草正义》："治肺胃燥热，津液枯涸，口渴嗌干等症，而胃火炽盛，燥渴消谷，多食易饥者，尤有捷效。"

黄　精

本品为百合科植物黄精 *Polygonatum sibiricum* Red.、滇黄精 *Polygonatum kingianum* Coll. et Hemsl. 或多花黄精 *Polygonatum cyrtonema* Hua 的根茎。黄精主产于河北、内蒙古、陕西；滇黄精主产于云南、贵州、广西；多花黄精主产于贵州、湖南、云南等地。春、秋两季采挖，洗净，置沸水中略烫或蒸至透心，干燥，切厚片用。

【性味归经】甘，平。归脾、肺、肾经。

【功效】补气养阴，健脾，润肺，益肾。

【应用】

1. 阴虚肺燥之干咳少痰及肺肾阴虚的痨嗽久咳。本品甘平，能养肺阴，益肺气。治疗肺金气阴两伤之干咳少痰，多与沙参、川贝母等药同用。因本品不仅能补益肺肾之阴，而且能补益脾气脾阴，有补土生金、补后天以养先天之效。亦宜用于肺肾阴虚之痨嗽久咳。因作用缓和，可单用熬膏久服。亦可与熟地黄、百部等滋养肺肾、化痰止咳之品同用。

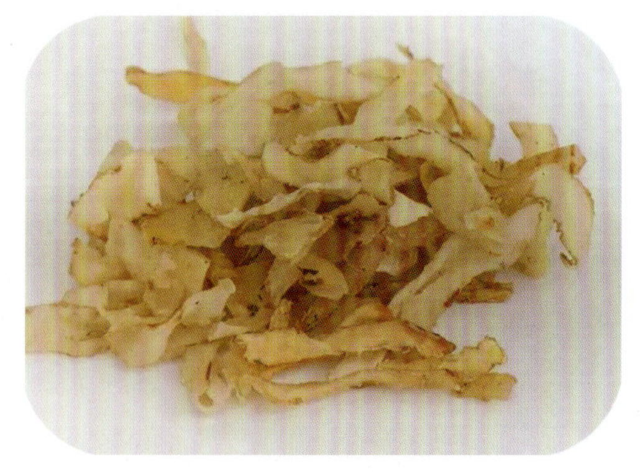

2. 脾虚阴伤证。本品能补益

脾气，又养脾阴。主治脾脏气阴两虚之面色萎黄、困倦乏力、口干食少、大便干燥。本品能气阴双补，单用或与补气健脾药同用。

3. 肾精亏虚。本品能补益肾精，对延缓衰老，改善头晕、腰膝酸软、须发早白等早衰症状，有一定疗效。如黄精膏方（《备急千金要方》）单用本品熬膏服。亦可与枸杞子、何首乌等补益肾精之品同用。

【用法用量】 煎服，9～15g。

【鉴别用药】 黄精与山药，均为性味甘平，主归肺、脾、肾三脏，气阴双补之品。然黄精滋肾之力强于山药，而山药长于健脾，并兼有涩性，较适宜于脾胃气阴两伤之食少便溏及带下等症。

【古籍摘要】

《日华子本草》："补五劳七伤，助筋骨，生肌，耐寒暑，益脾胃，润心肺。"

《本草纲目》："补诸虚……填精髓。"

枸杞子

本品为茄科植物宁夏枸杞 *Lycium barbarum* L. 的成熟果实。主产于宁夏、甘肃、新疆等地。夏秋果实呈橙红色时采收，晾至皮皱后，再晒至外皮干硬，果肉柔软，生用。

【性味归经】 甘，平。归肝、肾经。

【功效】 滋补肝肾，益精明目。

【应用】 肝肾阴虚及早衰证。本品能滋肝肾之阴，为平补肾精肝血之品。治疗精血不足所致的视力减退、内障目昏、头晕目眩、腰膝酸软、遗精滑泄、耳聋、牙齿松动、须发早白、失眠多梦以及肝肾阴虚之潮热盗汗、消渴等症的方中，都颇为常用。可单用，或与补肝肾、益精补血之品配伍。如《寿世保元》枸杞膏单用本品熬膏服；七宝美髯丹（《积善堂方》）以之与怀牛膝、菟丝子、何首乌等品同用。因其还

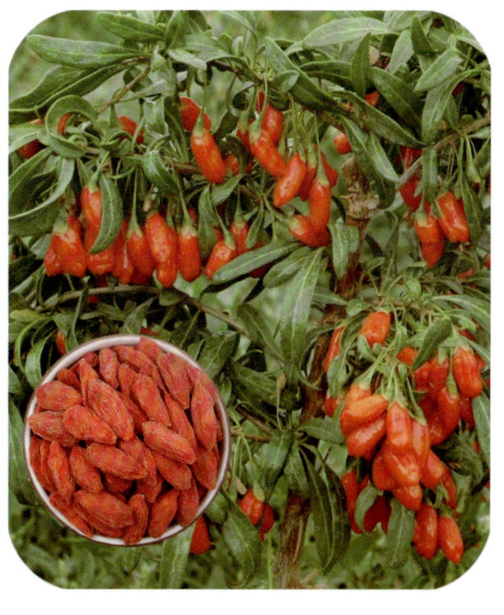

能明目，故尤多用于肝肾阴虚或精亏血虚之两目干涩、内障目昏，常与熟地黄、山茱萸、山药、菊花等品同用，如杞菊地黄丸（《医级》）。

【用法用量】 煎服，6～12g。

【古籍摘要】

《本草经集注》："补益精气，强盛阴道。"

《药性论》："补益精，诸不足，易颜色，变白，明目……令人长寿。"

《本草经疏》："为肝肾真阴不足，劳乏内热补益之要药……故服食家为益精明目之上品。"

黑芝麻

本品为脂麻科植物脂麻 *Sesamum indicum* L. 的成熟种子。我国各地有栽培。秋季果实成熟时采收种子，晒干，生用或炒用。

【性味归经】 甘，平。归肝、肾、大肠经。

【功效】 补肝肾，润肠燥。

【应用】

1. 肾精肝血亏虚所致的早衰诸症。本品为具营养作用的益精养血药，其性平和，甘香可口，为食疗佳品。古方多用于精亏血虚、肝肾不足引起的头晕眼花、须发早白、四肢无力等症，如《寿世保元》扶桑至宝丹（又名桑麻丸）以之配伍桑叶为丸服。亦常与巴戟天、熟地黄等补肾益精养血之品配伍，用以延年益寿。

2. 肠燥便秘。本品富含油脂，能润肠通便，适用于精亏血虚之肠燥便秘。可单用，或与肉苁蓉、苏子、火麻仁等润肠通便之品配伍。

【用法用量】 煎服，9～15g。或入丸、散剂。

【古籍摘要】

《神农本草经》："主伤中虚羸，补五内，益气力，长肌肉，填脑髓。"

《本草备要》："补肝肾，润五脏，滑肠。"

《玉楸药解》："补益精液，润肝脏，养血舒筋。"

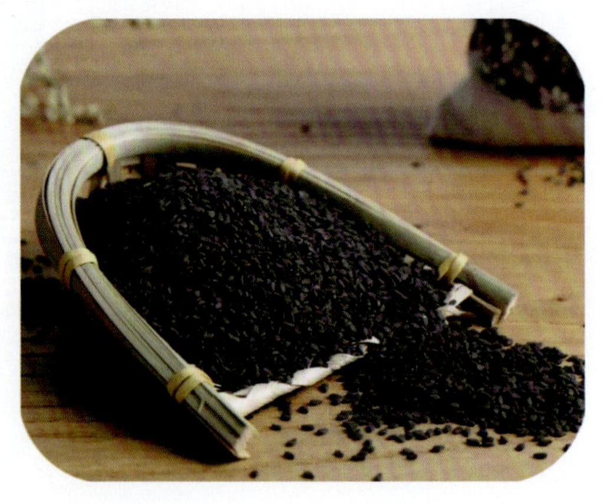

桑　椹

本品为桑科植物桑 *Morus alba* L. 的果穗。主产于江苏、浙江、湖南等地。4—6 月果实变红时采收，晒干，或略蒸后晒干用。

【性味归经】甘、酸，寒。归肝、肾经。

【功效】滋阴补血，生津润燥。

【应用】

1. 肝肾阴虚证。本品能补益肝肾之阴，兼能凉血退热，适用于肝肾阴虚之头晕耳鸣、目暗昏花、关节不利、失眠、须发早白等症。对肝肾阴虚兼血虚者，还能补血养肝。其作用平和，宜熬膏常服；或与熟地黄、何首乌等滋阴、补血之品同用。

2. 津伤口渴、消渴及肠燥便秘等症。本品能生津止渴，润肠通便。兼阴血亏虚者，又能补养阴血。治津伤口渴、内热消渴及肠燥便秘等症，鲜品食用有效。亦可随症，配伍。

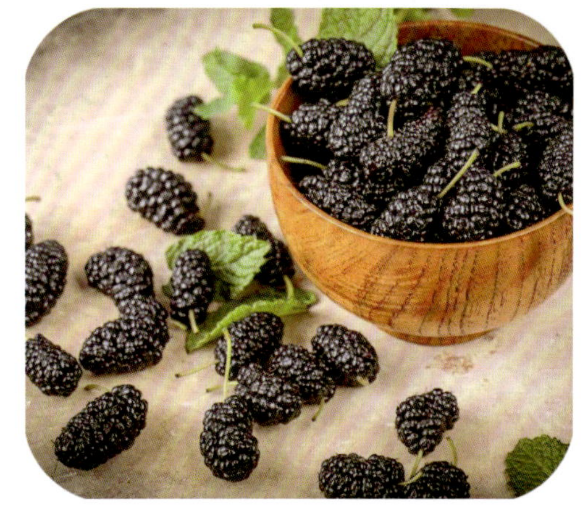

【用法用量】煎服，9～15g。

【古籍摘要】

《新修本草》："主消渴。"

《滇南本草》："益肾脏而固精，久服黑发明目。"

《本草经疏》："为凉血补血益阴之药。"

八、补阳药食

益智仁

本品为姜科植物益智 *Alpinia oxyphylla* Miq. 的成熟果实。主产于广东、广西、云南、福建等地。夏、秋季间果实由绿转红时采收，晒干。砂炒后去壳取仁，生用或盐水微炒用。用时捣碎。

【性味归经】辛，温。归肾、脾经。

【功效】暖肾固精缩尿，温脾开胃摄唾。

【应用】

1. 下元虚寒遗精、遗尿、小便频数。可用本品暖肾固精缩尿，补益之中兼有收涩之性。常与乌药、山药等同用，治疗梦遗，如三仙丸（《世医得效方》）；以益智仁、乌药等分为末，山药糊丸，治下焦虚寒、小便频数，如缩泉丸（《校注妇人大全良方》）。

2. 脾胃虚寒之腹痛吐泻及口涎自流。脾主运化，在液为涎，肾主闭藏，在液为唾，脾肾阳虚，统摄无权，多见涎唾。常以本品暖肾温脾开胃摄唾，常配川乌、干姜、青皮等同用，治脘腹冷痛、呕吐泄利，如益智散（《太平惠民和剂局方》）；若中气虚寒，食少，多涎唾，可单用本品含之，或与理中丸、六君子汤等同用。

【用法用量】煎服，3～10g。

【鉴别用药】补骨脂与益智仁味辛性温热，归脾、肾经，均能补肾助阳，固精缩尿，温脾止泻，都可用治肾阳不足的遗精滑精、遗尿尿频，以及脾肾阳虚的泄泻不止等症。二者常相须为用。但补骨脂助阳的力量强，作用偏于肾，长于补肾壮阳，治疗肾阳不足、命门火衰的腰膝冷痛、阳痿等症，补骨脂多用。也可用治肾不纳气的虚喘，能补肾阳而纳气平喘。益智仁则助阳之力较补骨脂为弱，作用偏于脾，长于温脾开胃摄唾，中气虚寒，食少多唾，小儿流涎不止，腹中冷痛者，益智仁多用。

【古籍摘要】

《本草拾遗》：“止呕哕……含之摄涎秽。”

《本草经疏》：“益智子仁，以其敛摄，故治遗精虚漏，及小便余沥，此皆肾气不固之证也。肾主纳气，虚则不能纳矣。又主五液，涎乃脾之所统，脾肾气虚，二脏失职，是肾不能纳，脾不能摄，故主气逆上浮，涎秽泛滥而上溢也，敛摄脾肾之气，则逆气归元，涎秽下行。”

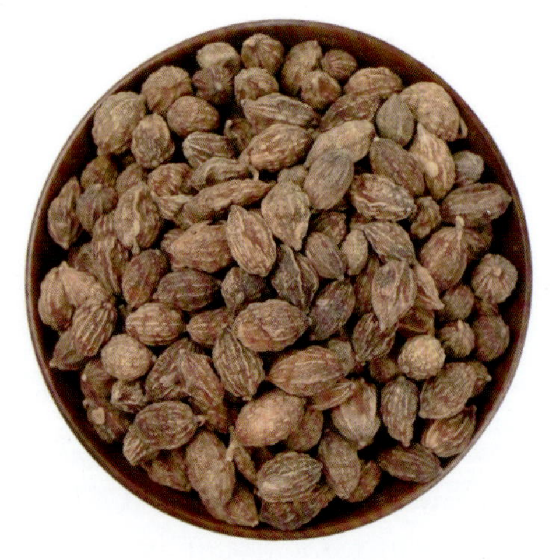

九、补血药食

当　归

本品为伞形科植物当归 *Angelicasinensis*（Oliv.）Diels 的根。主产于甘肃省东南部的岷县（秦州），产量多，质量好。其次，陕西、四川、云南、湖北等省也有栽培。秋末采挖，除尽芦头、须根，待水分稍行蒸发后按大小粗细分别捆成小把，用微火缓缓熏干或用硫黄烟熏，可防蛀防霉。切片生用，或经酒拌、酒炒用。

【性味归经】甘、辛，温。归肝、心、脾经。

【功效】补血调经，活血止痛，润肠通便。

【应用】

1. 血虚诸证。本品甘温质润，长于补血，为补血之圣药。若气血两虚，常配黄芪、人参补气生血，如当归补血汤（《兰室秘藏》）、人参养荣汤（《温疫论》）；若血虚萎黄、心悸失眠，常与熟地黄、白芍、川芎配伍，如四物汤（《太平惠民和剂局方》）。

2. 血虚血瘀之月经不调、经闭、痛经等。常以本品补血活血，调经止痛，常与补血调经药同用，如《太平惠民和剂局方》四物汤，既为补血之要剂，亦为妇科调经的基础方；若兼气虚者，可配人参、黄芪；若兼气滞者，可配香附、延胡索；若兼血热者，可配黄芩、黄连，或牡丹皮、地骨皮；若血瘀经闭不通者，可配桃仁、红花；若血虚寒滞者，可配阿胶、艾叶等。

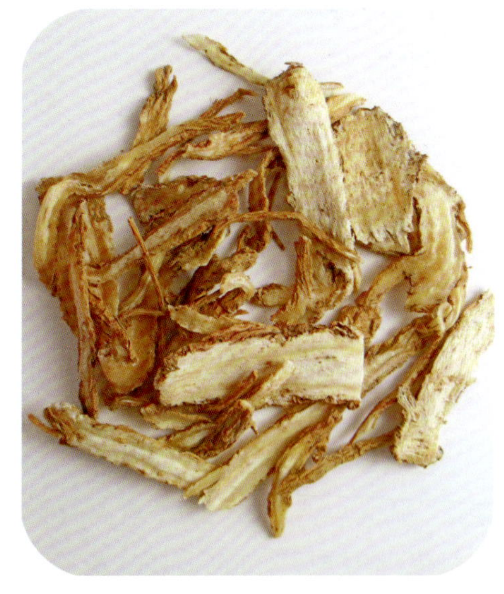

3. 虚寒性腹痛、跌打损伤、痈疽疮疡、风寒痹痛等。本品辛行温通，为活血行气之要药。本品补血活血、散寒止痛，配桂枝、芍药、生姜等同用，治疗血虚血瘀寒凝之腹痛，如当归生姜羊肉汤（《金匮要略》）、当归建中汤（《备急千金要方》)；本品活血止痛，与乳香、没药、桃仁、红花等同用，治疗跌打损伤之瘀血作痛，如复元活血汤（《医学发明》)、活络效灵丹（《医学衷中参西录》)；与金银花、赤芍、天花粉等解毒消痈药同用，以活血消肿止痛，治疗疮疡初起肿胀疼痛，如仙方活命饮(《妇人大全良方》)；与黄芪、人参、肉桂等同用，治疗痈疽溃后不敛，如十全大补汤（《太平惠民和剂局方》)；亦可与金银花、玄参、甘草同用，治疗脱疽溃烂，阴血伤败，如四妙勇安汤（《验方新编》)；若风寒痹痛、肢体麻木，可活血、散寒、止痛，常与羌活、防风、黄芪等同用，如蠲痹汤（《百一选方》)。

4. 血虚肠燥便秘。本品补血以润肠通便，用治血虚肠燥便秘。常以本品与肉苁蓉、牛膝、升麻等同用，如济川煎（《景岳全书》)。

【用法用量】 煎服，5～15g。

【使用注意】 湿盛中满、大便泄泻者忌服。

【古籍摘要】

《神农本草经》：“主咳逆上气，温疟寒热洗洗在皮肤中。妇人漏下绝子，诸恶疮疡，金疮。”

《日华子本草》：“主治一切风、一切血，补一切劳，破恶血，养新血及主癥瘕。”

《医学启源》：“当归，气温味甘，能和血补血，尾破血，身和血。”

《本草纲目》：“治头痛，心腹诸痛，润肠胃、筋骨、皮肤，治痈疽，排脓止痛，和血补血。”

《本草备要》：“润燥滑肠。”

阿 胶

本品为马科动物驴 *Equus asinus* L. 的皮，经漂泡去毛后熬制而成的胶块。古时以产于山东省东阿县而得名。以山东、浙江、江苏等地产量较多。以原胶块用，或将胶块打碎，用蛤粉炒或蒲黄炒成阿胶珠用。

【性味归经】 甘，平。归肺、肝、肾经。

【功效】 补血，滋阴，润肺，止血。

【应用】

1. 血虚证。本品为血肉有情之品，甘平质润，为补血要药，多用治血虚诸证。而尤以治疗出血而致血虚为佳。可单用本品即效。亦常配熟地黄、当归、芍药等同用，如阿胶四物汤（《杂病源流犀烛》)；若与桂枝、甘草、人

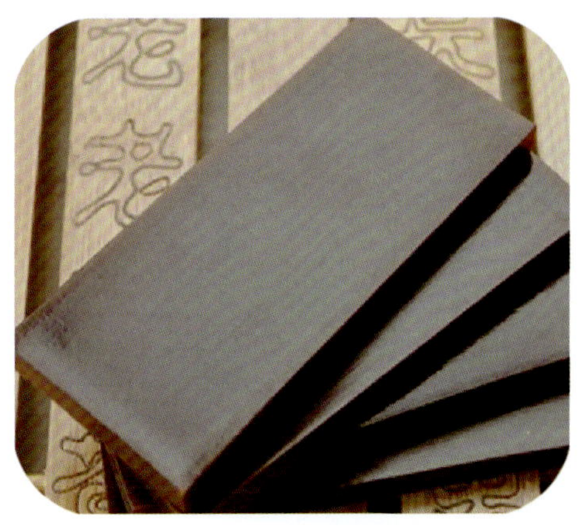

参等同用，可治气虚血少之心动悸、脉结代，如炙甘草汤（《伤寒论》）。

2. 出血证。本品味甘质黏，为止血要药。可单味炒黄为末服，治疗妊娠尿血（《太平圣惠方》）；治阴虚血热吐衄，常配伍蒲黄、生地黄等药，见（《千金翼方》）；治肺破嗽血，配人参、天冬、白及等药，如阿胶散（《仁斋直指方》）；也可与熟地黄、当归、芍药等同用，治血虚血寒妇人崩漏下血等，如胶艾汤（《金匮要略》）；若配白术、灶心土、附子等同用，可治脾气虚寒便血或吐血等证，如黄土汤（《金匮要略》）。

3. 肺阴虚燥咳。本品滋阴润肺，常配马兜铃、牛蒡子、杏仁等同用，治疗肺热阴虚，燥咳痰少，咽喉干燥，痰中带血，如补肺阿胶汤（《小儿药证直诀》）；也可与桑叶、杏仁、麦冬等同用，治疗燥邪伤肺，干咳无痰，心烦口渴，鼻燥咽干等，如清燥救肺汤（《医门法律》）。

4. 热病伤阴之心烦失眠及阴虚风动之手足瘛疭等。本品养阴以滋肾水，常与黄连、白芍等同用，治疗热病伤阴，肾水亏而心火亢，心烦不得眠，如黄连阿胶汤（《伤寒论》）；也可与龟甲、鸡子黄等养液息风药同用，用治温热病后期，真阴欲竭，阴虚风动，手足瘛疭，如大、小定风珠（《温病条辨》）。

【用法用量】5～15g。入汤剂宜烊化冲服。

【使用注意】本品黏腻，有碍消化。脾胃虚弱者慎用。

【古籍摘要】

《神农本草经》：“主心腹内崩，劳极洒洒如疟状，腰腹痛，四肢酸痛，女子下血，安胎。”

《名医别录》：“主丈夫小腹痛，虚劳羸瘦，阴气不足，脚酸不能久立，养肝气。”

蜂　蜜

本品为蜜蜂科昆虫中华蜜蜂 *Apis cerana* Fabricius 或意大利蜜蜂 *Apismellifera* Linnaeus 所酿成的蜜。全国大部分地区均产。春至秋季采收，过滤后供用。

【性味归经】甘，平。归肺、脾、大肠经。

【功能】 补中，润燥，止痛，解毒。

【应用】

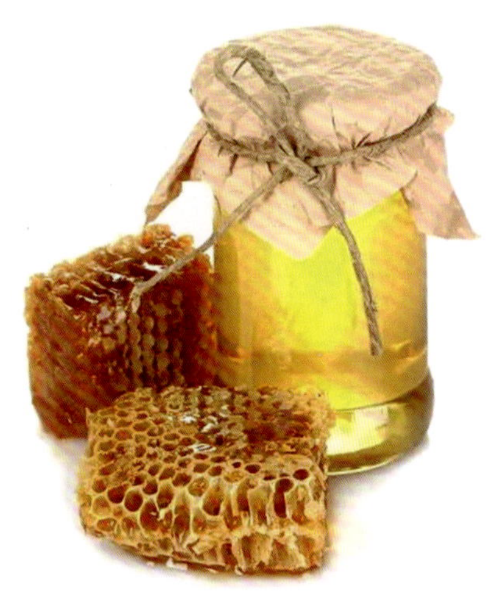

1. 脾气虚弱及中虚脘腹挛急疼痛。本品亦为富含营养成分的补脾益气药，宜用于脾气虚弱、营养不良者。可作食品服用。尤多作为补脾益气丸剂、膏剂的赋型剂，或作为炮炙补脾益气药的辅料。对中虚脘腹疼痛，腹痛喜按，空腹痛甚，食后稍安者，本品既可补中，又可缓急止痛，标本兼顾。单用有效。更常与白芍、甘草等补中缓急止痛之品配伍。

2. 肺虚久咳及燥咳证。本品既能补气益肺，又能润肺止咳，还可补土以生金。治虚劳咳嗽日久，气阴耗伤，气短乏力，咽燥痰少者，单用有效。亦可与人参、生地黄等品同用，如琼玉膏（《洪氏集验方》）。燥邪伤肺，干咳无痰或痰少而黏者，亦可用本品润肺止咳。可与阿胶、桑叶、川贝母等养阴润燥、清肺止咳之品配伍。本品用于润肺止咳，尤多作为炮炙止咳药的辅料，或作为润肺止咳类丸剂或膏剂的赋型剂。

3. 便秘证。本品有润肠通便之效，治疗肠燥便秘者，可单用冲服，或随证与生地黄、当归、火麻仁等滋阴、生津、养血、润肠通便之品配伍。亦可将本品制成栓剂，纳入肛内，以通导大便，如蜜煎导（《伤寒论》）。

4. 解乌头类药毒。本品与乌头类药物同煎，可降低其毒性。服乌头类药物中毒者，大剂量服用本品，有一定解毒作用。

此外，本品外用，对疮疡肿毒有解毒消疮之效；对溃疡、烧烫伤有解毒防腐、生肌敛疮之效。

【用法用量】 煎服或冲服，15～30g，大剂量30～60g。外用适量，本品作栓剂肛内给药，通便效果较口服更捷。

【使用注意】 本品助湿壅中，又能润肠，故湿阻中满及便溏泄泻者慎用。

【古籍摘要】

《神农本草经》："益气补中，止痛，解毒……和百药。"

《本草纲目》："……清热也，补中也，解毒也，润燥也，止痛也。生则性凉，故能清热；熟则性温，故能补中。甘而和平，故能解毒；柔而濡泽，故能润燥。缓可以去急，故能止心腹、肌肉、疮疡之痛……张仲景治阳明结燥，大便不通，蜜煎导法，诚千古神方也。”

龙眼肉（桂圆）

本品为无患子科植物龙眼树 *Dimocarpus longan* Lour. 的假种皮。主产于广东、福建、广西及台湾地区。于夏秋果实成熟时采摘，烘干或晒干，除去壳、核，晒至干爽不黏，贮存备用，鲜品为桂圆。

【性味归经】甘，温。归心、脾经。

【功效】补益心脾，养血安神。

【应用】用于思虑过度，劳伤心脾，而致惊悸怔忡，失眠健忘，食少体倦，以及脾虚气弱，便血崩漏等。本品能补心脾、益气血、安神，与人参、当归、酸枣仁等同用，如归脾汤（《济生方》）；用于气血亏虚，可单服本品，如《随息居饮食谱》玉灵膏（一名代参膏），即单用本品加白糖蒸熟，开水冲服。

【用法用量】煎服，10～25g；大剂量 30～60g。

【使用注意】湿盛中满或有停饮、痰、火者忌服。

【古籍摘要】

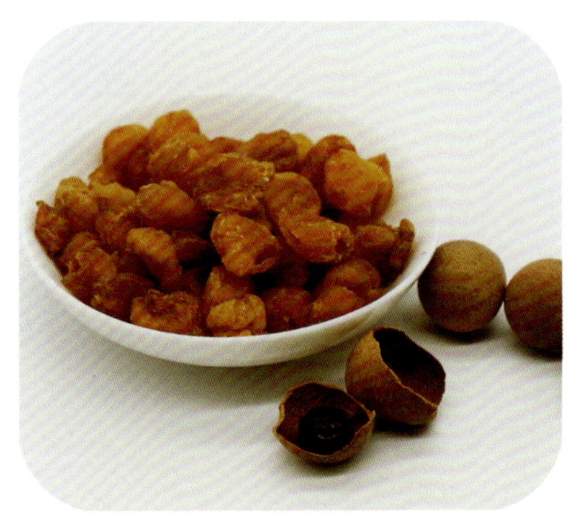

《神农本草经》：“主安志，厌食，久服强魂，聪明轻身不老，通神明。”

《本草求真》：“龙眼气味甘温，多有似于大枣，但此甘味更重，润气尤多，于补气之中，又更存有补血之力，故书载能益脾长智，养心保血，为心脾要药。是以心思劳伤而见健忘怔忡惊悸及肠风下血，俱可用此为治。”

沙　棘

本品为淡胡颓子科植物沙棘 *Hippophae rhamnoides* L. 的成熟果实。主产于西南、华北、西北地区。野生或栽培。秋冬两季果实成熟时或天冷冻硬后采收，除去杂质，晒干或蒸后晒干，生用。

【性味归经】甘、酸、温。归脾、胃、肺、心经。

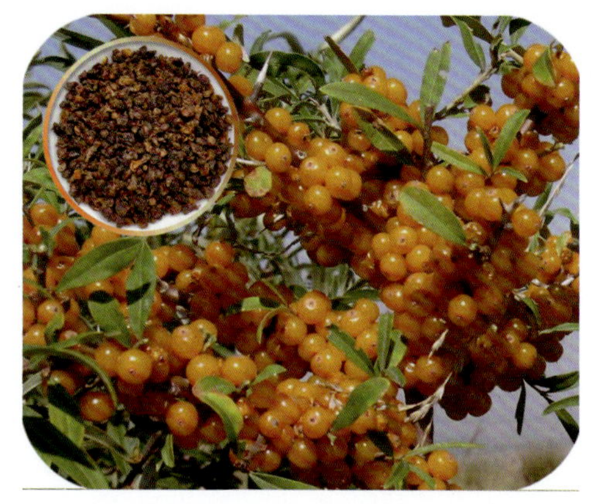

【功效】 健脾消食，止咳祛痰，活血祛瘀。

【应用】

1. 脾虚食少。本品能温养脾气，开胃消食；其味甘酸，又可化阴生津。治疗脾气虚弱或脾胃气阴两伤，食少纳差，消化不良，脘胀腹痛，体倦乏力等症。如《四部医典》以本品与芫荽子、藏木香、余甘子、石榴子等同用。

2. 咳嗽痰多。本品入于肺经，能止咳祛痰，为藏医和蒙医治疗咳喘痰多较为常用的药物。可以单用，如《四部医典》以沙棘适量，煎煮浓缩为膏（即沙棘膏），主治咳嗽。现代临床报道，以沙棘精口服液治疗慢性支气管炎，能明显缓解咳嗽、咯痰等症状。亦可配伍其他止咳祛痰药，如五味沙棘散（《青海省藏药标准》），将本品与余甘子、白葡萄、甘草等同用。

3. 瘀血证。本品具有活血祛瘀作用，可以治疗胸痹心痛、跌打损伤、妇女月经不调等多种瘀血证。因其较长于活血通脉，故以胸痹瘀滞疼痛者多用。单用有效。现代多提取沙棘总黄酮入药。

【用法用量】 煎服，3～9g。

【古籍摘要】

《晶珠本草》："活肺病、喉病……益血。"

《如意宝树》："沙棘果治消化不良、肝病。"

十、止血药食

小　蓟

本品为菊科植物刺儿菜 *Cirsium setosum*（Willd.）MB. 的干燥地上部分或根。全国大部分地区均产。夏、秋季花期采集。除去杂质，晒干，生用或炒炭用。

【性味归经】 甘、苦，凉。归心、肝经。

【功效】 凉血止血，散瘀解毒消痈。

【应用】

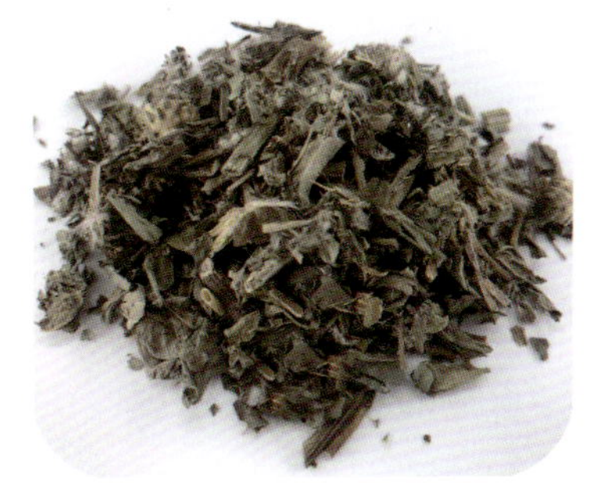

1. 血热出血证。本品性属寒凉，善清血分之热而凉血止血，吐咯衄血、便血崩漏等出血由于血热妄行所致者皆可选用。如《卫生易简方》单用本品捣汁服，治九窍出血；《食疗本草》以本品捣烂外涂，治金疮出血；临证治疗多种出血证，常与大蓟、侧柏叶、茅根、茜草等同用，如十灰散（《十药神书》）。因本品兼能利尿通淋，故尤善治尿血、血淋，可单味应用，也可配伍生地黄、滑石、山栀、淡竹叶等，如小蓟饮子（《济生方》）。

2. 热毒痈肿。本品能清热解毒，散瘀消肿，用治热毒疮疡初起肿痛之证。可单用鲜品捣烂敷患处，也可与乳香、没药同用，如神效方（《普济方》）。

【用法用量】煎服，10～15g，鲜品加倍。外用适量，捣敷患处。

【古籍摘要】

《日华子本草》："小蓟根凉，无毒，治热毒风并胸膈烦闷，开胃下食，退热，补虚损。苗，去烦热，生研汁服。小蓟力微只可退热，不似大蓟能补养下气。"

《本草纲目拾遗》："清火、疏风、豁痰，解一切疔疮痈疽肿毒。"

《医学衷中参西录》："鲜小蓟根，味微辛，气微腥，性凉而润。为其气腥与血同臭，且又性凉濡润，故善入血分，最清血分之热，凡咳血、吐血、衄血、二便下血之因热者，服者莫不立愈。又善治肺病结核，无论何期，用之皆宜，即单用亦可奏效。并治一切疮疡肿疼、花柳毒淋、下血涩疼，盖其性不但能凉血止血，兼能活血解毒，是以有以上种种诸效也。其凉润之性，又善滋阴养血，治血虚发热；至女子血崩赤带，其因热者用之亦效。"

槐　米

本品为豆科植物槐 *Sophora japonica* L. 的干燥花蕾。全国各地均产，以黄土高原和华北平原为多。夏季花未开放时采收其花蕾，称为"槐米"。

【性味归经】苦，微寒。归肝、大肠经。

【功效】凉血止血，清肝泻火。

【应用】

1. 血热出血证。本品性属寒凉，功能凉血止血，可用治血热妄行所致的

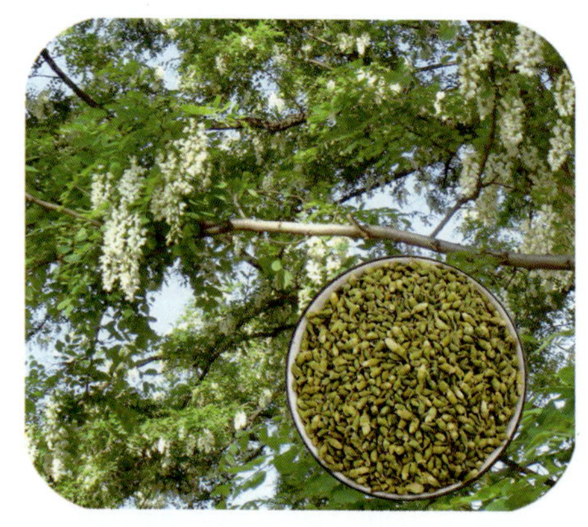

各种出血之证。因其苦降下行，善清泻大肠之火热而止血，故对下部血热所致的痔血、便血等最为适宜。用治新久痔血，常配伍黄连、地榆等，如榆槐脏连丸（《成方便读》）；用治便血属血热甚者，常与山栀配伍，如槐花散（《经验良方》）。

2. 目赤、头痛。本品味苦性寒，长于清泻肝火，凡肝火上炎所导致的目赤、头胀头痛及眩晕等症，可用单味煎汤代茶饮，或配伍夏枯草、菊花等同用。

【用法用量】 煎服，10～15g。外用适量。止血多炒炭用，清热泻火宜生用。

【使用注意】 脾胃虚寒及阴虚发热而无实火者慎用。

【鉴别用药】 地榆、槐花均能凉血止血，用治血热妄行之出血诸证，因其性下行，故以治下部出血证为宜。然地榆凉血之中兼能收涩，凡下部之血热出血，诸如便血、痔血、崩漏、血痢等皆宜；槐花无收涩之性，其止血功在大肠，故以治便血、痔血为佳。

【古籍摘要】

《日华子本草》：“治五痔，心痛，眼赤，杀腹脏虫及热，治皮肤风，及肠风泻血，赤白痢。”

《本草纲目》：“炒香频嚼，治失音及喉痹，又疗吐血衄血，崩中漏下。”

《药品化义》：“槐花味苦，苦能直下，且味厚而沉，主清肠红下血，痔疮肿痛，脏毒淋漓，此凉血之功能独在大肠也，大肠与肺为表里，能疏皮肤风热，是泄肺金之气也。”

白茅根（鲜）

本品为禾本科植物白茅 *Imperatacylindrica* Beauv.var.*major*（Nees）C.E.Hubb. 的根茎。全国各地均有产，但以华北地区较多。春、秋两季采挖，除去须根及膜质叶鞘，洗净，晒干，切段生用。

【性味归经】 甘，寒。归肺、胃、膀胱经。

【功效】 凉血止血，清热利尿，清肺胃热。

【应用】

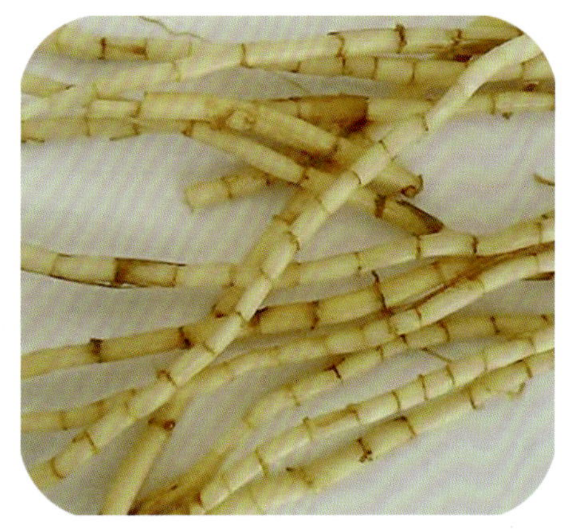

1. 血热出血证。本品味甘性寒入血分，能清血分之热而凉血止血，可用治多种血热出血之证，且单用有效，或配伍其他凉血止血药同用。如《妇人大全良方》治鼻衄出血，《千金翼方》治吐血不止，皆以茅根煎汁或鲜品捣汁服用；若治咯血，与藕同用，均取鲜品煮汁服，如二鲜饮（《医学衷中参西录》）。本品不仅善治上部火热之出血，又因其性寒降，入膀胱经，能清热利尿，导热下行，故对膀胱湿热蕴结而致尿血、血淋之证，尤为适宜。如《太平圣惠方》治小便出血，单用本品煎服；若血尿时发，属虚而有热者，常配人参、地黄、茯苓同用，如茅根饮子（《外台秘要》）。

2. 水肿、热淋、黄疸。本品能清热利尿，而达利水消肿、利尿通淋、利湿退黄之效。如《肘后备急方》治热淋，《医学衷中参西录》治水肿、小便不利，均单用本品煎服，也可与其他清热利尿药同用；治湿热黄疸，常配茵陈、山栀等同用。

3. 胃热呕吐、肺热咳喘。本品既能清胃热而止呕，又能清肺热而止咳。用治胃热呕吐，常与葛根同用，如茅根汤（《小品方》）；用治肺热咳喘，常配桑白皮同用，如如神汤（《太平圣惠方》）。

【用法用量】煎服，15～30g，鲜品加倍，以鲜品为佳，可捣汁服。多生用，止血亦可炒炭用。

【鉴别用药】白茅根、芦根均能清肺胃热而利尿，治疗肺热咳嗽、胃热呕吐和小便淋痛，且常相须为用。然白茅根偏入血分，以凉血止血见长；而芦根偏入气分，以清热生津为优。

【古籍摘要】

《神农本草经》："主劳伤虚羸，补中益气，除瘀血，血闭，寒热，利下便。"

《医学衷中参西录》："中空有节，最善透发脏腑郁热，托痘疹之毒外出；又善利小便淋涩作疼，因热小便短少，腹胀身肿；又能入肺清热以宁嗽定喘；为其味甘，且鲜者嚼之多液，故能入胃滋阴以生津止渴，并治肺胃有热，咳血、吐血、衄血、小便下血，然必用鲜者其效方著。春前秋后剖用之味甘，至生苗盛茂时，味即不甘，用之亦有效验，远胜干者。”

《本草正义》：“白茅根，寒凉而味甚甘，能清血分之热而不伤于燥，又不黏腻，故凉血而不虑其积瘀，以主吐衄呕血。泄降火逆，其效甚捷。”

十一、活血化瘀药食

姜　黄

本品为姜科植物姜黄 *Curcuma longa.* L. 的根茎。主产于四川、福建等地。野生或栽培。冬季茎叶枯萎时采挖，除去须根。煮或蒸至透心，晒干，切厚片，生用。

【性味归经】 辛、苦，温。归肝、脾经。

【功效】 活血行气，通经止痛。

【应用】

1. 气滞血瘀所致的心、胸、胁、腹诸痛。姜黄辛散温通，苦泄，既入血分又入气分，能活血行气而止痛。治胸阳不振、心脉闭阻之心胸痛，可配当归、木香、乌药等药用，如姜黄散(《圣济总录》)；治肝胃气滞寒凝之胸胁痛，可配枳壳、桂心、炙甘草，如推气散（《丹溪心法》)；治气滞血瘀之痛经、经闭、产后腹痛，常与当归、川芎、红花同用，如姜黄散（《圣济总录》)；治跌打损伤，瘀肿疼痛，可配苏木、乳香、没药，如姜黄汤（《伤科方书》)。

2. 风湿痹痛。本品辛散苦燥温通，外散风寒湿邪，内行气血，通经止痛，尤长于行肢臂而除痹痛，常配羌活、防风、当归等药，如五痹汤（《妇人大全良方》)。

此外，以本品配白芷、细辛为末外用可治牙龈肿胀疼痛，如姜黄散《百一选方》；配大黄、白芷、天花粉等外敷，可用于疮疡痈肿，如如意金黄散（《外科正宗》)；单用本品外敷可用于皮癣痛痒。

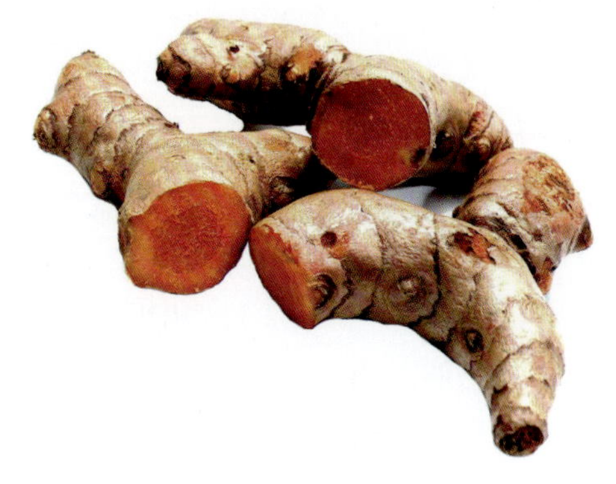

【用法用量】 煎服，3～10g。外用适量。

【使用注意】血虚无气滞血瘀者慎用，孕妇忌用。

【鉴别用药】郁金、姜黄为同一植物的不同药用部位，均能活血散瘀、行气止痛，用于气滞血瘀之证。但姜黄药用其根茎，辛温行散，祛瘀力强，以治寒凝气滞血瘀之证为好，且可祛风通痹而用于风湿痹痛。郁金药用块根，苦寒降泄，行气力强，且凉血，以治血热瘀滞之证为宜，又能利胆退黄，清心解郁而用于湿热黄疸、热病神昏等证。

【古籍摘要】

《新修本草》："主心腹结积，疰忤，下气，破血，除风热，消痈肿，功力烈于郁金。"

《日华子本草》："治癥瘕血块，痈肿，通月经，治跌仆瘀血，消肿毒，止暴风痛，冷气，下食。"

《本草纲目》："治风痹臂痛。""姜黄、郁金、述药（莪术）三物，形状功用皆相近。但郁金入心治血，而姜黄兼入脾，兼治气；述药则入肝，兼治气中之血，为不同耳。"

桃　仁

本品为蔷薇科植物桃 *Prunus persica*（L.）Batsch 或山桃 *Prunus davidiana*（Carr.）Franch. 的成熟种子。桃全国各地均产，多为栽培；山桃主产于辽宁、河北、河南、山东、四川、云南等地，野生。6—7 月果实成熟时采摘，除去果肉及核壳，取出种子，去皮，晒干，生用或炒用。

【性味归经】苦、甘，平。有小毒。归心、肝、大肠经。

【功效】活血祛瘀，润肠通便，止咳平喘。

【应用】

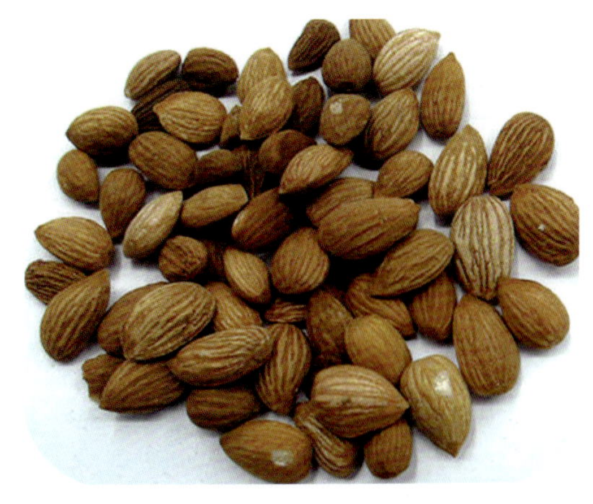

1. 瘀血阻滞证。本品味苦，入心、肝血分，善泄血滞，祛瘀力强，又称破血药，为治疗多种瘀血阻滞病证的常用药。治瘀血经闭、痛经，常与红花相须为用，并配当归、川芎、赤芍等，如桃红四物汤（《医宗金鉴》）；治产后瘀滞腹痛，常配伍炮姜、川芎等，如生化汤（《傅青主女科》）；治瘀血蓄积之癥瘕痞块，常配桂枝、丹皮、赤芍等药，如桂枝茯苓丸（《金匮要略》），或配三棱、莪术等药；若瘀滞较重，须破血逐瘀，可配伍大黄、芒硝、桂枝等药，如桃核承气汤（《伤寒论》）；治跌打损伤，瘀肿疼痛，常配当归、红花、大黄等药，如复元活血汤（《医学发明》）。

2. 肺痈、肠痈。取本品活血祛瘀以消痈，配清热解毒药，常用治肺痈、肠痈等证。治肺痈可配苇茎、冬瓜仁等药，如苇茎汤（《备急千金要方》）；治肠痈配大黄、丹皮等药，如大黄牡丹汤（《金匮要略》）。

3. 肠燥便秘。本品富含油脂，能润燥滑肠，故可用于肠燥便秘证。常配伍当归、火麻仁、瓜蒌仁等，如润肠丸（《脾胃论》）。

4. 咳嗽气喘。本品味苦，能降肺气，有止咳平喘之功，治咳嗽气喘，既可单用煮粥食用，又常与杏仁同用，如双仁丸（《圣济总录》）。

【用法用量】煎服，5～10g，捣碎用；桃仁霜入汤剂宜包煎。

【使用注意】孕妇忌用。便溏者慎用。本品有毒，不可过量。

【古籍摘要】

《神农本草经》："主瘀血，血闭癥瘕，邪气，杀小虫。"

《珍珠囊》："治血结、血秘、血燥，通润大便，破蓄血。"

《本草经疏》："桃仁，性善破血，散而不收，泻而无补。过用之及用之不得其当，能使血下行不止，损伤真阴。"

十二、止咳平喘药食

桔　梗

本品为桔梗科植物桔梗 *Platycodon grandiflorum*（Jacq.）A.DC. 的根。全国大部分地区均产。以东北、华北地区产量较大，华东地区质量较优。秋季采挖，除去须根，刮去外皮，放清水中浸2～3小时，切片，晒干生用或炒用。

【性味归经】苦、辛，平。归肺经。

【功效】宣肺，祛痰，利咽，排脓。

【应用】

1. 咳嗽痰多，胸闷不畅。本品辛散苦泄，宣开肺气，祛痰，无论寒热皆可应用。风寒者，配紫苏、杏仁，如杏苏散（《温病条辨》）；风热者，配桑叶、菊花、杏仁，如桑菊饮（《温病条辨》）；若治痰滞胸痞，常配枳壳。

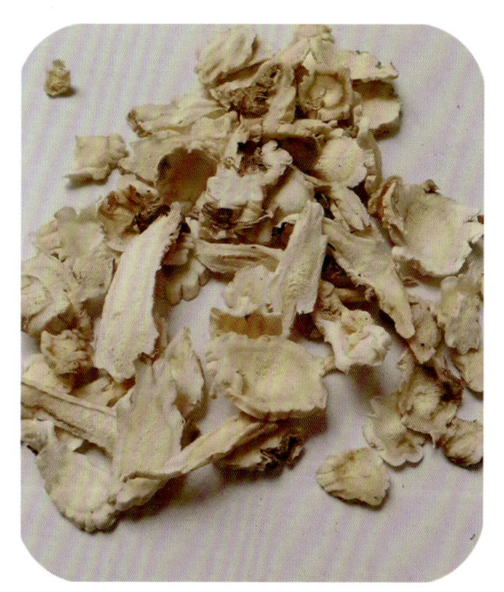

2. 咽喉肿痛，失音。本品能宣肺泄邪以利咽开音。凡外邪犯肺，咽痛失音者，常配甘草、牛蒡子等，如桔梗汤（《金匮要略》）及加味甘桔汤（《医学心悟》）。治咽喉肿痛，热毒盛者，可配射干、马勃、板蓝根等以清热解毒利咽。

3. 肺痈吐脓。本品性散上行，能利肺气以排壅肺之脓痰。治肺痈咳嗽胸痛、咯痰腥臭，可配甘草，如桔梗汤（《金匮要略》）；临床上可再配鱼腥草、冬瓜仁等以加强清肺排脓之效。

此外，本品又可宣开肺气而通二便，用治癃闭、便秘。

【用法用量】煎服，3～10g；或入丸、散。

【使用注意】本品性升散，凡气机上逆之呕吐、呛咳、眩晕、阴虚火旺咳血等不宜用，胃及十二指肠溃疡者慎服。用量过大易致恶心呕吐。

【古籍摘要】

《神农本草经》：“主胸胁痛如刀刺，腹满肠鸣幽幽，惊恐悸气。”

《珍珠囊药性赋》：“其用有四：止咽痛，兼除鼻塞；利膈气，仍治肺痈；一为诸药之舟楫；一为肺部之引经。”

《本草蒙筌》：“开胸膈，除上气壅，清头目，散表寒邪，驱胁下刺痛，通鼻中窒塞，咽喉肿痛急觅，逐肺热，住咳，下痰，治肺痈排脓，养血，仍消恚怒，尤却怔忡。”

胖大海

本品为梧桐科植物胖大海 *Sterculia lychnophora* Hance 的成熟种子。主产于泰国、柬埔寨、马来西亚、印度尼西亚、越南、印度等国。4—6 月果实成熟开裂时，采收种子，晒干。

【性味归经】甘，寒。归肺、大肠经。

【功效】清肺化痰，利咽开音，润肠通便。

【应用】

1. 用于肺热声哑、咽喉疼痛、咳嗽等。本品甘寒质轻，能清宣肺气，化痰利咽开音。常单味泡服，亦可配桔梗、甘草等同用。

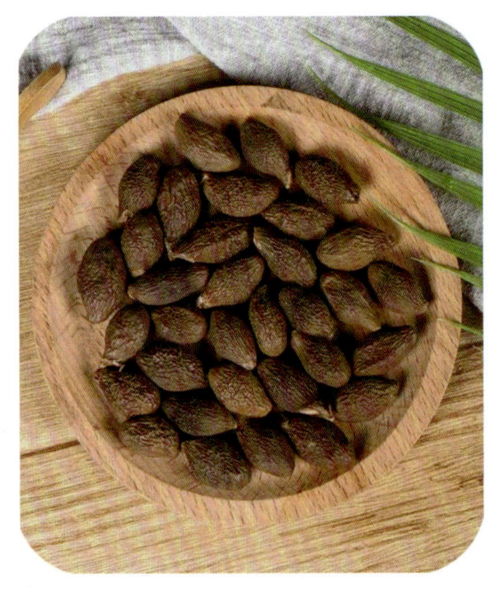

2. 用于燥热便秘、头痛目赤。本品能润肠通便，清泻火热，可单味泡服，或配清热泻下药以增强药效。

【用法用量】2～4 枚，沸水泡服或煎服。

【古籍摘要】

《本草纲目拾遗》："治火闭痘，服之立起，并治一切热证劳伤，吐衄下血，消毒去暑，时行赤眼，风火牙疼……干咳无痰，骨蒸内热，三焦火证，诸疮皆效。"

《本草正义》："善于开宣肺气，并能通泄皮毛，风邪外闭，不问为寒为热，并皆主之。亦能开音治喑，爽嗽豁痰。"

昆布

本品为海带科植物海带 *Laminaria japonica* Aresch. 或翅藻科植物昆布 *Ecklonia kurome* Okam. 的叶状体。主产于山东、辽宁、浙江等地。夏、秋两季采捞，除去杂质，漂净，切宽丝，晒干。

【性味归经】咸，寒。归肝、肾经。

【功效】消痰软坚，利水消肿。

【应用】

1. 瘿瘤，瘰疬，睾丸肿痛。昆布味咸性寒，功效应用与海藻相似，唯力稍强，常与之相须为用以增强疗效。治瘿瘤初起，或肿或硬，而未破者，常与化痰软坚、理气散结之海藻、贝母、青皮等同用，如海藻玉壶汤（《外科正宗》）；兼肝火旺者，常与清肝、理气、活血之芦荟、青皮、川芎等同用；瘿瘤日久，气血虚弱者，常与益气、养血之人参、当归、熟地等同用。治瘰疬初起，恶寒发热者，常与解表、化痰、散结之羌活、防风、海藻、连翘等同用；若瘰疬属肝气郁结，气血不足者，常与补气血、解肝郁之人参、当归、香附

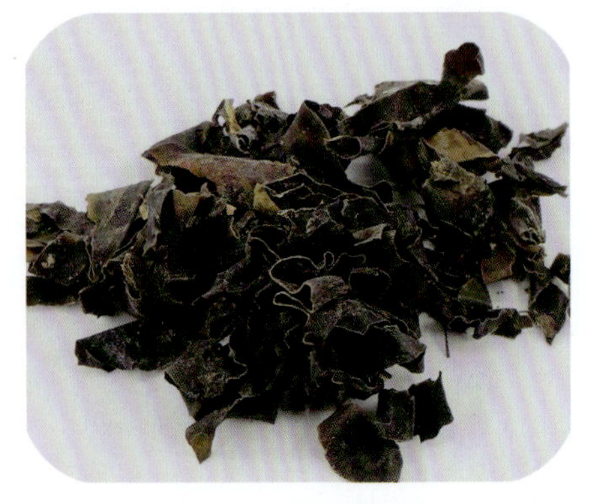

等同用；瘰疬遍生下颏或至颊车，坚而不溃，热毒偏盛者，常与玄参、黄连、三棱等同用。治睾丸肿硬疼痛，因下焦寒湿，气滞血瘀者，可与橘核、荔枝核、延胡索等同用。

2. 痰饮水肿。本品能利水道而消肿，常与利湿之防己、大腹皮、车前子等同用，以增强利水消肿之功。

【用法用量】 煎服，6～12g。

【古籍摘要】

《名医别录》："主十二种水肿，瘿瘤聚结气，瘘疮。"

崔禹锡《食经》："治九瘘风热，热瘅，手脚疼痹，以生啖之益人。"

《本草经疏》："昆布咸能软坚，其性润下，寒能除热散结，故主十二种水肿，瘿瘤聚结气，瘘疮。东垣云：瘿坚如石者，非此不除。正咸能软坚之功也。详其气味、性能、治疗，与海藻大略相同。"

苦杏仁

本品为蔷薇科植物山杏 *Prunus armeniaca* L.var.*ansu* Maxim.、西伯利亚杏 *Prunus sibirica* L.、东北杏 *Prunus mandshurica*（Maxim.）Koehne 或杏 *Prunus armeniaca* L. 的成熟种子。主产于我国东北、内蒙古、华北、西北、新疆及长江流域。夏季采收成熟果实，除去果肉及核壳，晾干，生用或炒用。

【性味归经】 苦，微温。有小毒。归肺、大肠经。

【功效】 止咳平喘，润肠通便。

【应用】

1. 咳嗽气喘。本品入肺经，味苦降泄，肃降兼宣发肺气而能止咳平喘，为治咳喘之要药，随证配伍可治多种咳喘病证。如风寒咳喘，胸闷气逆，配麻黄、甘草，以散风寒宣肺平喘，如三拗汤（《伤寒论》）；若风热咳嗽，发热汗出，配桑叶、菊花，以散风热宣肺止咳，如桑菊饮（《温病条辨》）；若燥热咳嗽，痰少难咯，配桑叶、贝母、沙参，以清肺润燥止咳，如桑杏汤（《温病条辨》）、清燥救肺汤（《医门法律》）；肺热咳喘，配石膏等以清肺泻热、宣肺平喘，如麻杏石甘汤（《伤寒论》）。

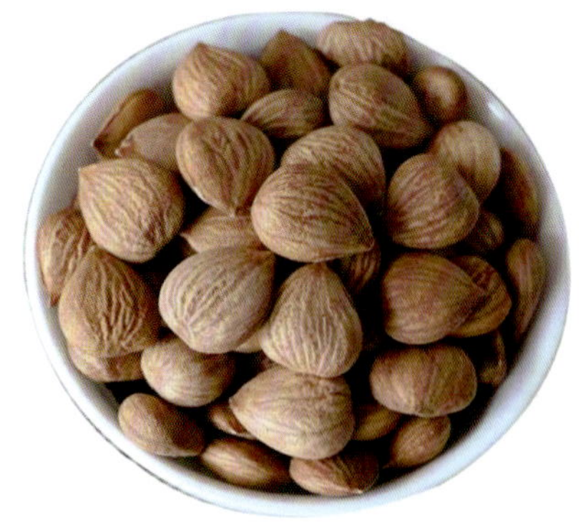

2. 肠燥便秘。本品质润多脂，味苦

而下气，故能润肠通便。常配柏子仁、郁李仁等同用，如五仁丸（《世医得效方》）。

此外，本品外用，可治蛲虫病、外阴瘙痒。

【用法用量】 煎服，3～10g，宜打碎入煎，或入丸、散。

【使用注意】 阴虚咳喘及大便溏泻者忌用。本品有小毒，用量不宜过大；婴儿慎用。

【古籍摘要】

《本草拾遗》："杀虫，以利喉咽，去喉痹、痰唾、咳嗽、喉中热结生疮。"

《珍珠囊药性赋》："除肺热，治上焦风燥，利胸膈气逆，润大肠气秘。"

《本草便读》："功专降气，气降则痰消嗽止。能润大肠，故大肠气秘者可用之。"

附药：甜杏仁

本品为蔷薇科植物杏或山杏的部分栽培种而其味甘甜的成熟种子。性味甘平，功效与苦杏仁类似，药力较缓，且偏于润肺止咳。主要用于虚劳咳嗽或津伤便秘。煎服，5～10g。

紫苏子

本品为唇形科植物紫苏 *Perilla frutescens*（L.）Britt 的成熟果实。主产于江苏、安徽、河南等地。秋季果实成熟时采收，晒干。生用或微炒，用时捣碎。

【性味归经】 辛，温。归肺、大肠经。

【功效】 降气化痰，止咳平喘，润肠通便。

【应用】

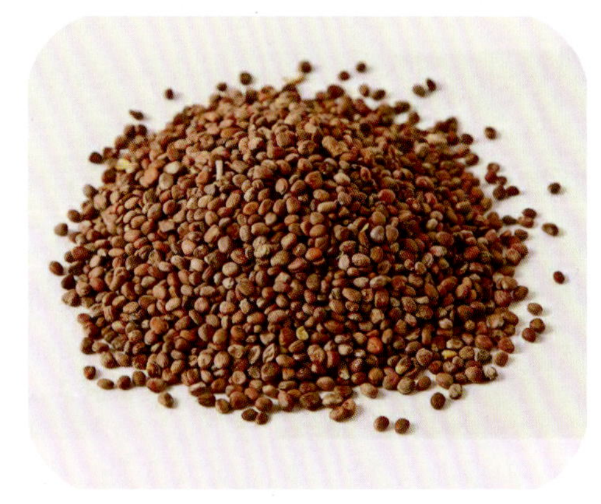

1. 咳喘痰多。本品性主降，长于降肺气，化痰涎，气降痰消则咳喘自平。用治痰壅气逆，咳嗽气喘，痰多胸痞，甚则不能平卧之证，常配白芥子、莱菔子，如三子养亲汤（《韩氏医通》）。若上盛下虚之久咳痰喘，则配肉桂、当归、厚朴等温肾化痰下气之品，如苏子降气汤（《太平惠民和剂局方》)。

2. 肠燥便秘。本品富含油脂，能润燥滑肠，又能降泄肺气以助大肠传导。常配杏仁、火麻仁、瓜蒌仁等，如紫苏麻仁粥(《济生方》)。

【用法用量】煎服，5～10g；煮粥食或入丸、散。

【使用注意】阴虚喘咳及脾虚便溏者慎用。

【古籍摘要】

《名医别录》："主下气，除寒温中。"

《药品化义》："苏子主降，味辛气香主散，降而且散，故专利郁痰。咳逆则气升，喘急则肺胀，以此下气定喘。膈热则痰壅，痰结则闷痛，以此豁痰散结。如气郁不舒，乃风寒客犯肺经，久遏不散，则邪气与真气相持，致饮食不进，痰嗽发热，似弱非弱，以此清气开郁，大为有效。"

《本经逢原》："性能下气，故胸膈不利者宜之……为除喘定嗽、消痰顺气之良剂。但性主疏泄，气虚久嗽，阴虚喘逆，脾虚便溏者皆不可用。"

罗汉果

本品为葫芦科植物罗汉果 *Siraitia grosvenorii* (Swingle) C. Jeffrey ex A. M. Lu et Z. Y. Zhang 的果实。主产于广西。秋季果熟时采摘，用火烘干，刷毛，生用。

【性味归经】甘，凉。归肺、大肠经。

【功效】清肺利咽，化痰止咳，润肠通便。

【应用】

1. 咳喘，咽痛。本品味甘性凉，善清肺热，化痰饮，且可利咽止痛，常用治痰嗽、气喘，可单味煎服，或配伍百部、桑白皮同用；治咽痛失音，可单用泡茶饮。

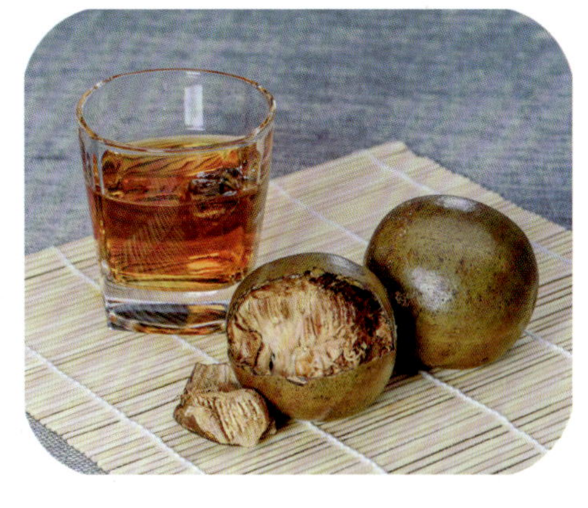

2. 便秘。本品甘润，可生津润肠通便，治肠燥便秘，可配蜂蜜泡饮。

【用法用量】煎服，10～30g；或开水泡服。

【古籍摘要】《岭南采药录》："理痰火咳嗽。"

十三、收涩药食

乌　梅

本品为蔷薇科植物梅 *Prunus mume*（Sieb.）Sieb. et Zucc. 的近成熟果实。主产于浙江、福建、云南等地。夏季果实近成熟时采收，低温烘干后焖至皱皮，色变黑时即成。去核生用或炒炭用。

【性味归经】酸、涩，平。归肝、脾、肺、大肠经。

【功效】敛肺止咳，涩肠止泻，安蛔止痛，生津止渴。

【应用】

1. 肺虚久咳。本品味酸而涩，其性收敛，入肺经能敛肺气，止咳嗽。适用于肺虚久咳少痰或干咳无痰之证。可与罂粟壳、杏仁等同用，如一服散（《世医得效方》）。

2. 久泻，久痢。本品酸涩入大肠经，有良好的涩肠止泻痢作用，为治疗久泻、久痢之常用药。可与罂粟壳、诃子等同用，如固肠丸（《证治准绳》）。取其涩肠止痢之功，配伍解毒止痢之黄连，亦可用于湿热泻痢、便脓血者，如乌梅丸（《太平圣惠方》）。

3. 蛔厥腹痛，呕吐。蛔得酸则静，本品极酸，具有安蛔止痛、和胃止呕的功效，为安蛔之良药。适用于蛔虫所致腹痛、呕吐、四肢厥冷的蛔厥病证，常配伍细辛、川椒、黄连、附子等同用，如乌梅丸（《伤寒论》）。

4. 虚热消渴。本品至酸性平，善能生津液，止烦渴。治虚热消渴，可单用煎服，或与天花粉、麦冬、人参等同用，如玉泉散（《沈氏尊生书》）。

此外，本品炒炭后，涩重于酸，收敛力强，能固冲止漏，可用于崩漏不止、便血等；外敷能消疮毒，可治胬肉外凸、头疮等。

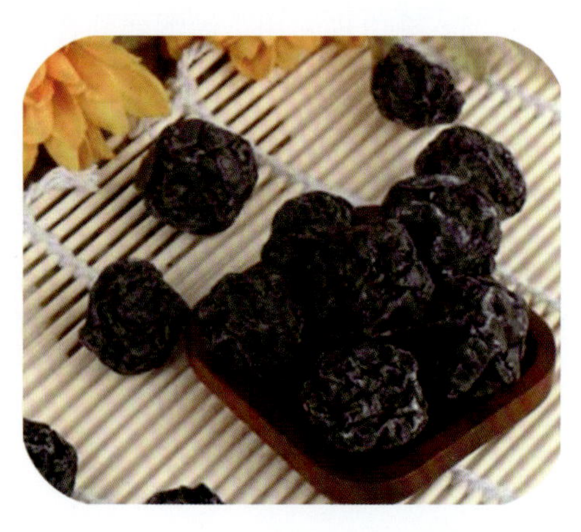

【用法用量】煎服，3～10g，大剂量可用至 30g。外用适量，捣烂或炒炭研末外敷。止泻止血宜炒炭用。

【使用注意】外有表邪或内有实热积滞者均不宜服。

【古籍摘要】

《神农本草经》："下气，除热烦满，安心，止肢体痛，偏枯不仁，死肌，去青黑痔，蚀恶肉。"

《本草纲目》："敛肺涩肠，止久嗽泻痢，反胃噎膈，蛔厥利。"

《本草求真》："乌梅酸涩而温，入肺则收，入肠则涩，入筋与骨则软，入虫则伏，入于死肌、恶肉、恶痣则除，刺入肉中则拔，痈毒可敷，中风牙关紧闭可开，蛔虫上攻眩仆可治，口渴可止。宁不为酸涩收敛止一验乎。"

覆盆子

本品为蔷薇科植物华东覆盆子 *Rubus chingii* Hu 的未成熟果实。主产于浙江、福建等地，夏初果实含青时采收。沸水略烫。晒干生用。

【性味归经】甘、酸，微温。入肝、肾经。

【功效】固精缩尿，益肝肾，明目。

【应用】

1. 遗精滑精、遗尿尿频。本品甘酸微温，主入肝肾，既能收涩固精缩尿，又能补益肝肾。治肾虚遗精、滑精、阳痿、不孕者，常与枸杞子、菟丝子、五味子等同用，如五子衍宗丸（《丹溪心法》）；治肾虚遗尿、尿频者，常与桑螵蛸、益智仁、补骨脂等药同用。

2. 肝肾不足，目暗不明。本品能益肝肾，明目。治疗肝肾不足，目暗不明者，可单用久服，或与枸杞子、桑椹、菟丝子等药同用。

【用法用量】煎服，5～10g。

【古籍摘要】

《名医别录》："益气轻身，令发不白。"

《本草备要》："益肾脏而固精，补肝虚而明目，起阳痿，缩小便。"

《本草正义》："覆盆，为滋养真阴之药，味带微酸，能收摄耗散之阴气而生津液，故寇宗奭谓益肾缩小便，服之当覆其溺器，语虽附会，尚为有理。"

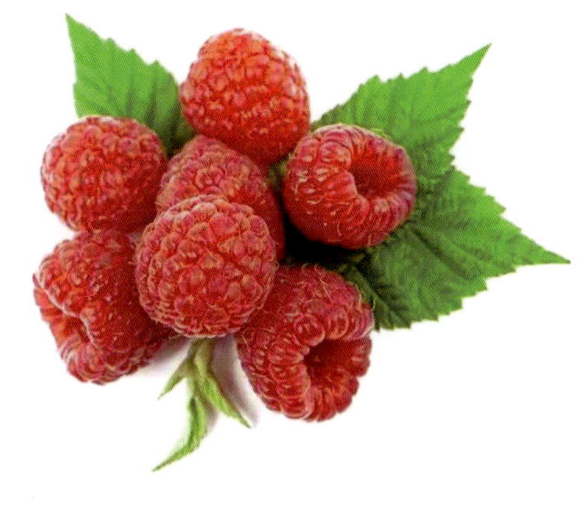

莲　子

本品为睡莲科植物莲 *Nelumbo nucifera* Gaertn. 的成熟种子。主产于湖南、福建、江苏、浙江及南方各地池沼湖溏中。秋季采收。晒干，生用。

【性味归经】甘、涩，平。归脾、肾、心经。

【功效】固精止带，补脾止泻，益肾养心。

【应用】

1. 遗精，滑精。本品味甘而涩，入肾经而能益肾固精。治肾虚精关不固之遗精、滑精，常与芡实、龙骨等同用，如金锁固精丸（《医方集解》）。

2. 带下。本品既补脾益肾，又固涩止带，其补涩兼施，为治疗脾虚、肾虚带下之常用之品。治脾虚带下者，常与茯苓、白术等药同用；治脾肾两虚，带下清稀，腰膝酸软者，可与山茱萸、山药、芡实等药同用。

3. 脾虚泄泻。本品甘可补脾，涩能止泻，既可补益脾气，又能涩肠止泻。治脾虚久泻，食欲不振者，常与党参、茯苓、白术等同用，如参苓白术散（《太平惠民和剂局方》）。

4. 心悸，失眠。本品甘平，入于心肾，能养心血，益肾气，交通心肾而有安神之功。治心肾不交之虚烦、心悸、失眠者，常与酸枣仁、茯神、远志等药同用。

【用法用量】煎服，10～15g。去心打碎用。

【古籍摘要】

《神农本草经》："主补中，养神，益气力。"

《本草纲目》："交心肾，厚肠胃，固精气，强筋骨，补虚损……止脾泻久痢，赤白浊，女人带下崩中诸血病。"

《玉楸药解》："莲子甘平，甚益脾胃，而固涩之性，最宜滑泄之家，遗精便溏，极有良效。"

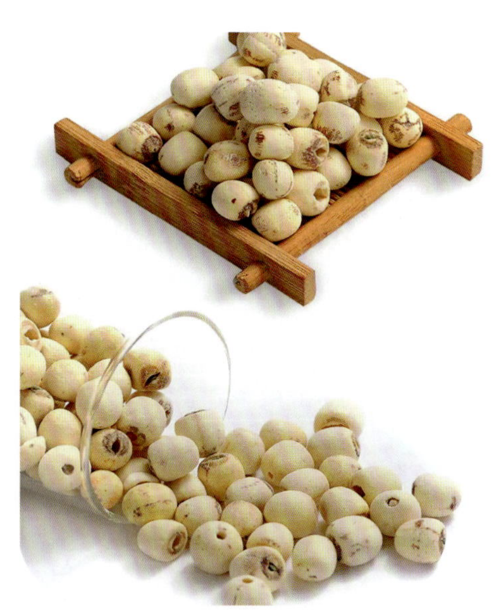

附药：荷叶

本品为莲的叶片。味苦、涩，性平。功能清暑利湿，升阳止血。

主治暑热病证、脾虚泄泻和多种出血证。煎服，3～10g。

芡　实

本品为睡莲科植物芡 *Euryale ferox* Salisb. 的成熟种仁。主产于湖南、江西、安徽、山东等地。秋末冬初采收成熟果实，除去果皮，取出种仁，再除去硬壳，晒干。捣碎生用或炒用。

【性味归经】 甘、涩，平。归脾、肾经。

【功效】 益肾固精，健脾止泻，除湿止带。

【应用】

1. 遗精，滑精。本品甘涩收敛，善能益肾固精。治肾虚不固之腰膝酸软、遗精滑精，常与金樱子相须而用，如水陆二仙丹（《仁存堂经验方》）；亦可与莲子、莲须、牡蛎等配伍，如金锁固精丸（《医方集解》）。

2. 脾虚久泻。本品既能健脾除湿，又能收敛止泻。可用治脾虚湿盛，久泻不愈，常与白术、茯苓、扁豆等药同用。

3. 带下。本品能益肾健脾、收敛固涩、除湿止带，为治疗带下证之佳品。治脾肾两虚之带下清稀，常与党参、白术、山药等药同用。若治湿热带下，则配伍清热利湿之黄柏、车前子等同用，如易黄汤（《傅青主女科》）。

【用法用量】 煎服，10～15g。

【鉴别用药】 芡实与莲子，二者同科属，均为甘涩平，主归脾、肾经。均能益肾固精、补脾止泻、止带，其补中兼涩，主治肾虚遗精、遗尿，脾虚食少、泄泻，脾肾两虚之带下等。但芡实益脾肾固涩之中，又能除湿止带，故为治疗虚、实带下证之常用药物。

【古籍摘要】

《神农本草经》："主治湿痹腰脊膝痛，补中，除暴疾，益精气，强志，令耳目聪明。"

《本草纲目》："止渴益肾，治小便不禁，遗精，白浊，带下。"

《本草求真》："味甘补脾，故能利湿，而使泄泻腹痛可治……味涩固肾，故能闭气，而使遗带小便不禁皆愈。"

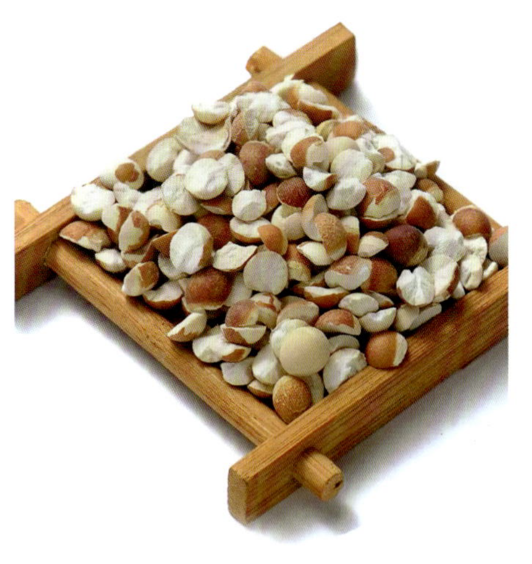

肉豆蔻

本品为肉豆蔻科植物肉豆蔻 *Myristica fragrans* Houtt 的成熟种仁。主产于马来西亚、印度尼西亚；我国广东、广西、云南亦有栽培。冬、春两季果实成熟时采收。除去皮壳后，干燥，煨制去油用。

【性味归经】 辛，温。归脾、胃、大肠经。

【功效】 涩肠止泻，温中行气。

【应用】

1. 虚泻，冷痢。本品辛温而涩，入中焦，能暖脾胃，固大肠，止泻痢，为治疗虚寒性泻痢之要药。治脾胃虚寒之久泻、久痢，常与肉桂、干姜、党参、白术、诃子等药同用；若配补骨脂、五味子、吴茱萸，可治脾肾阳虚、五更泄泻，如四神丸（《证治准绳》）。

2. 胃寒胀痛，食少呕吐。本品辛香温燥，能温中理脾、行气止痛。治胃寒气滞、脘腹胀痛、食少呕吐等症，常与木香、干姜、半夏等药同用。

【用法用量】 煎服，3～9g；入丸、散服，每次 0.5～1g。内服须煨熟去油用。

【使用注意】 湿热泻痢者忌用。

【古籍摘要】

《药性论》：“能主小儿吐逆不下乳，腹痛。治宿食不消，痰饮。”

《开宝本草》：“主温中消食，止泻，治积冷心腹胀痛，霍乱中恶。”

《本草经疏》：“肉豆蔻辛味能散能消，温气能和中通畅，其气芬芳，香气先入脾，脾主消化，温和而辛香，故开胃，胃喜暖故也。”

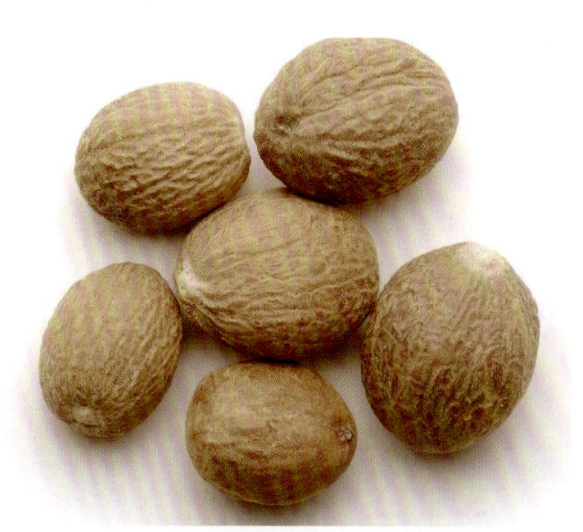

十四、消食药食

山　楂

本品为蔷薇科植物山里红 *Crataegus pinnatifida* Bge.var.*major* N.E.Br. 或山楂 *Crataegus pinnatifida* Bge. 的成熟果实。主产于河南、山东、河北等地，以

山东产量大、质佳。多为栽培品。秋季果实成熟时采收。切片，干燥。生用或炒用。

【性味归经】酸、甘，微温。归脾、胃、肝经。

【功效】消食化积，行气散瘀。

【应用】

1. 饮食积滞证。本品酸甘，微温不热，功善消食化积，能治各种饮食积滞，为消化油腻肉食积滞之要药。凡肉食积滞之脘腹胀满、嗳气吞酸、腹痛便溏者，均可应用。如《简便方》即以单味煎服，治食肉不消。若配莱菔子、神曲等，可加强消食化积之功。若配木香、青皮以行气消滞，治积滞脘腹胀痛，如匀气散（《证治准绳》）。

2. 泻痢腹痛，疝气痛。山楂入肝经，能行气散结止痛，炒用兼能止泻止痢。治泻痢腹痛，可单用焦山楂水煎服，或用山楂炭研末服，如《医钞类编》方；亦可配木香、槟榔等同用。治疝气痛，常与橘核、荔枝核等同用。

3. 瘀阻胸腹痛，痛经。本品性温兼入肝经血分，能通行气血，有活血祛瘀止痛之功。治瘀滞胸胁痛，常与川芎、桃仁、红花等同用。若治疗产后瘀阻腹痛、恶露不尽或痛经、经闭，朱丹溪经验方即单用本品加糖水煎服；亦可与当归、香附、红花同用，如通瘀煎（《景岳全书》）。

此外，现代单用本品制剂治疗冠心病、高血压病、高脂血症、细菌性痢疾等，均有较好的疗效。

【用法用量】煎服，9～12g，大剂量30g。生山楂、炒山楂多用于消食散瘀，焦山楂、山楂炭多用于止泻痢。

【使用注意】脾胃虚弱而无积滞者或胃酸分泌过多者均慎用。

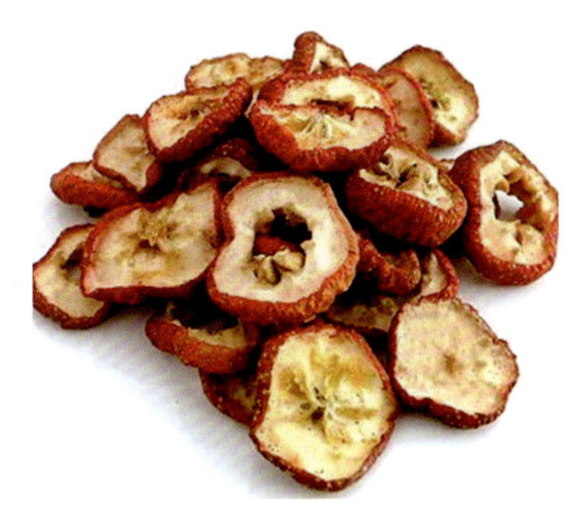

【古籍摘要】

《新修本草》：“汁服主水利，沐头及洗身上疮痒。”

《日用本草》：“化食积，行结气，健胃宽膈，消血痞气块。”

《本草纲目》：“化饮食，消肉积、癥瘕、痰饮、痞满、吞酸、滞血胀痛。”

鸡内金

本品为雉科动物家鸡 *Gallus gallus domesticus* Brisson 的砂囊内壁。全国各地均产。杀鸡后，取出鸡肫，趁热剥取内壁，洗净，干燥。生用、炒用或醋制入药。

【性味归经】 甘，平。归脾、胃、小肠、膀胱经。

【功效】 消食健胃，涩精止遗。

【应用】

1. 饮食积滞，小儿疳积。本品消食化积的作用较强，并可健运脾胃，故广泛用于米面薯芋乳肉等各种食积证。病情较轻者，单味研末服即有效，如《备急千金要方》独用本品治消化不良引起的反胃吐食；若配山楂、麦芽等，可增强消食导滞的作用，治疗食积较重者。若与白术、山药、使君子等同用，可治小儿脾虚疳积。

2. 肾虚遗精、遗尿。本品可固精缩尿止遗。如《吉林中草药》即以鸡内金单味炒焦研末，温酒送服治遗精；若以本品配菟丝子、桑螵蛸等，可治遗尿，如鸡肶胵散（《太平圣惠方》）。

3. 砂石淋证、胆结石。本品入膀胱经，有化坚消石之功。《医林集要》以本品“烧存性”，治小便淋沥，痛不可忍。现常与金钱草等药同用，治砂石淋证或胆结石。

【用法用量】 煎服，3～10g；研末服，每次1.5～3g。研末服效果比煎剂好。

【使用注意】 脾虚无积滞者慎用。

【古籍摘要】

《神农本草经》：“主泄利。”

《日华子本草》：“止泄精，并尿血、崩中、带下、肠风泻痢。”

《滇南本草》：“宽中健脾，消食磨胃。治小儿乳食结滞，肚大筋青，痞积疳积。”

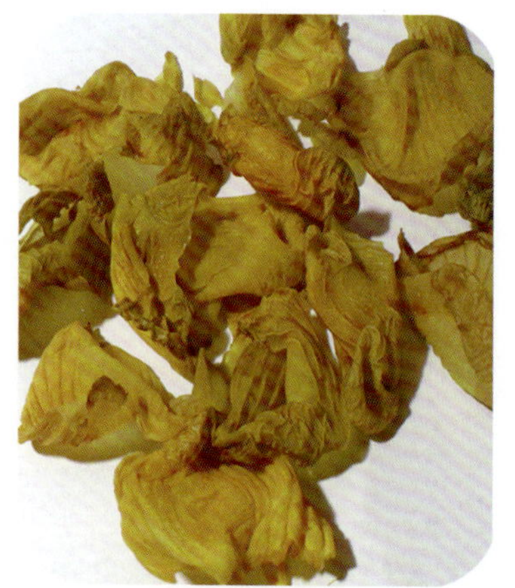

麦　芽

本品为禾本科植物大麦 *Hordeum vulgare* L. 的成熟果实经发芽干燥而成。全国各地均可生产。将大麦洗净，浸泡4～6小时后捞出，保持适宜温、湿度，待幼芽长至约0.5cm时，晒干或低温干燥。生用、炒黄或炒焦用。

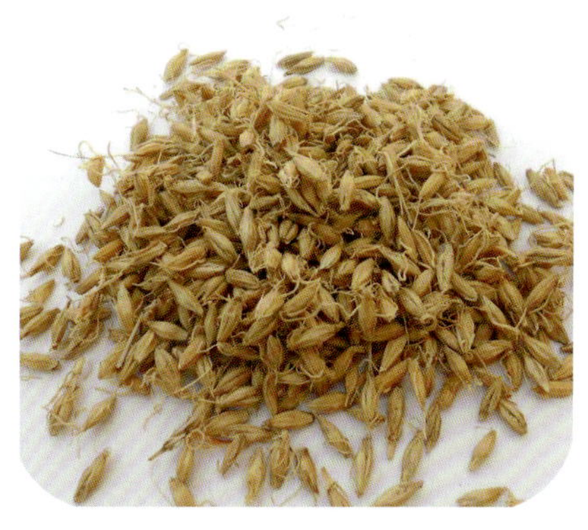

【性味归经】甘，平。归脾、胃、肝经。

【功效】消食健胃，回乳消胀。

【应用】

1. 米面薯芋食滞证。本品甘平，健胃消食，尤能促进淀粉性食物的消化。主治米面薯芋类积滞不化，常配山楂、神曲、鸡内金同用；治小儿乳食停滞，单用本品煎服或研末服有效；若配白术、陈皮，可治脾虚食少，食后饱胀，如健脾丸（《本草纲目》）。

2. 断乳、乳房胀痛。本品有回乳之功。可单用生麦芽或炒麦芽 120g（或生、炒麦芽各 60g），煎服，用治妇女断乳或乳汁郁积之乳房胀痛等。

此外，本品又兼能疏肝解郁，常配川楝子、柴胡等，用治肝气郁滞或肝胃不和之胁痛、脘腹痛等。

【用法用量】煎服，10～15g，大剂量 30～120g。生麦芽功偏消食健胃；炒麦芽多用于回乳消胀。

【使用注意】授乳期妇女不宜使用。

【古籍摘要】

《名医别录》："消食和中。"

《药性论》："消化宿食，破冷气，去心腹胀满。"

《本草纲目》："消化一切米面诸果食积。"

莱菔子

本品为十字花科植物萝卜 *Raphanus sativus* L. 的成熟种子。全国各地均有栽培。夏季果实成熟时采割植株，晒干，搓出种子，除去杂质，再晒干。生用或炒用，用时捣碎。

【性味归经】辛、甘，平。归肺、脾、胃经。

【功效】消食除胀，降气化痰。

【应用】

1. 食积气滞证。本品味辛行散，消食化积之中，尤善行气消胀。常与山楂、神曲、陈皮同用，治食积气滞所致的脘腹胀满或疼痛，嗳气吞酸，如保和丸（《丹溪心法》）；若再配白术，可攻补兼施，治疗食积气滞兼脾虚者，如

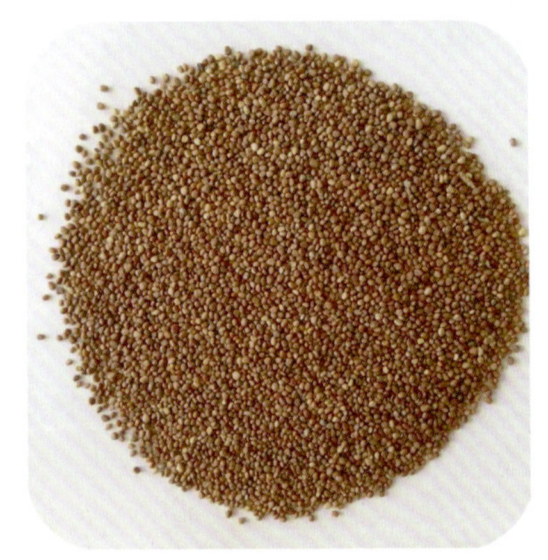

大安丸（《丹溪心法》）。

2. 咳喘痰多，胸闷食少。本品既能消食化积，又能降气化痰，止咳平喘尤宜。治咳喘痰壅、胸闷兼食积，如《食医心镜》单用本品为末服；或与白芥子、苏子等同用，如三子养亲汤（《韩氏医通》）。

此外，古方中有单用生品研服治涌吐风痰者，但现代临床很少用。

【用法用量】煎服，6～10g。生用吐风痰，炒用消食下气化痰。

【使用注意】本品辛散耗气，故气虚及无食积、痰滞者慎用。不宜与人参同用。

【鉴别用药】莱菔子、山楂均有良好的消食化积之功，主治食积证。但山楂长于消积化滞，主治肉食积滞；而莱菔子尤善消食行气消胀，主治食积气滞证。

【古籍摘要】

《日华子本草》："水研服吐风痰，醋研消肿毒。"

《本草纲目》："下气定喘，治痰，消食，除胀，利大小便，止气痛，下痢后重，发疮疹。"

《医林纂要》："生用，吐风痰，宽胸膈，托疮疹；熟用，下气消痰，攻坚积，疗后重。"

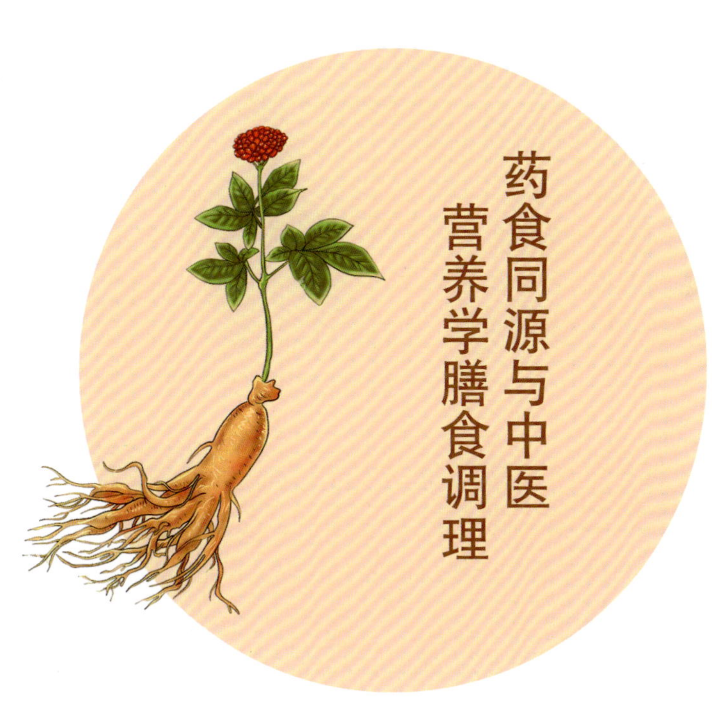
药食同源与中医
营养学膳食调理

第 6 章　中医营养学是传统中医文化的瑰宝

一、中医营养学源远流长

（一）营养与营养学

“营养”一词，古已有之。据《普济方·一百八十八卷》记载：“夫人之所以滋养其身者，唯气与血。血为营，气为卫。营行脉中，卫行脉外……血之周流于身，上透泥丸（注：百会穴），下至涌泉，灌溉诸经，营养百脉。”“营”，有经营、营造、谋取之意；“养”，有滋养、调养、养护之意。

营养不足或营养过度皆可发为疾病，如“肝气不足则血弱，肾气不足则精衰，血弱精衰，不能营养于目，渐致昏暗”（《圣济总录·卷一百八》）。又如“疔疮之生，膏粱人居其半，皆因营养过度，火毒外发所致”（《华佗神方·卷五》）。

在古代，“营养”与“荣养”相通。《华佗神方·卷一》记载：“肺生肾，肾生肝，肝生心，心生脾，脾生肺，上下荣养，无有休息。”又如《雷公炮制药性解·卷一》记载：“酒厚肠胃，驻颜色，通行血脉，荣养肌肤。”

营养，实际上是机体摄取、消化、吸收和利用食物或养料，以维持正常生命活动的过程。人们摄取食物，经过胃的受纳腐熟、脾的运化，将食物中的精微物质输送到全身，以营养五脏六腑、四肢百骸及皮毛筋骨等组织器官，生命得以生生不息。

西医营养学是研究机体营养规律以及改善措施的一门学科。它是以生物化学、生理学为基础发展起来的，奠基于 18 世纪中叶，20 世纪初传入我国。而我国固有的中医营养学已有两千多年的历史，自成体系，为中华民族的繁衍与健康做出了巨大的贡献。

中医营养学是研究中医饮食理论及其应用的一门学科，与养生、中药、针灸、推拿、气功等学科一样，都是中医学的重要组成部分，在预防医学、临床医学、康复医学、老年医学各领域中占有重要地位。

中医营养学不同于中医药膳学，中医营养学研究的是饮食问题，中医药膳学研究的是食药同用问题，二者不应混淆。

（二）中医营养学研究的内容

1. 理论

研究中医营养学的理论体系、思维方法、基本原则等。

2. 食物

食物系指供人食用的天然物质，如谷薯类、豆类、蔬菜、水果、菌类、肉类、奶蛋、水产品、调味品、饮水类等。食物提供人体必需的营养精微物质，是中医营养应用的基础。

3. 传统养疗食品

食品是食物的升华。古代有许多传统食品，具有一定的养生疗病功效，常以鲜汁、茶饮、酒剂、羹汤、粥食、菜肴、米面食品、蜜膏等形式出现。它们散在于历代方书、本草著作和烹饪书籍中。

4. 饮食养生

饮食养生，简称“食养”，是指利用饮食以营养机体、维持健康、保健强身、延年益寿的活动。“食养”一词，较早见于《黄帝内经》。《素问·五常政大论》曰：“谷肉果菜，食养尽之。”四时、人群、体质的饮食养生是食养的重要部分。古代文献均有涉及。文献还记载了许多食物具有养生保健的功效，如润肤、美颜、乌发、生发、聪耳、明目、益智、增力、轻身、肥健、固齿、延年、强筋、壮阳、种子、助孕等，种类繁多。

5. 饮食治疗

饮食治疗，古代多以“食治”相称，现代多以“食疗”相称，是指利用饮食以防治疾病的活动。中医饮食疗法的理论和方法十分丰富。历代方书和本草著作记载了大量的食疗方，民间也有不少行之有效的经验方。

6. 饮食有节

饮食有节，泛指饮食的方法、方式，包括饮食制度等。《素问·生气通天论》中所说“食饮有节”是饮食有节的较早记载。

7. 饮食禁忌

饮食禁忌，简称“食忌”，就是有关食之“非所宜”的诸般情况。如水肿者饮食不宜咸，肥胖、消渴者不宜吃肥甘之物，有痰湿者饮食不宜滋腻等。饮食禁忌除需在临床治疗中注意外，在日常生活中也应注意，并随着季节、地域、机体的变化而有所调整。

食物、传统养疗食品、饮食节制、饮食禁忌贯穿于饮食应用之中，在饮食养生、饮食治疗中起着重要作用。

二、整体观念

中医学非常重视人体本身脏腑组织的统一性、完整性及其与自然界的相互关系，认为人是一个有机的整体，构成人体的各个组成部分，在结构上是不可分割的，在功能上相互协调、相互为用，在病理上是相互影响的。人体与自然界是息息相关的，因而人的生命活动、疾病的产生和变化与机体内部以及自然界变化都密切相关。另外，人与社会也密不可分。这一整体观念对中医营养学产生了深刻的影响。

（一）人是一个有机整体

人体是由各种内脏、组织、器官构成的，这些内脏、组织、器官虽然各有不同的生理功能，但相互之间并不是互不相关，而是密切联系的，形成了一个有机的整体，从而维持人体的生命活动。

这种相互联系是以五脏为中心，通过经络的作用而实现的。它体现在脏腑之间、脏腑与各组织之间的各个方面。如心主血脉，主神志，主汗液，开窍于舌，其华在面，心与小肠相表里；肺主气，司呼吸，主宣发肃降，主通调水道，开窍于鼻，其华在毛，肺与大肠相表里；脾主运化，主升，主统血，主肌肉、四肢，开窍于口，其华在唇，脾与胃相表里；肝藏血，主疏泄，主筋，开窍于目，其华在爪，肝与胆相表里；肾藏精，主纳气，主水，主骨生髓，开窍于耳及二阴，其华在发，肾与膀胱相表里。因此，脏腑的功能失常，可以反映于体表。正如《丹溪心法》所说："有诸内者，必形诸外。"体表组织器官有病变，也可以影响到脏腑。

在临诊过程中可以根据五官、形体、色脉等外在的变化，了解脏腑的虚实、气血的盛衰以及正邪的消长，从而确定饮食原则。如老年人常见头发花白、腰酸腿软、眼花耳聋等症，考虑目与肝有关，肝肾同源，肾与骨、耳及头发有关，认为是肝肾不足所致，法宜补益肝肾，可以经常食用黑芝麻、核桃仁、山药、桑椹、芡实等食物，以聪耳明目、乌发、坚骨、延年益寿。又如患者出现心慌、心悸、面色苍白、失眠、多梦等症，心主血脉，主神志，其华在面，诸症为心血不足所致，可予以大枣、莲子、百合、龙眼肉等，以益气养血、安神助眠。

（二）人与自然密切相关

人处于自然界中，与自然具有相通相应的关系。昼夜阴阳的消长，一年四季的气候变化，不同地域的地理环境、居住条件、生活习惯等，都会影响人的生理活动。在一般情况下，人应该顺应自然界的变化，正如《灵枢·邪客》所说："人与天地相应。"一旦气候环境的变化超过人体的适应能力，或者由于人体的调节功能失常，不能对外界变化做出适当的反应时，就会发生疾病。

春生、夏长、秋收、冬藏，人也要顺应这种变化而调整饮食内容。如春季阳气生发，万物生机勃勃，为了顺应这种变化，可食用一些辛散之品，如葱、姜、蒜、芫荽、豆豉等，以振奋身体的阳气；夏季天气炎热，宜食寒凉清热之品，如苦瓜、绿茶、绿豆等；三伏天暑湿较重，宜食健脾化湿之品，如冬瓜、薏苡仁、白扁豆等；秋季气候干燥，宜食甘润之品，如百合、枇杷、蜂蜜等；冬季气候寒冷，又逢身体休养生机之时，宜予补益之品，如羊肉、狗肉、乌骨鸡等。

地域不同，对身体健康、疾病的发生也有影响。如《素问·异法方宜论》曰："故东方之域……鱼盐之地，海滨傍水，其民食鱼而嗜咸……故其民皆黑色疏理，其病皆为痈疡……西方者，金石之域，沙石之处……其民华食而脂肥，故邪不能伤其形体，其病生于内……北方者，天地所闭藏之域也……其民乐野处而乳食，脏寒生满病……南方者，天地所长养，阳之所盛处也……其民皆致理而赤色，其病挛痹……中央者，其地平以湿，天地所以生万物也众，其民杂食而不劳，故其病多痿厥寒热。"可见地域不同、饮食不同，所患疾病也不同。

四川、贵州、云南等地处西南山区，气候潮湿阴冷，可吃一些辛辣之品，如辣椒、花椒等，以燥湿除湿。而北方气候干燥，则不宜食辛辣之物。有些四川人到北方工作后，还保留了原来的饮食习惯，喜欢吃辣椒，就出现了口唇生疮等上火症状。

（三）人与社会和谐统一

人不仅生活在自然环境中，也生活在社会环境中，因此，社会因素对人的健康和疾病的发生有极重要的影响。人的社会地位和生活环境不同，身心状态也有所差异。如明代李中梓在《医宗必读》中指出："大抵富贵之人多劳心，贫贱之人多劳力；富贵者膏粱自奉；贫贱者藜藿苟充；富贵者曲房广厦，贫贱者陋巷茅茨；劳心则中虚而筋柔骨脆，劳力则中实而骨劲筋强；膏粱自奉者脏腑恒娇，藜藿苟充者脏腑恒固；曲房广厦者玄府疏而六淫易客，茅茨陋巷者腠理密而外邪难干。”

我国是一个多民族的国家，世界是一个多元化的社会，所到之处进行饮食指导或饮食治疗时，均需尊重当地的宗教信仰、饮食风俗，与当地社会和谐统一。

三、阴阳平衡

（一）阴阳学说

阴阳学说认为阴阳代表着一切事物中的矛盾双方。就日光的向背而言，朝向阳光则为阳，背向阳光则为阴。向阳的地方光明、温暖，背阳的地方黑暗、寒冷，古人以光明、黑暗，温暖、寒冷分阴阳。阴阳决定着一切事物的生长、发展、变化以及衰败和消亡。正如《素问·阴阳应象大论》所言：“阴阳者，天地之道也，万物之纲纪。”

对人体而言，也存在着阴阳两个方面。人体的上部为阳，下部为阴；体表属阳，体内属阴；体表的背部属阳，腹部属阴；外侧为阳，内侧为阴。从五脏六腑来说，五脏属阴，六腑属阳。

人体的正常生命活动是阴阳两个方面保持相对平衡的结果。如果阴阳失去相对平衡，出现了偏盛或偏衰，就会发生疾病。如果阴阳不协调发展到相互分离，人的生命就停止了。正如《素问·生气通天论》所言：“阴阳离绝，精气乃绝。”

《素问·阴阳应象大论》曰：“善诊者，察色按脉，先别阴阳。”阴阳是辨别证候的总纲。如八纲辨证中，表证、热证、实证属阳；里证、寒证、虚证属阴。在临床辨证中，只有分清阴阳，才能抓住疾病的本质，做到执简驭繁。凡见无热恶寒、四肢厥冷、息短气乏、精神不振、呕吐、下利清谷、小便色白、面白舌淡、脉沉微等证候的，属于阴证；凡见身热、恶热不恶寒、心烦口渴、气高而粗、目赤多眵、面唇色红、小便红赤、大便或秘或干、舌质红绛、脉滑数有力等证候的，属于阳证。又如在虚证分类中，心有气虚和血虚之分，前者属阳虚范畴，后者属阴虚范畴。

总之，阴阳偏盛、偏衰是疾病过程中病理变化的基本规律。尽管疾病的病理变化错综复杂、千变万化，但其基本性质可以概括为阴和阳两大类。辨别阴阳在临床上具有重要的意义。

（二）阴平阳秘

中医学认为身体失健、罹患疾病，究其原因，皆为阴阳失衡所致，如阴阳之偏盛或阴阳之偏衰。《素问·生气通天论》所言“阴平阳秘，精神乃治”，“因而和之，是谓圣度”，这是中医认识疾病、治疗疾病的基本原则。围绕调理阴阳进行食事活动，使机体保持“阴平阳秘”，乃是中医营养学理论的核心所在。正如《素问·至真要大论》所言“谨察阴阳之所在，以平为期。”

因此，饮食应以调整阴阳为基本指导思想。《素问·骨空论》曰：“调其阴阳，不足则补，有余则泻。”补即补虚，益气、养血、滋阴、助阳、添精、补髓、生津诸方面皆属于补虚；泻即泻实，解表、祛寒、清热、燥湿、利水、泻下、祛风、行气等方面则属于泻实。无论是补虚还是泻实，目的皆一，即调整机体内的阴阳使之平衡，以维持或达到“阴平阳秘”的正常生理状态，从而保证身体康健。如阴虚者可给予山药、百合、猪肉、甲鱼等滋阴补虚的食物，阳虚者可给予羊肉、狗肉、虾等甘温助阳的食物。

“热者寒之，寒者热之”也是平衡阴阳的手段。如热病发热、口渴，可以给予西瓜、黄瓜、荸荠等寒凉性食物；因寒月经期腹痛，可以给予生姜、红糖等温热性食物。

此外，在食物搭配和膳食的制备上，中医也十分注重调和阴阳，使膳食无偏寒、偏热之弊病。例如，烹制田螺、螃蟹等寒性食物时，总配以葱、姜、蒜、醋等温性调料，以佐制菜肴偏寒凉之性，以免食后损伤脾阳而引起脘腹不舒等症状。又如烹制苦瓜时，因其苦寒，常配以辛温的辣椒，以期寒热平衡。

四、药食同源

（一）药食同源

我国自古就有药食同源的说法。药食同源的原始含义是指食物和药物同出一源，均来自于自然界的动植物。这在综合性本草及中药著作中，体现得尤为突出。

自《神农本草经》之后，有代表性的本草著作是梁代陶弘景所著的《本草经集注》，它是对魏晋以来的本草学发展的总结。全书7卷，载药730种，分玉石、草、木、虫兽、果菜、米食、有名未用7类，首创按药物自然属性分类的方法，其中食物为46种。

唐代首次由政府主持编写的《新修本草》，由长孙无忌、李勣领衔编修，由苏敬实际负责，23人参加撰写。全书卷帙浩繁，共54卷；内容丰富，图文并茂，载药844种，包括食物69种。该书反映了唐代本草学的辉煌成就。

宋代唐慎微编撰的《经史证类备急本草》(简称《证类本草》)，是在北宋官修本草的基础上兼收经史百家药学资料编修而成的。它囊括了北宋及其以前本草学的精华，是我国以完整的原书形式流传至今的最早的一部本草著作。全书共33卷，载药1558种，其中食物110种。

明代医家李时珍勤求古训，博采诸家之长，共收集本草1892种，著成了《本草纲目》一书，不仅是明代以前本草的集大成者，也是食物本草的总结，分布在草部、果部等十余类中。1953年由人民卫生出版社出版的《本草纲目》，上册多为药物，下册多为食物，共计529种，并对食物进行了全面评述；还记载了大量食疗方。

《本草品汇精要》是明代官修本草著作，由明孝宗下令编纂，于1605年完成。博采众家之长，共收集药物1815种，分为玉石、草、木、人、兽、禽、虫鱼、果、米谷和菜共10部，记载食物263种。本书绘制了大量彩图，精美且便于识别。

《本草纲目拾遗》为清代赵学敏所著，在《本草纲目》的基础上发展了本草学。全书共10卷，载药921种，其中食物为212种。

新中国成立以后，1977年原江苏新医学院编写了《中药大辞典》，全书分上、下册及附编三部分，共收载中药5767种，包括植物药4773种、动物药740种、矿物药82种。全书内容丰富，资料齐全、系统，有重要的文献价值，是新中国第一部大型中药工具书。2002年对该书进行修订，出版第2版，共收载中药6008种，其中食物为661种，约占全书的10%。

《中华本草》(1999年)由国家中医药管理局主持编纂，该书全面总结了我国两千多年来中药学成就，集中反映了20世纪中药学的发展水平，是一部综合本草著作。全书共34卷，收载药物8980种，其中食物620种。

食物与药物同为一物的也比比皆是。如冬瓜，冬瓜皮、冬瓜子列为中药学的利水药，而冬瓜瓤为寻常蔬菜；荔枝，荔枝核列为中药学的理气药，而荔枝肉是美味水果；同为小麦，浮小麦（未成熟的小麦）在中药中为收涩药，成熟的小麦为日常面食的主要原料；又如鲍鱼，鲍鱼壳称为石决明（煅制），为平肝息风药，而鲍鱼肉味道鲜美，为海鲜中的佳品。

（二）食药有别

药食同源，皆由同一理论指导，因而二者在性能上有相通之处。食物也具有类似药物的四气五味、升降浮沉、归经、功效等属性。如宋代《养老奉亲书》所说："水陆之物为饮食者，不管千百品，其四气五味，冷热补泻之性，亦皆禀于阴阳五行，与药无殊。"食药相通是食物具有养生保健、防病治病功能的理论基础。

尽管药食同源，药食相通，但食物与药物还是有区别的。

其一，对常人来说，药物只是日常生活的备用品，而食物却是必需品。食物含有营养精微物质，是维持人体健康的基础，需天天补充。有水谷则生，无水谷则死。

其二，药物作用比较峻烈，有一定的不良反应，容易伤人。正如孙思邈所言"药性刚烈，犹若御兵"。食物比较平和，作用和缓，无不良反应，孙思邈在《千金要方·食治》中言"食能排邪而安脏腑，悦神爽志，以资气血"。

其三，药物作用强，起效快；食物作用弱，起效慢，需要经常食用。

因此，古代医家提出："人若能知其食性，调而用之，则倍胜于药也……善治药者，不如善治食。"（《养老奉亲书》）

中医营养学一贯倡导以食养生，以食疗病，"若能用食平疴，适性遣疾者，可谓良工"。

五、脾胃为本

《素问·灵兰秘典论》曰："脾胃者，仓廪之官，五味出焉。"《素问·六节藏象论》曰："脾、胃、大肠、小肠、三焦、膀胱者，仓廪之本，营之居也，名曰器，能化糟粕，转味而人出者也。"可见脾胃是人体营养过程中的重要器官。

（一）脾胃功能

1. 脾的主要功能是"主运化"和"主升"

"主运化"包括运化水谷和运化水湿两个方面。通过脾的运化功能，将食物中的水谷精微物质转输和布散到全身，实际上是对营养物质的消化、吸收与运输。这一功能在营养学中是非常重要的。它与西医学所讲的脾脏，是两个不同的概念。如果脾虚不能健运，则出现腹胀、腹泻、食欲不振、肌肉消瘦、四肢倦怠、倦怠无力等症。

运化水湿是指脾有调节水液的代谢、防止水液在体内停滞的作用。如果脾气虚，运化失常，水湿停留，可以生湿、生痰，引起腹胀、水肿。《素问·至真要大论》曰："诸湿肿满，皆属于脾。"

"主升"是指升清，即脾气将水谷精微物质上输于肺，再由肺宣发布散至全身。如果脾的升清作用失常，则会导致清窍失养而出现头晕目眩等症。"主升"还包括升举脏器，防止下垂。脾虚则脾气的升举作用减弱。

2. 胃的主要功能是"受纳、腐熟水谷"和"主降"

饮食入口，容纳于胃，胃中的水谷经过胃气腐熟消磨，使水谷精微物质逸出，并由脾运化至全身。如果胃功能失常，就会出现厌食、食欲不振、胃脘满闷等症。

胃还主降，以降为顺。胃气只有下行，才能把腐熟的饮食水谷下传入小肠，以便进一步消化、吸收和排泄。如果胃的通降功能失常，胃失和降，可见脘腹胀满疼痛、口臭泛酸、大便不通等症；或者出现胃气上逆，可见恶心呕吐、嗳气呃逆等症。

中医学认为，胃为水谷之海，脾为气血生化之源。胃主受纳，脾主运化；脾主升，胃主降。脾胃为人体的后天之本，二者互为表里，共同完成食物的受纳、腐熟和对精微物质的吸收与输布，进而滋养五脏六腑、四肢百骸、肌肉筋骨、皮肤毛发。

（二）培补后天

李东垣十分重视脾胃在人体中的作用，在其所著《脾胃论》一书中言"阴精所奉，谓脾胃既和，谷气上升，春夏令行，故其人寿，阴精所降，谓脾胃不和，谷气下流，收藏令行，故其人夭"，并指出"内伤脾胃，百病丛生"。这些都对后世产生了深远的影响。

脾胃为后天之本，脾胃功能的强弱对于身体康健，疾病的发生、传变、转归都起着重要的作用。在临床应用中，应注意培补后天以生气血，顾护脾胃而不伤中州。

长期以来，我国人民的膳食一直以谷物为主食，这是一个很好的饮食传统。谷物性味多为甘平，有健脾益胃、培补后天的作用，可以使气血生化源源不断。谷类食物中以粳米、籼米、粟米、糯米、小麦补脾胃的作用为优。

补脾胃的食物分布很广，除谷类外，还有薯类（甘薯、马铃薯、山药等）、豆类（黄豆、白扁豆、豌豆等）、蔬菜（胡萝卜、莲藕等）、菌类（香菇、蘑菇等）、水果（苹果、龙眼肉、桑椹等）、肉类（猪肉、牛肉、兔肉、鸡肉等）、奶蛋（牛乳、羊乳、鸡蛋、鸭蛋等）、鱼类（鲢鱼、鲤鱼、鲫鱼、鳜鱼等）及调味品（蜂蜜、饴糖、白糖、红糖等）。据古代本草记载，补脾胃的食物有近百种，自然界的食物为人类提供了培补后天的丰富资源。

脾胃发病，大多由饮食所伤。李东垣言“若饮食失节，寒温不适，则脾胃乃伤”，需给予合理的饮食进行调养。他又引《难经·十四难》言“损其脾者，调其饮食，适其寒温”，即损伤脾胃的人，应该注意饮食上的调节，所食之物要注意寒温适宜。饮食忌生冷、辛辣、黏腻之品，以免损伤脾胃之元气。

第 7 章　中医营养学的原则与膳食标准

一、全面膳食

早在两千多年以前，我国医学著作《黄帝内经》就提出了全面膳食的要求，如《素问·脏气法时论》所说的“五谷为养，五果为助，五畜为益，五菜为充，气味合而服之，以补精益气”，可能是世界上最早的膳食指南。

五谷原指粳米、麻、大豆、麦、黄黍，后泛指谷类食物，也包括豆类作物。“五谷为养”有给养、滋养之意。谷物来源广泛，性味比较平和，有补脾胃的作用，脾胃健旺才能运化水谷，气血生化有源，以供养五脏之气。谷物是我国膳食的主体，为日常生活中的主食。

五果原指枣、李、栗、杏、桃，后泛指水果食物。“五果为助”有辅助、帮助之意。水果有益肺、生津、开胃、消食等作用，辅助五谷滋养人体。

五畜原指猪、牛、羊、狗、鸡，谓牛羊犬豕鸡，后泛指家畜、家禽等。有的也包括其附属品奶、蛋在内。“五畜为益”有补益、滋补之意。精血不充，非草木之类所能益，是必血气之属以补之，故精不足者补之以味。动物肉类为血肉有情之品，滋补性强，多有健脾益气、补肾填精的作用。

五菜原指葵、韭、藿、薤、葱，后泛指蔬菜。“五菜为充”有补充、充实之意，蔬菜功多疏利，可以补充五谷之不足。

《黄帝内经》提示我们日常膳食应以谷物为养，肉类作为补益，以蔬菜水果作为辅助补充，这样配制的膳食，“谷肉果菜，食养尽之”（《素问·五常政大论》），有益于身体健康。

二、辨证施膳

辨证论治是中医学的基本原则，在中医营养学体现为辨证施膳。辨证施膳是由辨证与施膳相互联系的两个部分所组成。辨证不是各种症状的简单罗列，而是通过对症状、舌苔、脉象等进行综合分析，从中找出内在的联系，得出证候的概念，并以此作为主治处方的重要依据。辨证是决定治疗的前提和依据，施膳是治疗的手段和方法。

中医辨证的方法很多，如八纲辨证、脏腑辨证、气血津液辨证等。八纲辨证是中医学辨证的基本方法，即把疾病状况分为表、里、虚、实、寒、热、阴、阳八个证，阴阳为八纲之总纲。表证、热证、实证属于阳证；里证、寒证、虚证属于阴证。

表证：属病位在肌表，病势较浅，多为外感病初期，宜给予发散解表的膳食。如风寒感冒，可喝生姜红糖水，促使汗出邪去。

里证：属病位在内，脏腑失调，病情较重，多由于内脏功能活动失调，代谢障碍，以致痰饮、水湿、瘀血等病理产物停留体内所致，宜给予调理脏腑的膳食，如脾虚湿盛所致的水肿、小便不利，可予冬瓜、玉米须煮水喝，以利水消肿。

寒证：属感受寒邪或阴盛、阳虚引起的寒冷证候，宜给予温中散寒的膳食。如胃寒疼痛，可用生姜粥、生姜羊肉汤等，以温暖胃脘。

热证：属感受热邪，或阳盛、阴虚引起的温热证候，宜给予寒凉之品，如发热口渴，可予西瓜汁、凉拌番茄等，以清热生津。

虚证：属人体正气不足而引起的虚弱证候，宜配补益之品。阳虚者形寒肢冷、形不足者，温之以气，如羊肉粥、狗肉汤等甘温之品，使阳气旺盛；阴虚者身体消瘦、精不足者，补之以味，则要用厚味之物，如炖甲鱼、猪肉羹，鸡蛋羹等，补益精血，使阴精充足。

实证：属邪气亢盛，正气未衰，正邪相争所表现的一类证候，配膳应以泻实祛邪为主，如风湿痹证，可予薏苡仁粥，以渗除水湿、舒筋除痹。

脏腑辨证也是常用的辨证方法。根据脏腑的生理和病理特点辨明疾病所属脏腑，再配制相应的饮食疗法。例如，胃痛患者，疼痛隐隐，喜温喜按，食少乏力，属脾胃虚寒，可予以糯米粥、羊肉粥等温中暖胃之品；胃脘胀闷，脘痛连胁，每因情志因素而痛作，属肝胃气滞，可予茉莉花茶、金橘饼等疏肝理气之品。

食疗与药疗不同，如果脱离了日常膳食，一味地追求辨证施膳，日久就会造成营养失衡，导致营养不良。因此，在实际应用时，一定要注意辨证施膳与全面膳食相结合。

三、谨和五味

食物有酸、苦、甘、辛、咸五味，与人体的五脏有密切的对应关系。对此,《黄帝内经》中有许多相关记载，如《素问·宣明五气》曰：“五味所入，酸入肝、辛入肺、苦入心，咸入肾，甘入脾，是谓五入。”又如《素问·至真要大论》曰：“夫五味入胃，各归所喜，故酸先入肝，苦先入心，甘先入脾，辛先入肺，咸先入肾，久而增气，物化之常也。”说明酸、苦、甘、辛、咸五味对五脏产生特定的联系和亲和作用，久服可增补其脏之气。

五味既能养五脏，亦能伤五脏。如果长期偏嗜某味食物，就会导致相应脏腑的功能失调，阴阳失去平衡，从而引发疾病。早在《素问·五脏生成》就记载了“五味所伤”,“是故多食咸，则脉凝泣而变色；多食苦，则皮槁而毛拔；多食辛，则筋急而爪枯；多食酸，则肉胝（䐢）而唇揭；多食甘，则骨痛而发落，此五味之所伤也”。又如《素问·生气通天论》曰：“阴之所生，本在五味，阴之五宫，伤在五味。是故味过于酸，肝气以津，脾气乃绝。味过于咸，大骨气劳，短肌，心气抑。味过于甘，心气喘满，色黑，肾气不衡。味过于苦，脾气不濡，胃气乃厚。味过于辛，筋脉沮弛，精神乃央。”

常人不宜五味偏嗜，患者更需谨慎，否则病情加重，变证丛生。《素问·宣明五气》提出“五味所禁”,“辛走气，气病无多食辛；咸走血，血病无多食咸；苦走骨，骨病无多食苦；甘走肉，肉病无多食甘；酸走筋，筋病无多食酸。是谓五禁，无令多食”。身体超重和肥胖者不宜吃肥甘食物，胃病患者不宜吃辛辣食物，高血压和肾病患者应少吃食盐。

无论是在日常生活中，还是患病期间，饮食都要注意五味的搭配和协调，勿令其偏,“是故谨和五味，骨正筋柔，气血以流，腠理以密，如是则骨气以精，谨道如法，长有天命”(《素问·生气通天论》)。

四、饮食有节

《素问·上古天真论》曰：“上古之人，其知道者，法于阴阳，和于术数，食饮有节，起居有常，不妄作劳，故能形与神俱，而尽终其天年，度百岁乃去。”食饮有节即饮食有节，包含两层含义，一是饮食节制，二是饮食规律。

1. 饮食节制

饮食节制就是控制食量，饥饱适度。人体对饮食的消化、吸收、输布，主要靠脾胃来完成。进食定量，饥饱适中，恰到好处，则脾胃功能运转正常，人体就能及时得到营养精微物质的供给，从而保证各种生理功能活动。如果饮食不节，饥饱无度，则会损伤脾胃，进而引起诸多病证。

《素问·痹论》指出饮食过度的危害，“饮食自倍，肠胃乃伤”，出现胃肠道症状，如脘腹部胀满不舒、嗳腐吞酸、大便泄泻或秘结不通等。本病小儿多见，这是小儿脾胃功能较弱，又常不能自己控制进食量，因而容易发生食伤脾胃的病证。

另外，饮食过量，天长日久，形体日丰而成肥胖。肥胖也是心血管病、脑血管病、糖尿病、痛风、恶性肿瘤等病的危险因素。

如果长期饮食过饥，无法保证营养的供给，则机体气血生化乏源，出现身体消瘦、面色苍白、心慌失眠、月经量少等症状，进而导致营养不良。

饮水和进食一样也要适量，应避免一次饮水过多，也不要渴了再喝。如《饮膳正要·养生避忌》所言：“善养生者，先饥而食，食勿令饱，先渴而饮，饮勿令过，食欲数而少，不欲顿而多。”

2. 饮食规律

饮食规律是进食有相对固定的时间，有一定的规律。早在《尚书》中就有“食哉惟时”之论。有规律地定时进食，可以保证消化、吸收功能有节奏地进行活动，脾胃则可协调配合，有张有弛，饮食即可在机体内有条不紊地被消化、吸收，并输布全身。如果食无定时，扰乱了胃肠消化的正常规律，则会导致胃肠功能失调，食欲减退，消化能力减弱，损害健康。

我国传统的一日三餐是很有道理的，故要养成定时进食的良好习惯，以适应消化功能的生理节律。消化功能健旺则身体康健，所谓“食能以时，身必无灾”（《吕氏春秋》）。

除了安排好进食的时间，还要做到早上吃饱，中午吃好，晚餐吃少。

五、配伍得当

在生活和临床中单独应用一种食物食养或食疗的情况比较少，常常是几种食物混合在一起搭配使用。将两种以上的食物调配在一起称为配伍。《神农本草经·序例》将各种配伍关系归纳为“有单行者，有相须者，有相使者，有相畏者，有相恶者，有相反者，有相杀者，凡此七情，合和视之”。“七情”之中除单行者（注：为单味使用）外，都是谈配伍关系。食物的配伍，分述如下。

1. 相须

相须是两种功效相似的食物配合应用，可以增强原有食物的功效。如大枣与粳米配合，能增强健脾益气的作用。龙眼肉配桑椹，可以增强补血养血的作用。

2. 相使

相使是以一种食物为主，另一种食物为辅，二者合用，可以提高主料的功效。如姜糖饮中，以辛温发散的生姜为主料，以红糖为辅料，增强温中散寒的功效。一主一辅，相辅相成。辅料能提高主料的疗效，即是相使的配伍。

3. 相畏

相畏是一种食物的不良反应，能被另一种食物减轻或消除。如螃蟹大寒，食后容易引起腹痛、腹泻，能够被生姜所减轻。

4. 相杀

相杀是一种食物能减轻或消除另一种食物的不良反应。如生姜能减轻或消除螃蟹的大寒之性。由此可知，相畏、相杀属于同一配伍关系，只是不同角度的两种说法。

5. 相恶

相恶是两种食物合用，一种食物能够减低另一食物的功效。如萝卜能减低补气类食物（大枣等）的功效。

6. 相反

相反是两种食物合用，可能产生不良反应。如柿子忌茶、葱忌蜂蜜等。对此古代记载颇多。如猪肉忌荞麦、鸽肉、鲫鱼、黄豆；羊肉忌醋；狗肉忌蒜；鲫鱼忌芥菜、猪肝；猪血忌黄豆；猪肝忌荞麦、豆酱、鲤鱼肠子、鱼肉；鲤鱼忌狗肉；龟肉忌苋菜、酒、果；鳝鱼忌狗肉、狗血；雀肉忌猪肝；鸭蛋忌桑椹、李子；鸡肉忌芥末、糯米、李子；鳖肉忌猪肉、兔肉、鸭肉、觅菜、鸡蛋等。

古代这些相反的记载，目前尚缺乏科学实验的证明，有待于今后进一步研究和探讨。

六、饮食禁忌

所谓“饮食禁忌”是指食“非所宜”的诸般情况。中医学对此非常重视，元代《饮食须知》中言：“饮食藉以养生，而不知物性有相宜相忌，纵然杂进，轻则五内不知，重则立兴祸患。”

饮食禁忌对于身体的健康，疾病的预防、治疗和转归都着十分重要的影响，应引起重视。正如汉代医家张仲景在《金匮要略·禽兽鱼虫禁忌并治第二十四》所言：“所食之味，有与病相宜，有与身为害，若得宜则益体，害则成疾。”

中医营养学在饮食禁忌方面积累了大量的经验，可供实际应用时参考。饮食禁忌主要包括以下内容。

1. 生冷

生冷指冷饮、冷食或一次大量生食的蔬菜、水果等。素体阳虚者、脾胃虚寒者忌食。

2. 辛辣

辛辣为辣椒、花椒、韭菜、葱、姜、蒜等辛辣之物。素体偏热者、热性病证者忌食。

3. 黏滑

黏滑为糯米、小麦、大麦、肥猪肉、奶酪、油炸制品等。脾虚、痰湿者忌食，暑湿季节也不宜食。

4. 油腻

油腻食物指油、肥肉、油炸食品、乳制品（奶、酥、酪）等。素体痰湿或湿热者、脾虚有湿或痰湿者忌食，炎热的夏季也不宜多食。

5. 腥膻

腥膻指水产类食物（如鱼、虾、蟹、贝类等），以及羊肉、狗肉等食物。风热、痰热、斑疹疮疡者忌食。

6. 发物

发物指能使疮疡、疔毒、风疹、癣疥、咳嗽、哮喘等病加重，或引动其发作的某些食物。如黄鱼、带鱼、虾、羊肉、狗肉、酒、芫荽、竹笋、韭菜、芥菜、鸡头、鹅头等。这些食物性质多属温热、香燥，食后容易动风发气、助热生火，导致机体气血失常而引起疾病的变化。过敏体质者进食时尤要注意。

对于发物也要辨证看待。有时可以利用发物的特性，适量食用，以辅助特定疾病的治疗。如麻疹初起，也可以芫荽煮汤，促使疹毒外出。

临床上常采用八纲辨证，饮食禁忌也各有不同。

表证：忌补益、滋腻之品。

里证：忌发散、解表之品。

寒证：忌用生冷、寒凉之品。

热证：忌用辛辣、温热之品。

虚证：患者一般脾胃虚弱，消化力弱，补益应循序渐进，不要过于滋腻，以免碍胃，出现食欲不振、进食减少等现象。阳虚内寒者慎用生冷、寒凉之品，阴虚内热者慎用辛辣、温热之品。

实证：如瘀血证，慎食生冷之品。中医学认为血遇寒则凝，生冷寒凉的食物会加重瘀血。如湿热证多吃黏滞、油腻的食物，不利于湿热的消除，故应慎食。水肿者慎食咸味食物。

服药期间也要注意饮食禁忌。清代医学家章杏云在《调疾饮食辨·发凡》中言："病人饮食，借以滋养胃气，宜行药力，故饮食得宜足为药饵之助，失宜则反与药饵为仇。"《伤寒论》《金匮要略》中也指出服药时忌生冷、黏腻、肉、面、五辛、酒、酪、臭物等。明代《本草纲目·服药食忌》列有 31 条服药的饮食禁忌，此后，医药书籍多以引此述，或有增减。

另外，注意服药时不宜饮茶水，也不宜用绿豆汤送服。服中药人参时要忌萝卜。

七、饮食卫生

中医营养学十分注重饮食卫生。早在《周礼》中就专门载有四时的肉食品种、调味宜忌、饭食与菜肴的搭配、服食方法等许多饮食卫生的内容。《论语》曰"鱼馁而肉败不食，色恶不食，臭恶不食，失饪不食，不时不食"，强调食物贵在精细烹饪、适时和新鲜卫生，不能食用肉败、色恶、臭恶之变质食物。

对于饮食卫生，需要注意以下几个方面。

1. 饮食洁净

“病从口入”是民间习用的谚语。饮食不洁会导致被细菌或毒素污染的食物进入机体而发病，故不宜食用。古人对此均有论述，如汉代王充说“饮食不洁净，天之大恶也”；张仲景在《金匮要略》中告诫人们“秽饭、馁肉、臭鱼食之皆伤人”，“六畜自死，皆疫死，则有毒，不可食之”；《诸病源候论》也指出，“凡所以得霍乱，多因饮食”。

凡腐烂变质、不洁的食物，食之有害，易患痢疾、泄泻、呕吐等病，均不宜食用。而新鲜洁净的食物才是人体所需要的。

2. 熟食为主

大部分食物需要经过烹调加热后变成熟食，方可食用。其目的有二。

其一，食物在制熟的过程中，能够解毒杀虫，消除一些致病因素，从而预防胃肠道疾病和传染病的发生。

其二，使食物中的精微物质更容易被机体消化吸收。

《千金要方·养性序》曰：“勿食生肉，伤胃，一切肉惟须煮烂。”这一点对老年人来说尤为重要。

3. 饮酒适量

酒味甘、辛，性温，具有祛风散寒、行气活血、舒筋活络等功效，饮之得当对身体有益。

饮酒不当或饮之无节则伤神损寿。《饮膳正要》谓酒“少饮为佳，多饮伤形损寿，易人本性，其毒甚也。饮酒过度，丧生之源”。因此，饮酒要适量。

酒虽然清香甘醇，温通气血，但其味辛性温，有动火助湿之患。《本草纲目》曰：“痛饮则伤神耗血，损胃忘精，生痰动火。”现代研究表明酒精对肝、肾都有毒害作用。

凡热证、小儿、孕妇及患有肝肾病证者严禁饮酒。

第 8 章　不同体质与药食膳食调理

体质是人体生命过程中所表现出来的形态结构、生理及心理功能的综合而相对稳定的特质。这种特质禀赋于先天，并受后天多种因素影响，具有个体差异性、同种相似性及阶段变动性等特点，与机体对某些致病因素的易感性、发病种类的倾向性和病变过程的趋向性密切相关。

中医体质是研究人的个体差异及与健康疾病相关性、实现个体化养生和诊疗的前提，也是中医体质理论与应用研究的核心与基础，是生命科学的重要组成部分。

所谓体质食养，是指在中医理论指导下，根据不同体质采取相应的食养手段，实施有针对性的措施和方案，纠正体质偏颇，维持或恢复其阴阳平衡和五行协调，从而提高生命质量、强身防病的一种食养方法，是中医营养学的一个组成部分。

本章采用的体质分类，一是根据 2009 年由中华中医药学会公布的《中医体质分类与判定》标准，将体质分为平和质、气虚质、阳虚质、阴虚质、痰湿质、湿热质、血瘀质、气郁质、特禀质 9 个类型；二是依据古代文献和现实状况，补充了血虚质和阳盛质，共计 11 种体质。

在本章中，我们根据《黄帝内经》有关体质学说的基本理论，结合历代的临床实践，重点讨论各类偏颇体质的食养原则和方法。

一、平和质食养

平和质是指人体阴阳气血调和，五脏协调，经络通畅；以体形匀称健壮，平素患病较少，性情开朗，情绪稳定，对自然环境、气候变化和社会环境适应能力较强为主要特征的体质状态。平和质是最理想的体质状态。

临床表现：体态适中，面色红润有光泽，肤色润泽，头发稠密有光泽，目光有神，鼻色明润，嗅觉通利，唇色红润，不易疲劳，精力充沛，耐受寒热，睡眠良好，胃纳佳，二便正常，舌色淡红，苔薄白，脉和缓有力。

（一）食养原则

1. 全面膳食

《素问·脏气法时论》中的“五谷为养，五果为助，五畜为益，五菜为充，气味合而服之，以补精益气”，为我们确立了全面膳食的配膳原则。食物宜多样化，供给谷类、肉类、蛋类、奶制品、豆制品、蔬菜、水果等各种食物，并注意主食与副食搭配，就能保证机体摄入均衡、充足的营养。

2. 寒温适中

食物性质有温、热、寒、凉、平之分，日常饮食应寒温适中，不过于偏食偏嗜寒性或热性的食物，一般以选择平性食物为宜，以免日久影响机体的阴阳平衡，导致体质的变易。

3. 谨和五味

食物有酸、苦、甘、辛、咸之味。酸味入肝，苦味入心，甜味入脾，辛味入肺，咸味入肾，各有所属。若五味偏嗜，则会破坏五脏的协调状态，如过酸伤脾、过咸伤心、过甜伤肾、过辛伤肝、过苦伤肺等。因此，五味不得偏嗜，以免影响体质的平衡状态，导致体质的偏颇。

平和质的食养原则是各类体质的人群共同遵循的食养总则。

（二）食养方选

1. 松糕（《古今医统大全》）

组成：粳米粉500g，冰糖粉适量。

制作：将上述食物放入盆中，加水调匀，放入蒸屉的纱布上铺好，蒸熟，切块。

用法：作主食，适量食用。

功效：健脾益胃，润肺止渴。

按语：方中粳米味甘、性平，入脾、胃经，可健脾益胃、除烦止渴，《食疗本草》记载其有“补中益气”之效；冰糖味甘、性平，入肺、脾经，可补中益气，和胃生津，润肺止咳。二者相配，共奏健脾益胃、润肺止渴之功。本品经常食用可增强脾胃功能，使气血生化有源，增强体质。

2. 芋煨白菜（《随园食单》）

组成：芋（芋头）200g，白菜心200g，白糖、醋各适量。

制作：将芋头洗净，用文火炖熟，白菜洗净，切成细丁，加白糖、醋拌匀，即成。

用法：佐餐食用。

功效：补脾养胃，清热化痰。

按语：方中芋头味甘、性平，入肠、胃经，可益胃宽肠、通便解毒、消肿止痛。《新修本草》中载其可“疗烦热，止渴”；白菜味甘、性平，入肠、胃经，据《名医别录》记载其可“通利肠胃，除胸中烦，解酒渴”。二者相配，共奏补脾养胃、清热化痰之功。本方亦可减肥，是肥胖者的保健佳品。

3. 八宝豆腐（《随园食单》）

组成：豆腐 250g，香菇丁、蘑菇丁、松子仁、瓜子仁、鸡丁、火腿丁、食盐、鸡汤各适量。

制作：将豆腐切片，与香菇丁、蘑菇丁、松子仁、瓜子仁、鸡丁、火腿丁，同入浓鸡汤中，武火煮沸，食盐调味，起锅即成。

用法：佐餐食用。

功效：养阴润燥，益气健脾。

按语：方中豆腐味甘、淡，性平，入脾、胃、大肠经，可益气和中、润燥生津；香菇、蘑菇、松子仁等相配，共奏养阴润燥、益气健脾之功。《随园食单》曰：“用腐脑亦可，用瓢不用箸。”本方为儿童、病弱者及老年人补充营养之佳品。

4. 蛋花汤（《清稗类钞》）

组成：鸡蛋 2 枚，香菇、笋片、鸡汤、食盐各适量。

制作：将鸡蛋打入碗中，调匀，均匀地淋入煮沸的鸡汤中，再加入香菇、笋片，待煮沸起锅，放少许盐即成。

用法：佐餐食用。

功效：益气和胃，滋阴养血。

按语：鸡蛋味甘、性平，入脾、胃经，可滋阴养血、补肺润燥、除烦安神、补脾和胃；香菇味甘、性平，入脾、胃、肺经，健脾益气，《本草便读》中载此物“香甘可口，故能调脾和胃”；笋味甘、性平，可益气力、通血脉、化痰涎、消食胀。三者相配，共奏益气和胃、滋阴养血之功，适合平和质人食用。

二、气虚质食养

气虚质是指人体由于元气不足而导致体质偏颇，以脏腑功能状态低下为主要特征的体质状态。

临床表现：精神不振，目光少神，肌肉不实，平素语声低怯，少气乏力，体倦懒言，面色萎白，甚则萎黄，口淡，唇色、毛发少华，自汗。舌淡红，或舌体胖大、边有齿痕，脉象虚弱。或大便无力，或大便不成形，便后仍觉未尽，小便正常或偏多。

气虚质的人性格内向，多静少动，不耐风、寒、暑、湿，容易患感冒及脏器下陷等疾病，病后恢复期比较长。

（一）食养原则

1. 健脾益气

脾胃为后天之本、气血生化之源，五脏六腑之气赖之以化生、充养，故气虚体质者宜健脾益气、养护后天。常用的健脾益气食物有粳米、糯米、粟米、红薯、大豆、豆腐、菱角、马铃薯、胡萝卜、牛肉、牛肚、兔肉、鲢鱼、鲫鱼、黄鱼、鲈鱼、蜂蜜、扁豆、山药、大枣等。

2. 忌滋腻难化

气虚者多脾胃虚弱，运化无力，更要注意调理和顾护脾胃功能。忌食各种膏粱厚味，如肥肉、甜食、油炸食品等。

3. 忌生冷、苦寒之品

忌食冷饮、大量生的水果、苦寒的凉茶等，以免损伤脾胃。

4. 忌破气耗气之品

如佛手柑、槟榔、芜菁（大头菜）、柚子、芥菜等。

（二）食养方选

1. 藕粉（《食鉴本草》）

组成：藕粉 100g。

制作：将藕粉放入碗中，用沸水冲开搅匀即成。

用法：空腹食用，每日 2 次。

功效：健脾益胃，养血散瘀。

按语：方中莲藕味甘、性平，入脾、胃经，生用有清热、凉血、散瘀的作用；熟用有健脾开胃、益血生肌的作用,《食鉴本草》谓本品“最能散血补阴”。本方中莲藕熟用，适宜老幼体弱、食欲不振、营养不良者食用，也是手术后恢复脾胃功能的佳品。

2. 玉井饭（《山家清供》）

组成：藕 100g，粳米 250g。

制作：藕洗净，去皮切块，粳米入锅中加适量水，武火煮沸，将藕放入锅中，与粳米煮成米饭，称玉井饭。

用法：作主食，适量食用。

功效：健脾益气。

按语：方中熟藕味甘、性温，熟用有健脾开胃、益血生肌的作用,《食疗本草》谓藕“蒸食，甚补五脏，实下焦”。粳米味甘、性平，入脾、胃经，能健脾益胃、除烦止渴。二者相配，共奏健脾开胃、益血生肌之功。本方味道甜美，被誉为玉井饭。

3. 茯苓酥（《千金翼方》）

组成：茯苓 500g，米酒 1000ml，蜂蜜适量。

制作：将茯苓和蜂蜜一起放入米酒中，搅拌均匀，密封保存，15～20 天后启封，可以看到在酒的表面漂浮着一层白酥，取出白酥，放在通风处阴干后制成小饼。

用法：作零食，适量食用。

功效：益脾和胃，润肺通便。

按语：方中茯苓味甘淡、性平，入脾、胃、心经，可利水渗湿，益脾和胃，宁心安神,《名医别录》记载其可“益气力，保神守中”。米酒味辛、性温，入心、脾经，可益脾和胃，活血通脉。蜂蜜味甘、性平，入脾、胃经，可补气润肺，健脑益智，和胃通便。三者相配，共奏益脾和胃、润肺通便之功。《千金翼方》赞此方“主除万病，久服延年……味甘美如天甘露……饥食一饼，终日不饥，此仙人度荒世药，取酒封闭，以下药，名茯苓酥”。

4. 大枣粥（《老老恒言》）

组成：大枣 5 枚，粳米 100g，蜂蜜适量。

制作：大枣去皮洗净，粳米淘洗干净，与枣一起放入锅内，加水适量先用武火烧开，后改文火煎熬至米熟粥成，再加入蜂蜜，搅拌均匀，盛碗内即成。

用法：空腹食用，每日 2 次。

功效：健脾和胃，润肺养血。

按语：方中大枣味甘、性温，入脾、胃经，可补中益气，养血安神，《神农本草经》记载其可“安中，养脾气”，所用枣以大、肉厚者为宜。粳米味甘、性平，入脾、胃经，可健脾益胃，除烦止渴。蜂蜜味甘、性平，入脾、胃经，功可补气润肺，健脑益智，和胃通便。三者相配，共奏健脾和胃、润肺养血之功，适合气虚质者服用。

5. 蘑菇炖鸡（《清稗类钞》）

组成：嫩鸡 1 只（约 500g），蘑菇 200g，笋、葱、辣椒、甜酒、酱油、食用油各适量。

制作：将蘑菇用开水浸泡去沙，再用冷水洗净，然后用食用油泡透，之后用甜酒喷洒。将鸡改刀切块，放入锅内，加水煮沸去沫，加甜酒、酱油，煨至八分熟，下蘑菇，煨至熟透，加笋、葱、辣椒，起锅即成。

用法：佐餐食用。

功效：温中健脾，养血润燥。

按语：方中鸡肉性味甘、微温，有温中健脾，益气养血之效。蘑菇味甘、性凉，入脾、胃、肺经，可补脾益气，润燥通便，止咳化痰，《本草纲目》记为“蘑菰蕈”，称其可“益肠胃，化痰理气”。二者相配，共奏健脾益气、养血润燥之功，适合气虚体质者服用。

6. 番茄牛肉（《黄帝内经养生全书·体质养生》）

组成：牛肉 100g，番茄 150g，圆白菜 150g，植物油、黄酒、食盐各适量。

制作：把番茄洗干净，切成方块；牛肉洗净切成薄片；圆白菜洗净切成片。先把牛肉放在锅里，加水没过肉为度，用武火烧开后，撇去浮沫，加黄酒，炖至牛肉近烂熟时，再把番茄、圆白菜倒入，炖至肉熟，加食盐等调味即成。

用法：佐餐食用。

功效：益气养胃，强筋健骨。

按语：方中牛肉味甘、性平，可补脾胃，益气血，强筋骨，《名医别录》言其可“安中益气，养脾胃”。番茄味甘、酸，性凉、微寒，能清热止渴，凉血养阴，健胃消食，增进食欲。圆白菜味甘、性平，入脾、胃经，可润脏腑、益心力，壮筋骨，散郁结。三者相配，共奏益气养胃、强筋健骨之功，可常食之。

三、阳虚质食养

阳虚质是指人体阳气不足而导致体质偏颇，以机体不得温煦以及气化不利为主要特征的体质状态。

临床表现：平素畏寒，面色萎白，甚或萎黄，精神不振，睡眠偏多，手足欠温，欲多衣被，喜热饮食，脘腹冷痛，口唇色淡，大便溏薄，小便清长。舌淡胖嫩，脉沉迟。或肌肉松软不实。

阳虚质的人性格多沉静、内向且稳定；容易患痰饮、肿胀、泄泻、阳痿、不育（不孕）等病；易感风、寒、湿邪，感邪易从寒化；耐热不耐寒，耐夏不耐冬。

（一）食养原则

1. 温补阳气

阳虚质的人多表现为畏寒肢冷，“寒者热之”，重在温补阳气。温热性的食物大多有温补阳气的作用，如羊肉、羊肾、狗肉、鹿肉、带鱼、虾、黑鱼、板栗、荔枝、龙眼、胡桃肉、韭菜、刀豆、茴香、洋葱、南瓜、熟藕、胡萝卜、生姜、辣椒等。

2. 宜温热，忌生冷

阳虚质的人饮食宜温热，如温水、温食。忌食生冷、苦寒之品，以免损伤阳气，如田螺、螃蟹、西瓜、黄瓜、苦瓜、绿豆、绿茶等。阳虚质的人尤其要注意在盛夏季节不贪恋冷食、冷饮，以免引起腹痛、腹泻等。

（二）食养方选

1. 羊肉稷米粥（《本草纲目》）

组成：羊肉 100g，稷米 100g，葱、食盐各适量。

制作：将羊肉洗净，切丁，放入锅中加适量水煮至八成熟，再放入稷米、葱、食盐，煮熟即成。

用法：空腹食用，每日 2 次。

功效：补中益气，温肾祛寒。

按语：方名为后补。方中羊肉味甘、咸，性温，入脾、胃、肾、心经，可补血益气，温中暖肾；稷米又名糜子米，乃脾之谷也，味甘性凉，入脾、胃经，能健脾益气,《名医别录》言其可治“虚劳寒冷”。稷米与羊肉相配，共奏补中益气、温肾祛寒之功；同时又可制约羊肉之热性，使该方趋于平和。

2. 煨海参（《随园食单》）

组成：海参250g，鸡汤、肉汤、香菇丁、笋丁、食盐各适量。

制作：海参先泡去沙泥，切丁，用肉汤焯3遍，然后和笋丁、香菇丁一起用鸡汤、肉汤煨烂收汁，酌加食盐调味即成。

用法：佐餐食用。

功效：补肾助阳，益精养血。

按语：方中海参味甘、咸，性温，入肺、肾、大肠经，可补肾、养血、润燥，据《本草从新》记载此物可“补肾益精，壮阳疗痿”；鸡汤、肉汤，可健脾、益气、养血，与香菇、笋相配，共奏补肾壮阳、益精养血之功。本品味道鲜美，补益性强，可作为虚劳羸弱、气血不足、病后产后体虚者的滋补佳品。

3. 温拌淡菜（《太平御览·宋氏养生部》）

组成：干淡菜100g，葱、生姜、胡椒、花椒、酱油、醋、香油各适量。

制作：先将淡菜放冷水内泡发，洗净，放入锅内，加水、葱、姜、胡椒、花椒等，煮熟，起锅后装入盘中，以酱油、香油、醋调味即成。

用法：佐餐食用。

功效：益精壮阳，补益肝肾。

按语：方名为后补。方中淡菜又名青口，味咸，性温，入肝、肾经，有益精壮阳，补益肝肾之功。《随息居饮食谱》称其能“补肾，益血填精”；《日华子本草》言其可“补五脏，益阳事”。葱、姜、胡椒、花椒味辛性温，以助温热之气。诸味合用而成补虚、温肾之良方，适合阳虚质者食用。

4. 狗肉鸡蛋汤（《黄帝内经养生全书·体质养生》）

组成：带骨狗肉500g，鸡蛋2枚，芝麻、芫荽末各50g，食盐、酱油、胡椒粉、辣椒面、香油、葱丝、姜末、味精各适量。

制作：芝麻洗净，炒熟，研碎；鸡蛋磕入碗内；狗肉用凉水泡2小时，捞出剁成大块，用水洗净，放入锅内，加水煮熟；狗肉撕成细丝，放入盆内，再放入芝麻面、葱丝、胡椒粉、辣椒面、姜末、香油、味精、酱油、食盐拌匀，腌10分钟，然后倒入碗中，放上芫荽末。将狗肉汤烧开，锅离火，甩入鸡蛋汁，蛋片浮起时浇在狗肉丝碗内即成。

用法：佐餐食用。

功效：温阳益气，补虚润燥。

按语：方中狗肉味咸，性温，可补中益气，温肾助阳，《日华子本草》记载其可“壮阳道，暖腰膝”；鸡蛋味甘，性平，可滋阴养血，补肺润燥，除烦安神，补脾和胃；芝麻味甘，性平，有滋阴润燥、润肠通便、延年益寿之效。三者相配，共奏滋阴温阳、补虚润燥之功。畏寒怕冷、腰膝酸冷、小便清长者宜常食之。

5. 生薯药酒（《太平圣惠方》）

组成：薯蓣 500g，酒 20ml，酥适量。

制作：将薯蓣放入容器中研磨成极细的泥，放入锅中，加入酥一同熬熟，再加酒边熬边搅，搅拌均匀，即成。

用法：清晨空腹饮用。

功效：温补肝肾，健脾益肺。

按语：方中薯蓣即山药，其味甘，性平，入肺、脾、肾经，有健脾补肺、益胃滋肾、固肾益精、聪耳明目、强筋骨、长志安神、延年益寿之效；酥，即牛、羊乳制成的食物，有补益虚劳、润泽脏腑之效，牛酥味甘，性平，羊酥味甘，性温，《本草纲目》记载“羊酥不离温，病之兼寒者宜之”，故阳虚质者可在此方中选用羊酥。酒味辛，性温，入心、肝、肾经，能通脉活血，温阳散寒。三者相配，共奏温补肝肾、健脾益肺之功。适合阳虚体质者服用。

四、血虚质食养

血虚质是指人体由于血虚而导致体质偏颇，以血虚不能濡润荣养机体为主要特征的体质状态。

临床表现：面白少华，口唇爪甲淡白少华，视物昏花，眼球干涩，皮肤干燥、瘙痒，头发枯焦，大便易燥结，甚则关节屈伸不利，肢体麻木不仁，筋脉拘挛，头晕目眩，惊悸怔忡，失眠多梦。舌质淡，脉细无力。妇女月经量少、延期，甚则经闭等。

血虚质的人性格多偏内向、沉静，容易患神经衰弱、贫血、月经过少、闭经等病症。对外界适应能力差，不耐劳作。

（一）食养原则

1. 补血养血

血虚质的人以养血润燥、补心安神为食养要点。如猪肝、猪血、羊肝、乌骨鸡、猪心、鹌鹑蛋、甲鱼、海参、平鱼、鳝鱼、木耳、大枣、龙眼肉、桑椹、蜂蜜等。

2. 慎食辛辣

因辛散之物易动火伤血，不利于阴血的调补，故不宜多食。如大蒜、生姜、辣椒、花椒、白酒等。

（二）食养方选

1. 仙果不饥方（《醒园录》）

组成：大枣500g，柿饼10个，芝麻250g，炒糯米粉250g。

制作：先将芝麻研成极细末备用；枣、柿饼同入饭中蒸熟取出，去皮、核、蒂，捣烂，再加入芝麻、糯米粉捣匀，作丸晒干收贮备食。

用法：每次5丸，每日2次。

功效：补血益气，滋肾养肝。

按语：方中大枣味甘，性温，可补中益气，养血安神；柿饼味甘，性平，可清热润肺，生津止渴，健脾益胃；芝麻味甘，性平，可补血明目，祛风润肠，滋益肝肾；糯米味甘，性温，可补中益气，健脾养胃,《本草纲目》中言其可“温肺暖脾”，故脾肺虚寒者最为适宜。四者相配，共奏补血益气、滋肾养肝之功。

2. 鸡血汤（《清稗类钞》）

组成：鸡血250g，鸡汤、酱油各适量。

制作：将鸡血洗净，切成细丝，放入锅内，加水适量，用鸡汤、酱油调味烧沸，即成。

用法：佐餐食用。

功效：养血活血。

按语：方中鸡血味咸、辛，性温，入心、肝经，有祛风、补虚、活血、通络之功。《清稗类钞》谓鸡肉“柔软滑泽，老年最宜”。以鸡肉炖汤更具补益之功效。以二者相合，具有益气养血、补虚之功效。

3. 乌贼鹌鹑蛋汤（《曲池妇科》）

组成：乌贼肉200g，鹌鹑蛋2枚，黄酒、食盐各适量。

制作： 乌贼肉洗净，用开水焯一下，入滚水锅中煮至八成熟，再下鹌鹑蛋煮熟，加入适量黄酒、食盐即成。

用法： 佐餐食用。

功效： 滋阴养血，强健筋骨。

按语： 乌贼肉味甘、咸，性平，入肝、肾经，可补肝肾、益胃、滋阴养血，李时珍称其为血分药，是妇女血虚经闭的佳珍。鹌鹑蛋味甘，性平，入肺、脾经,《本草纲目》谓鹌鹑蛋可“补五脏，益中续气，实筋骨，耐寒暑”。两物合用，共奏滋阴养血、强健筋骨之功。

4. 鳝丝羹（《随园食单》）

组成： 鳝鱼 200g，黄花菜 50g，冬瓜、葱、食盐、黄酒、湿淀粉、植物油各适量。

制作： 鳝鱼去头，净膛洗净，入滚水锅中煮至半熟，划丝去骨，加入植物油、黄酒煨熟，后加入适量的黄花菜、冬瓜丝、葱、食盐，翻滚片刻，最后用湿淀粉勾芡即成。

用法： 佐餐食用。

功效： 益气养血，滋补肝肾。

按语： 鳝鱼味甘，性温，入肝、脾、肾经，有益气养血、滋补肝肾之功效,《本草纲目》谓鳝鱼可补血、补气、消炎、除风湿；黄花菜味甘，性凉，可明目安神；冬瓜清热除湿。三者相配，滋而不腻，补而不滞，共奏益气养血、滋补肝肾之功。血虚体质者、妇女宜常食之。

5. 增智果脯（《中华实用养生宝典》）

组成： 龙眼肉、荔枝肉、大枣、葡萄干各 50g（洗净），蜂蜜适量。

制作： 将洗净的龙眼肉、大枣、荔枝肉、葡萄干放入锅中，加水文火煎煮，待熟软后，加入蜂蜜，再煎煮至黏稠，收汁即可。

用法： 作零食，适量服用。

功效： 补虚增智，养血安神。

按语： 方中龙眼肉味甘，性温，入心、脾、肾经，可补血安神，健脑益智，补养心脾；大枣味甘，性温，归脾、胃经，可补中益气，养血安神；蜂蜜味甘，性温，入脾、胃、大肠经，可益气健脾，润肠通便。三者相配，共奏补虚增智、养血安神之功。适合血虚体质失眠健忘者服用。

五、阴虚质食养

阴虚质是指人体由于阴精或津液亏损而导致体质偏颇，以精亏津少、失于滋养为主要特征的体质状态。

临床表现：体形偏瘦，咽干口燥，鼻干，两目干涩，唇红微干，皮肤、毛发偏干，眩晕耳鸣，常畏热喜凉，大便燥结，小便短少，甚则盗汗，手足心热，午后潮热。舌红少津，脉细数。

阴虚质的人性情偏于急躁，外向好动、活泼。容易患干咳、消渴、闭经、低热、虚劳、失精、不寐等病症。不耐受暑、热、燥邪，感邪易从热化。耐寒不耐热，耐冬不耐夏。

（一）食养原则

1. 滋阴润燥

阴虚质人的日常食养应注意滋阴、润燥，以保养阴精为要务，如银耳、百合、雪梨、蜂蜜、甘蔗、黑芝麻等。阴虚较重者宜适当配伍血肉有情之品，以加强滋阴的效果，如鸡蛋、甲鱼、燕窝、海参、牡蛎、乌贼等。

2. 少食辛辣

如葱、姜、蒜、韭菜、辣椒、花椒、烟、酒等。

（二）食养方选

1. 芝麻茶（《醒园录》）

组成：芝麻 30g，红茶 10g，食盐适量。

制作：先将芝麻炒香、打碎放入碗中，加食盐少许，拌匀；将红茶煎煮 20 分钟，取汁倒入装有芝麻的碗中。

用法：代茶饮。

功效：滋阴养血，生津止渴。

按语：方名为后补。方中芝麻味甘，性平，入肝、肾、肺、脾经，可补血明目，祛风润肠，生津通乳，养发乌发，强身体，抗衰老；红茶味甘、苦，性温，入胃、心、膀胱经，可提神清脑，生津利水，顺气消食。二者相配，共奏滋阴养血、生津止渴之功。芝麻有黑白两种，白芝麻偏于润肺，黑芝麻偏于益肾。本方滋补力较强，可作为防老抗衰的佳品。

2. 地仙煎（《遵生八笺》）

组成：山药500g，杏仁（去皮尖）500g，生牛乳1000ml。

制作：将杏仁研细，与牛乳和山药一起，绞取汁液，加水煮沸后，改文火收汁，然后装瓶密封备用。

用法：每次1汤匙，以沸水冲化，饮服，每日2次。

功效：健脾补肾，延年益寿。

按语：方中山药味甘，性平，入肺、脾、肾经，不燥不腻，功可健脾补肺，益胃滋肾，固肾益精，聪耳明目，助五脏，强筋骨；杏仁味甘、苦，性温，入肺、大肠经，功可润肺止咳，降气平喘，润肠通便；牛乳味甘，性平，入脾、胃、肺经，功可补虚损，益肺胃，生津润肺。三者相配，共奏健脾补肾、延年益寿之功。适合阴虚体质者服用。

3. 煨甲鱼（《随园食单》）

组成：甲鱼1只，葱、姜、食盐、黄酒、植物油各适量。

制作：取活甲鱼1只，剁头，控净血，洗净后放入沸水中稍烫捞出，刮净黑皮，再放入沸水煮约5分钟捞出，揭开硬盖，去除五脏，剁去爪尖，改刀切块，用沸水汆过；然后用黄酒适量将甲鱼块煨1小时，加入植物油少许，再煨1小时，加葱、姜、食盐各少许，起锅即成。

用法：佐餐食用。

功效：养阴补血，滋肝补肾。

按语：甲鱼即鳖，味甘、咸，性平，归肝、肾经，可滋阴补肾，补血养肝，清热凉血，调中散结。本品是滋阴之佳品，尤其是鳖甲，李时珍认为其乃“厥阴肝经血分之药”，常用于阴虚骨蒸潮热。黄酒味辛、甘，性温，入脾、胃、肝经，可补血养颜，活血祛寒，通经活络。二者相配，滋补配以活血，养血不滞血，共奏养阴补血、滋肝补肾之功。甲鱼滋腻，脾胃虚弱者不宜多食。

4. 乌鱼蛋汤（《随园食单》）

组成：乌鱼蛋50g，蘑菇50g，鸡汤、食盐各适量。

制作：先将乌鱼蛋用清水洗净，再放入开水中略焯即捞出；放入冷水中洗去外皮，再用手一片片地撕开，然后将鱼蛋片放入清水中浸泡备用。用时加鸡汤武火煮沸，入蘑菇煮熟，再加食盐调味，即成。

用法：佐餐食用。

功效：健脾补肾，养阴润燥。

按语：方中乌鱼蛋味咸，性平，入胃、肾经，可健脾补肾，软坚散结；蘑菇味甘，性平，入脾、胃、肺经，可补脾益气，润燥通便，止咳化痰。二者相配，共奏健脾补肾、养阴润燥之功，适合阴虚体质者服用。

5. 精力不衰方（《寿世传真》）

组成：核桃仁500g，鸡蛋5枚，猪油、蜂蜜各适量。

制作：先将蜜放入锅中熬熟，猪油切碎放入锅中，再将核桃仁用水泡去皮，捣碎放入锅中，最后将鸡蛋打入开锅中，熬熟后放入容器中储存。

用法：每次1汤匙，沸水冲化，饮服，每日2次。

功效：健脾补肾，滋阴润燥。

按语：方中蜂蜜味甘，性温，入脾、胃、大肠经，可益气健脾，润肠通便；核桃味甘，性温，入肺、肝、肾经，能补肾助阳，补肺敛肺，润肠通便；鸡蛋味甘，性平，入脾、胃经，可滋阴养血，补肺润燥，除烦安神，补脾和胃。三者相配，共奏健脾补肾、滋阴润燥之功。肥胖、血脂高者可不用猪油。

6. 助脏生津膏（《得配本草》）

组成：大枣500g，黑芝麻100g。冰糖适量。

制作：先将大枣洗净放入锅中，加适量水煮熟，去除皮、核，研成泥；再将黑芝麻研成粉末，放入锅中与枣泥一同煮熟，加入冰糖搅拌均匀，放入容器中储存，即成。

用法：每次1汤匙，以沸水冲化，饮服，每日2次。

功效：养阴润燥，益气补血。

按语：方名为后补。方中冰糖味甘，性平，入肺、脾经，可补中益气，和胃生津，润肺止咳。大枣味甘，性温，入脾、胃、心、肺经，可益气养血，健脾补肺。黑芝麻味甘，性温，入心、肾经，可滋阴补虚，益气力，长肌肤，延年不老。三者相配，共奏养阴润燥、益气补血之功。

六、痰湿质食养

痰湿质是指人体由于痰湿内蕴而导致体质偏颇，以形体偏胖、腹部肥满、口黏苔腻等痰湿表现为主要特征的体质状态。大多由于气机不利，湿聚成痰所致。

临床表现：身材多肥胖，面部皮肤油脂较多，多汗且黏，身重嗜睡，胸闷痰多，口黏腻或甜，喜食肥甘甜黏，舌体偏胖，苔滑腻，脉滑。

痰湿质的人性格偏温和、稳重，多善于忍耐。容易患中风、高血压、糖尿病、肥胖症、高脂血症、冠心病、脑血管疾病、代谢综合征、哮喘、痛风等。对梅雨季节及潮湿环境适应能力差。

（一）食养原则

1. 健脾利湿，化痰祛湿

痰湿质人的食养重在祛湿化痰，如多吃扁豆、薏苡仁等。

2. 多食甘淡、清淡之品

玉米、蚕豆、黄豆、豆腐、红小豆、荸荠、枇杷、茄子、丝瓜、冬瓜、黄瓜、苦瓜、竹笋、白萝卜、胡萝卜、番茄、藕、茼蒿、茭白、芹菜、包菜、白菜、紫菜、海带、海蜇、柠檬、樱桃、杨梅、石榴等。

3. 忌食膏粱厚味

如肥肉、奶油、鳗鱼、蟹黄、鱼子、奶酪、巧克力等肥甘、油腻的食物。

（二）食养方选

1. 冬瓜饼（《是斋百一选方》）

组成：冬瓜 250g，大麦面 500g，植物油适量。

制作：将冬瓜洗净切碎取汁，用冬瓜汁和大麦面，将面擀开加油抹匀，卷起做成饼，烙熟即可。

用法：作主食，适量食用。

功效：清热祛暑，健脾利水。

按语：方名为后补。方中冬瓜味甘，性平，入心、小肠、三焦经，可清热祛暑，利水消肿；大麦面味甘、咸，性凉，入脾、胃经，具有益气宽中、消渴除热、回乳之功,《新修本草》言大麦面可“平胃止渴，消食疗胀满”。二者相配，共奏清热祛暑、健脾利水之功。痰湿者可常食之。

2. 焖海带（《黄帝内经养生全书·体质养生》）

组成：海带 500g，赤小豆 100g，胡萝卜 150g，山楂、食盐各适量。

制作：海带用水泡 24 小时，洗净，切成丝，晾干备用；将赤小豆、胡萝卜、山楂放进锅内，加水适量煮沸 30 分钟，捞去赤小豆、萝卜、山楂不要，放入海带焖至汁尽、酥烂时，加入食盐调味停火。

用法：佐餐食用。

功效：化痰利湿，软坚散结。

按语：方中海带味咸，性寒，入肾、脾经，功可消痰软坚，泄热利水；赤小豆味甘，性平，入心、脾、膀胱经，可利水除湿，和血排脓，消肿解毒；胡萝卜味甘、辛，性平，入肺、脾、胃经，可健脾消食，补肝明目；山楂味甘、酸，性微温，入脾、胃、肝经，可消食开胃，祛瘀散结，《本草纲目》认为山楂可"化饮食，消肉积癥瘕，痰饮痞满吞酸"。四者相配，共奏化痰利湿、软坚散结之功。痰湿体质可食用。

3. 魔芋豆腐（《黄帝内经养生全书·体质养生》）

组成：魔芋粉 200g，粳米粉、大蒜、米醋、食盐、石灰粉、香油、植物油各适量。

制作：取魔芋粉入锅，加水，边煮边搅拌，点适量石灰水，待魔芋充分吸水膨胀后，调入粳米粉，搅拌均匀，收汁而成，冷却后呈白色，形似豆腐，质地细腻滑嫩。临用时切成片，入开水锅焯一下，捞出装盘，拌上少许大蒜、食盐、米醋、香油，即成。

用法：佐餐食用。

功效：化痰行瘀，降脂减肥。

按语：方中魔芋味辛，性寒，入心、肝、胃经，具有活血化瘀、解毒消肿、宽肠通便、化痰软坚、行瘀降脂之功，适合痰湿体质者食用。现代研究魔芋可清洁肠胃，促进消化，降低胆固醇，对防治高血压、肥胖、糖尿病有较好的作用。

4. 鲫鱼赤豆汤（《得配本草》）

组成：鲫鱼 3 条（约 500g），赤小豆 50g，食盐适量。

制作：将鲫鱼去腮，净膛，洗净备用。将赤小豆填入鱼腹，扎定，用水煮至烂熟，以少许食盐调味即成。

用法：佐餐食用，淡味食之。

功效：补脾和胃，利水消肿。

按语：方名为后补。方中鲫鱼味甘，性平，入脾、胃、大肠经，具有健脾、开胃、益气、利水、通乳、除湿之功；赤小豆味甘，性平，入心、脾、膀胱经，可利水除湿，和血排脓，消肿解毒。二者相配，共奏补脾和胃、利水消肿之功。

5. 黑豆莼菜羹（《寿亲养老新书》）

组成：黑豆 100g，莼菜 200g，食盐适量。

制作：将莼菜去杂物，洗净切碎；将黑豆洗净，入锅加水适量，武火煮沸，移文火煮稠，加入莼菜熬制成羹，以食盐调味即成。

用法：佐餐食用。

功效：清热祛湿，消肿解毒。

按语：原方名为紫不托法。方中黑豆味甘，性微寒，入脾、肝、肾经，可补肾益阴，健脾利湿，除热解毒，《本草纲目》记载其可“利水下气，制诸风热”；莼菜，又名水葵、马蹄菜，味甘，性寒，可清热利水，消肿解毒，《日华子本草》记载其可“治热疸”“逐水”。二者相配，共奏清热祛湿、消肿解毒之功，适合痰湿质人食用。

七、湿热质食养

湿热质是指人体由于湿热内蕴而导致体质偏颇，以面垢油光、苔黄腻等湿热表现为主要特征的体质状态。

临床表现：口干口苦，身重困倦，易生痤疮，大便黏滞不畅，小便少黄。舌质偏红，苔黄腻，脉滑数。

湿热质人的情绪易心烦急躁。易患疮疖、黄疸、热淋等病证。男性易阴囊潮湿，女性易带下增多。对夏末秋初湿热气候、湿重或气温偏高环境较难适应。

（一）食养原则

1. 清热祛湿

湿热质人的食养关键在于祛湿清热，合理饮食。如赤小豆、绿豆、扁豆、蚕豆、薏苡仁、茯苓、莲子、黄瓜、蕹菜、苋菜、芹菜、苦瓜、冬瓜、西瓜、海带等。

2. 忌肥甘厚味

如烈酒、奶油、奶酪、肥肉、动物内脏、狗肉、鹿肉、羊肉、蟹黄、鱼子、巧克力等。

3. 忌食生冷之品

如冰淇淋、冷冻饮料等。

4. 少食辛辣之品

如姜、葱、蒜、辣椒、酒等。

（二）食养方选

1. 丝瓜叶粥（《老老恒言》）

组成：丝瓜叶 100g，粳米 100g，生姜汁适量。

制作：丝瓜叶擦去细毛，用生姜汁洗净；将粳米放入锅中，加水适量，武火烧沸，入丝瓜叶，移文火煮至米熟即成。

用法：空腹食用，每日 2 次。

功效：凉血解毒，清热除烦。

按语：方中丝瓜叶味甘，性寒，入胃、大肠经，可除热利肠，凉血解毒。《随息居饮食谱》中言丝瓜叶能“消暑解毒”；粳米味甘，性平，入脾、胃经，健脾益胃，除烦止渴。二者相配，共奏凉血解毒、清热除烦之功。本方适合湿热质人，尤其是易患疮疖、痈疡类疾病者食用。

2. 苋菜粥（《老老恒言》）

组成：苋菜 100g，粳米 100g，食盐适量。

制作：将苋菜洗净、切碎，放入锅内，再加入洗净的粳米，并加适量水和食盐，武火煮沸，移文火煮 20 分钟，即成。

用法：空腹食用，每日 2 次。

功效：清热解毒，利水除湿。

按语：方中苋菜味甘，性凉，入肺、大肠经，可清热解毒，利水除湿，通利大便；粳米味甘，性平，入脾、胃经，可健脾益胃，除烦止渴。二者相配为粥，共奏清热解毒、利水除湿之功。本方亦可作为老年体虚调养之用，常食可益脾胃、强身体。《奉亲养老书》曰：“治下痢，苋菜煮粥食，立效。”

3. 鲜拌三皮（《黄帝内经养生全书·体质养生》）

组成：西瓜皮 200g，黄瓜皮 200g，冬瓜皮 200g，食盐适量。

制作：将西瓜皮刮去蜡质外皮，冬瓜皮刮去绒毛外皮，与黄瓜皮一起，在开水锅内焯一下，待冷，切成条状，置盘中，用少许食盐拌匀即成。

用法：佐餐食用。

功效：清热利湿。

按语：方中西瓜皮味甘，性凉，可清热、止渴、利水，主暑热烦渴，《本草再新》言其可“化热除烦，去风利湿”；黄瓜皮味甘，性凉，可清热止渴，利尿消肿；冬瓜皮味甘，性微寒，可清热祛暑，利水消肿。三者相配，共奏清热利湿之效，适合湿热体质者食用。

4. 莴笋拌豆芽（《清稗类钞》）

组成：莴笋 250g，绿豆芽 250g，白糖、醋、香油各适量。

制作：将莴笋洗净，去叶、皮，切成长 3cm 左右的细丝，用滚水略焯，捞起沥干水，绿豆芽洗净。加姜丝、香油、白糖、醋拌匀，即可装盘食用。

用法：佐餐食用。

功效：清热祛湿，宽胸下气。

按语：方名为后补。方中莴笋味微辛、苦，性微寒，可清热祛湿，利小便。绿豆芽味甘，性凉，可清暑热，调五脏，利尿除湿。二者相配，共奏清热去湿、宽胸下气之功。适合湿热体质者食用。

5. 豌豆苗豆腐汤（《黄帝内经养生全书·体质养生》）

组成：豆腐 500g，豌豆苗尖 200g，食盐、植物油各适量。

制作：将水煮沸后，把豆腐切块下锅，煮沸后下豌豆苗尖，烫熟即起锅，酌加食盐调味即成。

用法：佐餐食用。

功效：清热，利尿，消肿。

按语：方中豆腐味甘、淡，性平，入脾、胃、大肠经，可益气和中，润燥生津，《本草纲目》言其可“清热散血”。豌豆苗味甘，性平，入脾、胃经，具有补益中气、利尿消肿之功。二者相配，共奏清热、利尿、消肿之功。湿热体质者可以食用。

八、气郁质食养

气郁质是指人体由于情志不遂、气机不畅而致体质偏颇，以气机郁滞为主要特征的体质状态。

临床表现：形体瘦者偏多；神情抑郁，情感脆弱，郁闷不乐；舌淡红，苔薄白，脉弦。

气郁质人性格内向稳定，忧虑脆弱，敏感多疑，对精神刺激适应能力较差。容易患脏躁、梅核气、百合病及郁证等病证。不适应阴雨天气。

（一）食养原则

1. 行气解郁

对气郁质的人应行气解郁，使气机调达，心情舒畅。予金橘、橙子、柑橘、韭菜、茴香、刀豆等食物。

2. 芳香开郁

花具有芳香之气，能疏肝解郁，帮助调节情绪，舒缓压力。如茉莉花、玫瑰花等。

3. 少食肥甘黏腻之品

如肥肉、奶油、鳗鱼、蟹黄、鱼子、奶酪、巧克力、油炸食品、甜食等。

4. 少食收敛酸涩之物

收敛酸涩之物易致气滞，如乌梅、泡菜、石榴、青梅、杨梅、酸枣、李子、柠檬等。

（二）食养方选

1. 橘饼（《食鉴本草》）

组成：蜜橘 500g，蜂蜜、白糖各适量。

制作：选新鲜橘子，去掉种子后浸泡以去涩味，取出放入沸水中煮 5～10 分钟，取出，沥干水分；再放入蜂蜜中浸泡约 2 天时间，将白糖按重量 1∶1 溶解于水中制成糖液，与浸泡好的橘果一起置于锅中加热，至糖液黏稠，捞出橘果，置于干净的器皿上晒干，再均匀撒一层白糖于橘果上，可置干燥的玻璃瓶中密封贮存。

用法：每次 10g，以沸水冲调，不拘时饮服。

功效：下气宽中，化痰消食。

按语：橘子味甘、酸，性微温，《日华子本草》言其可“除胸中膈气”。蜂蜜味甘，性平，《本草纲目》中言其可“通三焦，调脾胃”。故加工而成的橘饼具有下气化痰、开胃消食之效。《食鉴本草》中言“一切气逆恼怒，郁结，胸膈不开，用好橘饼或冲汤，或切片细嚼，最有神效”，适合气郁质人食用。

2. 佛手柑粥（《老老恒言》）

组成：佛手柑 15g，粳米 100g，冰糖适量。

制作：将佛手柑切碎，加水煎煮，去渣；再放入淘洗干净的粳米一同煮粥，快熟时加适量冰糖，再煮一二沸即可。

用法：空腹食用，每日 2 次。

功效：疏肝健脾，理气化痰。

按语：佛手柑味辛、苦，性温，入肝、脾、胃经，有芳香行散之功，可疏肝理气，和中止痛，化痰止咳，《本草拾遗》中言其可“下气，除心头痰水”；配以甘平的粳米，以健脾养胃。二者相配，共成疏肝健脾、理气化痰之功。《宦游日札》云：“闽人以佛手柑作菹，并煮粥，香清开胃。”佛手柑性温燥，常食易伤阴血，阴虚血燥、气无郁滞者慎用。

3. 姜橘汤（《遵生八笺》）

组成：橘 500g，生姜、食盐各适量。

制作：将橘去皮内部的白膜，只留橘肉及橘皮。将橘皮切成细丝，同橘肉一起捣碎，加食盐入锅翻炒片刻，再加生姜末炒匀起锅，装入容器内捣汁拌匀，阴干后密封收贮。

用法：每次 50g，以沸水冲泡，饮服，每日 2 次。

功效：理气和胃，降逆止呕。

按语：橘味甘、酸，性温，入肺、胃经，可润肺生津，理气和胃，《日华子本草》言其可“除胸中膈气”。生姜味辛，性温，入肺、胃经，可温胃止呕，降逆化痰。二者相配，共奏理气和胃、降逆止呕之功。本方尚可有效改善食欲减退、呕恶、消渴、胸膈结气等，是气郁体质的养生佳品。

4. 茉莉茶（《遵生八笺》）

组成：鲜茉莉花瓣 50g，蜂蜜适量。

制作：将茉莉花瓣、蜂蜜放入茶杯中，以沸水冲泡，温浸 10～15 分钟即可。

用法：不拘时饮服。

功效：芳香辟秽，行气解郁。

按语：方中茉莉味辛、甘，性凉，入心、肝经，可理气和中，开郁辟秽，清热解毒。蜂蜜味甘，性平，入脾、胃经，可补气润肺，健脑益智，和胃通便。二者相配，具有芳香辟秽、行气解郁之功，行气而不伤正。常服本方可使心情放松，情志舒畅。

九、血瘀质食养

血瘀质是指人体由于血运不畅或体内离经之血未能消散而导致体质偏颇，

以血行不畅、肤色晦暗、舌质紫暗等血瘀表现为主要特征的体质状态。

临床表现：肤色晦暗，色素沉着，易出现瘀斑、胸闷、刺痛、痞块、出血及肌肤甲错，口唇青紫或暗淡，舌暗或有瘀点，舌下络脉紫暗或增粗，脉涩。妇女可见少腹疼痛，月经不调，痛经，经闭，经色紫黑有块，或崩漏等。

瘀血质的人容易患痛证、血证及癥瘕等病证。不耐受寒邪，耐夏不耐冬。

（一）食养原则

1. 活血祛瘀

血瘀质由于血运不畅或体内离经之血未能消散，宜活血祛瘀，予油菜、慈菇、茄子、韭菜、木耳、山楂、红糖、黄酒、醋等食物。

2. 行气散结

气郁和血瘀常常互为因果，要多配伍一些有行气作用的食物，如大葱、茴香等。

3. 忌食寒凉、收涩之品

以免影响血液流通，如乌梅、苦瓜、柿子、石榴等食物。

（二）食养方选

1. 蒸茄子（《随园食单》）

组成：茄子 500g，米醋、香油、食盐各适量。

制作：将茄子洗净，去皮切丁，入沸水中焯一下，入蒸笼蒸 20 分钟左右；将蒸熟的茄子取出，趁热放食盐，淋上香油、米醋，拌匀即成。

用法：佐餐食用。

功效：凉血解毒，活血消痈。

按语：方名为后补。方中茄子味甘，性寒，有清热凉血、活血止痛的功效，据《本草纲目》记载其可“散血止痛，消肿宽肠”。米醋性温，可以佐制茄子的寒凉之性，《本草纲目》亦记载其可“散瘀血”。故此方可凉血解毒，活血消痈，适合血瘀质人食用。

2. 炒油菜薹（《清稗类钞》）

组成：芸薹 250g，蘑菇 200g，白糖、食盐、鸡汤、香油各适量。

制作：先将蘑菇用 80℃热水焯一下，芸薹洗净切段备用；芸薹至五成热，将芸苔倒入翻炒，再加鸡汤，然后放入食盐、白糖、蘑菇；翻炒约半分钟，淋香油起锅，装盆即成。

用法：佐餐食用。

功效：散血消肿，通肠解毒。

按语：方名为后补。方中芸薹即油菜薹，味甘，性凉，可活血消肿，清热祛风，通便解毒,《本草纲目》记载其可“散血消肿”,《开宝本草》亦言其可“破癥瘕结血”。蘑菇味甘，性凉，可理气化痰，开胃通肠。二者相配可共奏散血消肿、通肠解毒的功效，亦是血瘀质人很好的食养佳品。

3. 炒红果（《本草从新》）

组成：红果 500g，冰糖适量。

制作：将红果洗净，去除籽和蒂，放入锅中，在上面撒上适量冰糖，然后加入适量的清水煎煮，煮沸后改文火炖烂，起锅放凉后装入容器中储存。

用法：每次取数枚，餐后食用。

功效：消食健胃，祛瘀散结。

按语：方名为后补。方中红果即山楂，味酸、甘，性微温,《本草纲目》记载其可治疗“痰饮痞满吞酸，滞血痛胀”，即言其有消食开胃、化瘀散结之功效。冰糖味甘，性平,《本草纲目》记载其可“助脾气，缓肝气”。故此方可健脾消食、化瘀散结，亦是血瘀质人调理身体之佳品。本方还可开胃、消食、助消化。

4. 木耳炒黄花（《饮食保健学》）

组成：干黑木耳 50g，干黄花菜 50g，葱、植物油、食盐各适量。

制作：将黑木耳和黄花菜用冷水泡至发开，洗去泥沙备用。锅里放 1 勺油，烧至七成热，将葱末放入锅里爆香，下黑木耳、黄花菜翻炒 2 分钟，加食盐调味即成。

用法：佐餐食用。

功效：益气润肺，活血养颜。

按语：黑木耳味甘，性平，入胃、大肠经，可益气润肺，补脑轻身，凉血止血；黄花菜味甘、微苦，性平，入肝、脾、肾经，可宽胸膈，养肝血，利水通乳，止血除烦。二者相配，共奏益气润肺、活血养颜之功。本方亦为益气强壮养生食品。黑木耳日常食之可益气不饥，轻身强志，宣利肠胃，防止出血，适于虚弱、易于出血体质以及妇女、老年人食用。

十、阳盛质食养

阳盛质是指由于人体阳气过于旺盛而导致体质偏颇，以阳热化火、耗伤津液、扰动血分为主要特征的体质状态。

临床表现：阳气旺盛，形体壮实，面赤，声高气粗，喜凉怕热，口渴汗多，小便热赤，大便恶臭。脉洪大有力，舌红苔黄。

阳盛质的人多好动，易发怒。容易患牙齿肿胀、胃脘灼热而喜凉饮、口舌生疮、头痛、目赤肿痛及两肋胀痛等病症，还可见衄血、吐血、便血、尿血等。耐冷不耐热，耐冬不耐夏。

（一）食养原则

1. 清热泻火

阳盛质人的食养以清热泻火为要点，予绿豆、田螺、海带、芹菜、白菜、苦瓜、黄瓜、蕹菜、卷心菜、黄瓜、莲藕、番茄、香蕉、鸭梨、西瓜等食物。

2. 多饮用清凉饮品

如绿茶、莲心茶、菊花茶、苦丁茶等。但要注意以避免损伤阳气为度。

3. 忌食辛辣温燥之品

如辣椒、花椒、大蒜等。酒性辛热，阳盛质的人宜少饮酒。

4. 少食温热性食物

如牛肉、狗肉、鸡肉、鹿肉等。

（二）食养方选

1. 二豆粥（《得配本草》）

组成：白扁豆 50g，绿豆 50g。

制作：将白扁豆、绿豆洗净后泡 8～10 小时。先将白扁豆放入锅中，加入适量清水，武火煮开，约煮 20 分钟后，加入绿豆继续煮至白扁豆熟烂、绿豆将要开花为宜，起锅即成。

用法：空腹食用，每日 2 次。

功效：清热解暑，健脾祛湿。

按语：方名为后补。方中白扁豆味甘，性微温，可健脾益胃，解暑化湿，《本草纲目》记载其可“消暑，暖脾胃，除湿热，止消渴”。绿豆味甘，性寒，可清热解毒，解暑,《开宝本草》言其可“压热解毒”，治疗“丹毒烦热风疹”。二者相合，共奏清热解暑、健脾祛湿之效。绿豆肉性平而皮性寒，故在煎煮时需注意不可煮开花，否则清热效力减弱。

2. 煮面筋（《本草纲目》）

组成：面筋 200g，食盐适量。

制作：将面筋撕块，入沸水中煮，亦可酌加少许时蔬同煮，煮沸即可，加适量食盐调味。

用法：佐餐食用。

功效：清热，和中，益气。

按语：方名为后补。面筋，即麸与面水中揉洗而成，味甘，性凉，有清热和中之效。据《本草纲目》记载其“解热和中，劳热之人宜煮食之”，并言面筋“煮食甚良”，但“今人多以油炒，则性热矣”。蔬菜大多性寒凉，可酌加时蔬与面筋同煮，一则可调面筋单调之味，二则可增强面筋清热之效力。故本方有清热、和中、益气之效，适合阳盛质人食用。

3. 西瓜皮拌火腿（《清稗类钞》）

组成：西瓜皮 500g，火腿 50g，香菇 25g，食盐适量。

制作：西瓜皮去外层青皮，切成细丝，再将火腿切成细丝备用。香菇切成细丝，用温水焯熟，与西瓜皮丝、火腿丝一起放入盘中，加食盐适量，拌匀即成。

用法：佐餐食用。

功效：清热生津，除烦止渴。

按语：方中西瓜皮味甘，性凉，有清热除烦、生津止渴、通利小便之效；火腿味甘，性平，可益肾养阴；香菇味甘，性平，可健脾益气，开胃。三者可共奏清热生津、除烦止渴之功，适合阳盛质人食用。

4. 凉拌蕨根粉（《本草从新》）

组成：蕨根粉 500g，醋、蒜泥、芝麻、食盐、酱油各适量。

制作：先将蕨根粉放入开水锅中焯至没有硬心，捞出过凉水，装盘备用。将蒜泥加食盐、酱油、醋、芝麻拌匀，浇在蕨根粉上即成。

用法：佐餐食用。

功效：清热利湿。

按语：方中所用蕨根粉为从蕨菜根部提炼出的淀粉制成，其味甘，性寒，可清热利水,《本草拾遗》记载其可“去暴热，利水道”。本方清凉可口，适合阳盛质人食用。

5. 鲜汤煨冻豆腐（《随园食单》）

组成：冻豆腐250g，鸡汤汁（去油）、火腿汁、肉汁、香菇、冬笋适量。

制作：将冻豆腐切块，入沸水中除去豆腥味，加香菇、冬笋，加鸡汤汁、火腿汁、肉汁适量，煮沸后移文火，煨至冻豆腐松软，即成。

用法：佐餐食用。

功效：清热生津，益胃和中。

按语：方名为后补。方中冻豆腐味甘、淡，性凉，可益气和中，润燥生津。香菇味甘，性平，可健脾开胃。冬笋味甘，性寒，可清热消痰，利水，《日华子本草》言其可“化热消痰爽胃”。以鸡汤汁、火腿汁、肉汁煨之，可提升其鲜美之味。故本方可清热生津，益胃和中，清而不伤，适合阳盛质人日常调养之用。

6. 菘菜羹（《太平圣惠方》）

组成：菘菜（大白菜）200g，食盐、湿淀粉各适量。

制作：将大白菜洗净，切成细丁备用。锅中加水适量，放在火上加热，待水沸后放入白菜，煮至菜熟时，加入湿淀粉、食盐，煮至汤汁黏稠即成。

用法：佐餐食用。

功效：清热除烦，生津止渴。

按语：方中菘菜即今之大白菜，味甘，性平，可清热除烦，生津止渴，《名医别录》记载其可“通利肠胃，除胸中烦”。此方简便易行，适合阳盛质人食用以清热泻火除烦,《太平圣惠方》中载本方可“通利肠胃，除胸中烦热，解酒毒”。

十一、特禀质食养

特禀质是由于先天禀赋不足、遗传等因素而导致的一种特殊的体质偏颇，以过敏反应等为主要特征的体质状态。

临床表现：先天禀赋异常者，常因遇到过敏原而导致鼻塞、喷嚏、哮喘、瘙痒、风团、荨麻疹、过敏性紫癜、花粉症及药物过敏等。

特禀质的人对外界环境适应能力差，每因季节气候的变化而易引发宿疾。

（一）食养原则

1. 培本固元，益气固表

特禀质的人宜补益气血，培本固元，或益气固表，调和营卫，增强机体的卫外功能及抗病能力。多吃百合、山药、核桃仁、大枣、粳米、胡萝卜等食物。

2. 尽量避免“发物”

如荞麦、蚕豆、牛肉、鹅肉、鱼类、虾、蟹等，以免诱发宿疾。此外，可能引起过敏的食物还有牛奶、黄豆、花生、蛋类、核果类、甲壳类海鲜等。

3. 少食“光敏性食物”

如香菜、芹菜、油菜、芥菜、无花果、柠檬等。这类食物往往会加强对日光刺激的敏感，加重过敏的程度。

（二）食养方选

1. 松子饼（《遵生八笺》）

组成：松子 50g，面粉 500g，白糖、酥油各适量。

制作：先将酥油放入容器内加热溶化，倒入白糖加水搅匀；用酥油糖水将面粉和成面团，用面烙饼，将松子撒在饼上，即成。

用法：作主食，适量服用。

功效：滋阴补肾，养血润燥。

按语：方中松子味甘，性平，入肺、肾、大肠经，可补肾养血，润肠通便，润肺止咳；酥油味甘，性平，入脾、胃肺经，可补五脏，益气血，止消渴，润肌肤。二者相配，共奏滋阴补肾、养血润燥之功。本方可以补益身体，特禀体质者可以服用。

2. 煮燕窝（《醒园录》）

组成：燕窝 10g，鸡肉 50g，甜酒、豆油、胡椒面、葱花各适量。

制作：燕窝下入沸水锅氽 2 分钟左右，撕碎洗净；然后将鸡肉手撕成丝，放入碗内装满，用热高汤浇淋，重复 3 次。燕窝另放一碗，用热高汤浇淋 3 遍；再将燕窝摆放在鸡丝上，用高汤加甜酒、豆油适量，浇在上面，撒上胡椒面、葱花等调味，即成。

用法：空腹食用。

功效：补中益气，养阴润燥。

按语：方中燕窝味甘，性平，入肺、胃、肾经，可养阴润燥，益气补中，美容养颜；鸡肉味甘，性微温，入脾、胃经，可温中补脾，益气养血，补肾益精。二者相配，共奏补中益气、养阴润燥之功。本方亦可作为病后虚弱、中气亏损者的保健食品。婴幼儿和儿童常食可长智慧、抗过敏，补其先、后天之不足。

3. 山药拨鱼（《遵生八笺》）

组成：山药200g，大豆粉200g，面粉500g。

制作：先将面粉和大豆粉用水调成面糊备用。再将山药煮熟研烂，与面糊一起调成稠糊，用匙将面糊逐条拨入开水锅中，形状和鱼片相似，故名山药拨鱼，煮熟即成。

用法：温热食用。

功效：健脾补肺，益精润燥。

按语：山药味甘，性平，入肺、脾、肾经，可健脾补肺，固肾益精，聪耳明目，延年益寿；小麦味甘，性平，入脾、胃经，可补气健脾；大豆味甘，性平，入脾、胃、大肠经，可健脾益气，润燥清热。三者相配，共奏健脾补肺、益精润燥之功。本方亦可作为病后虚弱、身体羸瘦保健之品，宜常食之。

第 9 章　营养药茶与滋补养生保健

一、茶的保健医疗功能

茶为世界上的优良饮料之一，已成为人们的共识。茶，根据历代中医药书籍记载和实践证明，不但有多种保健功能，还有治疗多种疾病的作用，所谓“诸茶为各病之药”。据药理研究，茶叶含有咖啡因、茶碱、可可碱、嘌呤碱、黄酮类、儿茶素、酚类、酯类、芳香油化合物、蛋白质和氨基酸、多种维生素，以及钙、磷、铁、碘、锰、钼、锌、铜、锗、氟、硒等恒量元素和微量元素，共有 300 多种成分。这些成分对人体防病治病有着重要的作用。

1. 提神醒脑

我国的茶叶品名繁多，归纳起来有五大类：一是红茶，系发酵而成，性偏温；二是绿茶，未经发酵，微苦寒；三是乌龙茶，属半红半绿，气香味醇；四是花茶，加花坯加工而成，气芳香，能舒气；五是紧压茶（茶砖、沱茶），偏苦涩，消脂解腥秽。可按照地区习惯和需要，分别选用。人们在头昏脑涨、精神疲惫的时候，喝一杯新泡的茶，顿觉精神爽朗，正如释皎然《饮茶歌》说：“一饮涤昏寝，情思爽朗泼天地。再饮清我神，忽如飞雨洒轻尘。”《随息居饮食谱》曰：“茶微苦微甘而凉，清化心神醒睡除烦”，也是这个意思。

茶叶中的生物碱主要是咖啡因，能兴奋高级中枢神经，增强大脑皮层的兴奋过程，使精神兴奋，思想活跃，思维敏捷，消除疲劳，提高工作效率。喝咖啡虽然也有提神作用，但会引发动脉硬化；相反，喝茶却能抑制动脉硬化。这是因为茶叶中的咖啡因与其他许多成分共存，具有相辅相成作用，特别是茶叶中的茶多酚和维生素 C 可以消除咖啡因的不良作用。

2. 清利头目

长期饮茶能够清利头目，达到神清脑爽、目明耳聪的功效。张洁古说：茶能“清头目”。《随息居饮食谱》曰：茶能“凉肝胆”，“明目解渴”。茶为什么能明目？因为肝开窍于目，一旦肝火上升则目不明。《本草纲目》曰：“茶苦而寒，阴中之阴，沉也，降也，最能降火……火降则上（头目）清矣。”饮茶防治肝火上亢，是清利头目的道理之一。

茶叶中含有许多与视力有关的营养成分，如维生素 A 原（胡萝卜素）、维生素 B_1、B_2、C 等，都是维持正常视力不可缺少的物质。维生素 A 是眼底视网膜的重要营养物质，如缺乏可引起夜间视力障碍，发生夜盲症。维生素 B_1 是维持神经（包括视神经）功能的营养物质，如缺乏可引发视力模糊。维生素 B_2 在代谢过程中，对眼部上皮细胞组织的营养起着影响作用，故缺乏也会影响视力。维生素 C 是限内晶体的必需营养物质，保证供给也是维持正常视力的一大要素。分解起来，茶能明目的道理似乎如此，其实茶能清头目是多种成分综合作用的结果。如饮茶能利尿清热降火，也是防治眼病、保护视力的一个重要因素。

3. 消暑解渴

防暑降温的饮料虽然品种繁多，但是仍以茶为首选饮料。茶的优点是饮后爽口，随之“除烦止渴，解腻清神”（《日用本草》），不像其他含糖饮料喝后有口中黏腻之感。《本草别说》曰：茶能“治仿暑”。杨士瀛曰：“姜助阳，茶助阴，并能消暑解酒食毒”。《随息居饮食谱》曰：“凡暑秽痧气腹痛……（茶）饮之辄愈。”饮茶能消暑解渴，也是历代医家实践的经验，且强调茶“食之宜热，冷即聚痰”（《本草拾遗》）。

饮热茶为什么能降暑热？因为茶叶中的许多成分只有在沸水乃至热水中才能得到充分溶出，且热茶饮后可以促进茶中的芳香油、咖啡因等成分尽快发挥作用，扩张血管，开放汗腺，使身体微微汗出，散发体内的热量，从而达到消暑降低体温的目的。加之热茶饮后能增加尿量，促进小便排泄，自然有一部分热量随着小便排泄体外。发汗、排尿使体温得到降低，口渴欲饮之感也随之缓解了。因茶碱能松弛胃肠平滑肌，缓解胃肠痉挛，故饮茶也能治疗暑热“痧气腹痛”。

4. 减肥降脂

减肥降脂的方法很多，其中以饮茶减肥最为普遍，也最为简便易行。当今的许多减肥降脂茶，尽管多以几种天然植物药物组合加工而成，但是均以茶叶为基质，说明茶叶是主体。《本草求真》曰：“茶味甘气寒，故能入肺清痰利水，入心清热解毒，是以垢腻能涤，炙溥能解……”《本草备要》进一步说明，曰：“饮茶有解酒毒、油腻、烧灼之毒。多饮消脂，最能去油。”故有茶“久食令人瘦”之说。

根据茶叶所含的有效成分来看，减肥降脂宜用绿茶为佳。绿茶所含的多种成分，好比一个大复方，具有良好的减肥降脂作用，可以抑制延缓动脉硬化，防治冠心病。若进一步分析其道理，茶叶中含有大量的茶多酚、黄酮类槲皮素及多种维生素，尤其大量维生素 C，而茶多酚能溶解脂肪，黄酮类槲皮素能帮助降低血胆固醇，维生素 C 能帮助利尿、促进胆固醇排泄，其他维生素能改善体内代谢，亦有助于防治血管硬化。绿茶中的叶绿素，进入人体后能破坏食物中的胆固醇，阻碍胆固醇消化吸收，从而达到体内的胆固醇含量降低的功效。

5. 下气消食

人们往往在鱼肉荤食之后，需要泡一杯茶频频饮用，在城镇如此，乡村也如此，几乎成为我国的风俗，且沿袭已久。这说明茶能助消化、解油腻、除宿食。一是来源于长期实践经验，二是认识上根深蒂固。《新修本草》曰："茶叶甘苦，微寒无毒，去痰热，消宿食，利小便。"并说"下气消食"。饮茶为什么能"下气消食"？《本草经疏》解释："下气消食者，苦能下泄，故气下火降，而兼涤除肠胃，则食自消矣。""是以垢腻能涤"，"凡一切食积不化"，"服之皆能有效。"(《本草求真》)

现代研究表明，茶叶中的咖啡因能刺激胃液分泌，增进食欲，促进胃的消化功能。茶叶中所含的 B 族维生素及芳香油，也是开胃进食、帮助消化的有效物质，对胃口不佳者有醒胃提高食欲的作用，对饮食呆滞者有疏导下行的功效。若饮用红茶，因红茶经过发酵，其中含有酵母菌类，更有助于食物消化。

6. 解毒止痢

痢疾是夏秋季肠道传染病，其治疗药物、方法甚多，用之对症也皆可收良效。然而其中以饮食疗法最为简便，患者也乐于接受。有人可能对饮茶疗痢的效果有疑虑。其实对轻型痢疾初起用之确有良效。《日用本草》说：茶"炒煎饮，治热毒赤白痢。"杨士瀛认为，茶不但可治急性痢疾（热痢），也可以治疗慢性痢疾（冷痢），他指出："姜、茶治痢，姜助阳，茶助阴，并能消暑解酒食毒。且一寒一热，调平阴阳，不问赤白冷热（痢），用之皆良。"《随息居饮食谱》在此基础上又扩大了应用范围，指出："凡暑秽痧气腹痛、霍乱、痢疾等证初起，(茶)饮之辄愈。"这里所说的痧气、霍乱，类似夏季急性肠炎，而并非真霍乱，二者与痢疾同属肠道病，故一并以茶治之。

茶叶煎剂或浸剂，对各型痢疾杆菌皆具有抗菌作用，其抑菌效价与黄连不相上下。一般而言，花茶、绿茶的抗菌效能大于红茶。茶叶抑菌是茶叶多种成分的综合效能，当然其中所含茶多酚、鞣质在抑菌中起着主要作用，且鞣质对肠黏膜还具有收敛止泻作用。不论痢疾或肠炎，由于腹泻而都有不同程度的脱水，饮用较大量的浓茶，不仅可以补充水分，其中所含的多种矿物质离子，还可以纠正体内的水电解质平衡。因此，用茶治痢是很有道理的。

此外，茶叶还有其他一些保健治疗功能。例如，饮茶可以减轻醉酒，缓解慢性酒精中毒症状。由于茶叶中含有微量元素氟，长期饮用有护齿防龋作用。饮茶后能扩张周身微血管，增强排尿功能，且含有大量维生素 C 及维生素 P，有利于延缓血管硬化，故对高血压患者来说能帮助降低血压。茶叶中含有茶碱，能松弛气管平滑肌，故有清肺化痰止咳的效用。今后随着茶的拓宽应用，还将会有新的效能被发现。

二、药茶的滋补应用

茶叶，既可以加工为饮料，又是用以治病的一种药物。然而药茶，并非指单一的茶叶，包括茶叶药用、茶药配合、以药为茶等内容。白居易有诗称："病闻和药气，浓听研茶声。"说明药、茶原为一类，其功能优势可以互补。

1. 茶叶单行

茶叶作为药用之品，根据"神农尝百草，一日遇七十二毒，得茶而解之"的传说，迄今已有 4000 年的历史，若以《神农本草经》为首载起算，也已经有了 2000 多年的历史。茶叶单味为药，在民间流传很广，如老年体弱或大病之后恢复欠佳，精神不振，饮食之后脘门呆滞，常用腊茶（陈年老茶）一撮煎汤或泡饮，往往连用数日即收良效。

《食疗本草》载："治热毒下痢，好茶一斤炙，捣末，浓煎一二盏服。"并载："久患痢者，亦宜服之。"值得注意的是，治痢用好茶一斤捣碎，浓煎一二杯服用，其用量之大，十分可观。这说明用一味茶叶治病，要达到单行力专，必须有足够大的剂量，否则水浇鸭背，无济于事。

2. 茶药相配

茶叶作为一种药物，与其他药物配伍应用，是药茶实际应用的扩充发展。用一味茶叶治病，毕竟势单力薄，主治范围有限，茶叶与其他多种药物随症配伍应用，便可以用于治疗多种疾病。

午时茶几乎是家喻户晓的一张名方，历来有几种不同的配方。据《经验百病内外方》记载其组成比例，苍术、陈皮、柴胡、连翘、白芷各1份，川朴1.5份，枳实、楂肉、羌活、前胡、防风、藿香、甘草各1份，陈茶33份，桔梗、麦芽、苏叶各1.5份，建曲、川芎各1份。此方中所用茶叶总量，超过全方用药总剂量的20倍，说明茶叶在此方中为主要基质。茶叶与方中诸药配伍，成为主治“外感风寒，内有食滞，及不服水土，腹泻腹痛”的灵验效方。其使用方法是取适量微作煎煮或用沸水冲泡饮用。这是标准的药茶剂型。

3. 以药代茶

从唐朝开始，中医药书籍中所记载的方子，有相当一部分剂型是茶，但方中并不用茶叶。这便使药茶剂型，大大拓宽了范围。药茶剂型的拓宽，给临床实践治疗应用带来了许多方便。首先，药茶可以不掺入茶叶，对于不需要使用茶叶或不适宜使用茶叶的病症，增宽了药物选择的余地。其次，方子虽然是几种或多种药味组成，但是剂型是茶剂，患者饮用方便。

宋代《局方》中载有“丁香散”，方用人参15克，丁香、藿香各1克。同杵，罗为散，每服3克，用水半盏，煎五七沸，入乳汁少许，去渣稍热服，不计时候。不难看出，此方中未用茶叶，且煎至数沸即去渣不计时候热服，实是以药代茶之法。并称用“治胃虚气逆，呕吐不止，精神羸困”之症。此方先杵碎为散，再作成药茶饮用，与煎剂制作有明显的区别。

4. 药茶临床应用

查考历代中医药书籍所记载的方剂，其中有不少方剂以药茶行世，而且临床运用涉及各科的疾病。宋代在中药方剂中，煮散比较盛行。所谓煮散，实际上相当一部分是以药代茶的剂型，如先将药方研为细末或捣碎（包括吸咀），用时按需要确定剂量以水煎开数沸或片刻，去渣不拘时候频频饮之，也有将散直接用沸水冲泡后不拘时饮用者，显然都是药茶的制作饮用方法。那么，煎剂与此有什么区别呢？一是煎剂将生药加工炮制后直接入煎，无须研成细末；二是煎煮时间相对较长；三是煎剂多作1日2服或3服，或者顿服，一般不用代茶饮用之法；四是煎剂不宜直接冲泡饮用。此四者是煎剂与药茶剂型的主要不同点。有关药茶的临床应用，试举例介绍如下。

(1) 在治疗急性病方面，《太平圣惠方》载有川升麻散，方用川升麻、玄参、黄连、大青、柴胡、知母、黄芩、甘草、地骨皮。上药共捣碎，粗罗为散，取用适量，入淡竹叶，煎汤去渣，“不计时候温服”。指出此方主治“热病口疮，壮热头痛，心神烦躁”。对于热性病高热患者，给予药茶，采用不计时候频饮的方法，颇合病情的需要。

治疗“时疾厥逆”,《绛囊撮要》有七鲜汤，药用鲜藿香、鲜首乌、鲜荷叶边、鲜生地、鲜佩兰、鲜建兰叶、鲜水梨。上药和匀，打汁滤清，用温开水冲服。厥逆是急性热病(时疾)的一种证候，可有高热、神志时昏时清的表现，用甘凉退热芳香醒脑的鲜品打烂取汁，以开水冲为药茶饮用，是合乎治疗机理的。

(2) 在治疗肺系疾病方面,《太平圣惠方》有紫菀散，方用紫菀、桔梗、茅根、甘草、川大黄、川朴硝、木通。上药捣筛为散，取用适量，以水煎去渣，不计时候温服，主治“肺脏壅热，心胸满闷，咳逆食少，大便不利”。此药茶所用药物，功在清肺泄热，化痰止咳，用治上述证候当可取佳效。

《太平圣惠方》另有一方紫菀散，药用紫菀、麻黄、贝母、大腹皮、杏仁、赤茯苓、桑白皮、猪苓、槟榔。上药捣筛为散，每取适量，用水煎去渣，不计时候温眼。此药茶功能宣肺平喘，利水消肿，主治“上气，发即不得平卧，心腹胀满，喘急不能食，身面浮肿”。前方重在治疗急性肺部疾病，后方重在治疗慢性肺部疾病，二者有明显的差异。

(3) 在治疗肝胃气疾病方面,《重订严民济生方》载有平肝饮子，方用防风、桂枝、枳壳、赤芍药、桔梗、木香、人参、槟榔、当归、川芎、橘红、甘草。上㕮咀(咬碎)，每取适量，用水煎去渣温服，不拘时候。功能平肝调气，疏肝和胃。主治“喜怒不节，肝气不平，邪乘脾胃，心腹胀满，连及两胁妨闷，头晕呕逆，脉来浮弦”。此药茶煮前只是把药弄碎，而不制作为散，这也是因方制宜。

治疗因寒凝气不顺畅而“胸膈不快”者,《普济方》有木香快气散，方用白豆蔻、甘草、缩砂仁、丁香、木香、青橘皮、附子。上药为未，每用适量，以沸汤点服，不拘时候。所谓“沸汤点服”，就是将药末直接用开水冲服，或冲或泡，都是制作茶剂的简便方法。

(4) 在治疗头目咽喉疾患方面,《局方》有清神散，方用檀香、人参、羌活、防风、薄荷、荆芥、石膏、细辛。上药为末，每用适量，用沸汤、茶末调服。此药茶功能消风壅、清头目主治头昏目眩，头痛耳鸣，鼻塞声重，口眼瞤动，咽喉不利等症。组方特点，以药为主，佐茶为辅。又《慈禧光绪医方选议》中用鲜青果、鲜芦根煎汤代茶饮。功能清热利咽，是治疗“肺胃热盛之咽喉肿痛”的药茶。

(5) 在治疗妇儿疾患方面，《圣济总录》有人参饮，方用人参、川芎、当归、阿胶、杜仲、艾叶、熟干地黄、甘草。上药粗捣筛，每取适量，水煎去渣温服，不拘时。此药茶主治“妊娠胎动不安，腰腹疼痛，血下不止”。

治疗小儿疾患的药茶，如《局方》人参羌活散，方用柴胡、独活、羌活、人参、川芎、枳壳、茯苓、甘草、桔梗、前胡、天麻、地骨皮。上药为散，每取适量，用水煎去渣温服，不计时候。主治“小儿寒邪温病，时疫疮疹，头痛体疼，壮热多睡”等症。

综上所述，前述的药茶制剂，在临床上应用很广，但方名除茶、代茶饮外，一般均不以茶名方，其中大多数是散（煮散），其次是饮，偶然也有汤，我们今天检阅药茶剂型，应从其剂型实况着眼，而不应当迂拘于方名怎么称呼。

三、药茶养生保健与滋补

中医药茶是中医养生的重要组成部分，在中华民族养生文化发展的历史过程中，积累了独特的理论和丰富的实践经验，其理、法、方、药、茶在《黄帝内经》《神农本草经》《本草经集注》《新修本草》等中医理论文献中均有记载。

千百年来，中医药茶为人民的保健养生、繁衍康泰发挥了巨大的作用。尤其是在中医辨证养生、治未病养生中，药茶对人民的养生长寿起到了不可忽视的推动作用。药茶养生中的“辨证论养”“辨证施茶”的养生原则，“预防为主”的主导思想，“简便易行”的保健方法，都使其更加贴近大众，更符合人们的日常需求。

人体的衰老源于自身气血阴阳的慢慢衰退，药茶药性平和，无损胃气，可长期饮服，滋补阴阳气血，润物无声，对养生保健，延年益寿大有裨益。因此，药茶历来是中医养生滋补的重要方法。

而且药茶加减灵活，使用者可以根据自身需要，有针对性地加减，使效果更好，如益气多配用人参、黄芪、西洋参，养血多配用当归、白芍、大枣，滋阴多配用麦冬、沙参、生地黄、石斛，温阳多配用肉桂、姜、生姜。

慢性疾病者及术后者，若施以汤剂，虽疗效显著，但煎煮汤药烦琐不便，加之味多量大，增加胃肠负担，易致反胃、腹胀，使长期服用存在一定困难。而一般的丸、散、膏、丹虽适于长期服用，但毕竟作用过缓。

若据病情选用针对性强的药茶，作用温和，不仅方便效显，且无壅滞胃气之弊，常服频饮，渐复正气，缓图其效，对疾病调养颇为相宜。

药茶是中医预防保健的重要方法，尤其对预防瘟疫和预防中暑最为有效。瘟疫为急性传染病，此病预防十分重要。药茶配服方便，适于日常频饮；于瘟疫流行时节，酌情选用适宜的药茶方，日常频饮；对预防瘟疫具有积极意义。

药茶为一种治疾疗病的简易可靠的方法，历代医药学家对此积累了丰富的经验，在所著作中多有论述，载方甚多，如孙思邈《备急千金要方》中用于治疗呃逆的“竹茹芦根茶”（竹茹、芦根、生姜），《太平圣惠方》中用于调气安胎的“糯米黄芪饮茶”（糯米、黄芪、川芎），李时珍《本草纲目》中用于治疗小儿遗尿的乌药嫩叶煎饮代茶等。近代，更有根据药理学研究成果开发出的各种防癌、治癌茶和防辐射茶，对维护民众健康有着积极的作用。

四、药茶组方及适应证

决明子泽泻荷叶茶

【成分】决明子、泽泻、乌龙茶、荷叶、绞股蓝。

【功能】减肥。

银杏叶杜仲叶三七茶

【成分】杜仲叶、三七、绿茶、银杏叶提取物、泽泻提取物。

【功能】辅助降血脂。

十八味清湿茶

【成分】栀子、山楂、大麦、红豆、赤小豆、苦荞麦、薏苡仁、白扁豆、橘皮、甘草、蒲公英、桑叶、芡实、重瓣红玫瑰、莱菔子、菊花、火麻仁、荷叶。

【功能】清热祛湿。

菊苣栀子茶

【成分】菊苣、栀子、桑叶、甘草、葛根、橘皮、百合、淡竹叶。

【功能】辅助降尿酸。

丁香舒渭茶

【成分】大麦茶、山楂、甘草、橘皮、丁香、百合、茯苓、佛手。

【功能】温中散寒。

本草舒甘茶

【成分】枸杞子、牛蒡根、红枣、金橘干、重瓣红玫瑰、大麦、橘皮、苦荞、甘草、茯苓、白芷、百合、蒲公英、酸枣仁、决明子、芡实、玉竹、菊花。

【功能】疏肝解郁。

人参八宝茶

【成分】玛咖片、茯苓、甘草、枸杞子、橘皮、黄精、人参、沙棘。

【功能】补益精气。

疏肝茶

【成分】玫瑰花、香橼、菊花、夏枯草、枸杞、佛手。

【功能】疏肝理气，清肝明目。用于暴躁易怒、郁郁寡欢、视物昏暗等症。

清心茶

【成分】绿茶、淡竹叶、栀子、蒲公英、菊花、冬瓜皮、生甘草。

【功能】清心除烦，降火利尿。用于口舌生疮、小便赤黄、心烦身热等症。

健脾茶

【成分】炒麦芽、山楂、丁香、茯苓、白扁豆、炙甘草。

【功能】健脾消食，温中祛湿。用于积食腹胀、腹冷泄泻等症。

润肺茶

【成分】石斛、百合、桔梗、玉竹、桑叶、防风。

【功能】清肺去火，润肺止咳。用于口干舌燥、肺热干咳等症。

益肾茶

【成分】乌龙茶、玛咖片、枸杞、人参、黄精、覆盆子。

【功能】填精补肾，益气强身。用于体虚乏力、精神萎靡等症。

熬夜茶

【成分】人参、菊花、大枣、罗汉果。

【功能】益气养血，清肝去火。用于熬夜后气血亏虚、疲乏、心肝火旺、咽喉红肿、黑眼圈等症。

晚安茶

【成分】酸枣仁、茯苓、龙眼肉、百合、黑枸杞、大枣。

【功能】养血安神，补肾益气。用于气血亏虚、失眠多梦等症。

桃花茶

【成分】红参、龙眼肉、桑椹、大枣、葡萄干。

【功能】补气养血，滋阴补肾。用于气血亏虚、面色晦暗、皮肤暗沉粗糙等症。

祛痰降脂茶

【成分】茵陈、生山楂、生麦芽。

【功能】适用于痰湿阻滞型中偏于湿热为主的高脂血症患者。

健脾降脂茶

【成分】干荷叶、生山楂、生薏苡仁、茯苓、陈皮、茶叶。

【功能】适用于脾虚湿盛型高脂血症患者。

疏肝降脂茶

【成分】玫瑰花、茉莉花、代代花、荷叶、陈皮。

【功能】适用于伴有肝气郁结的高脂血症患者。

祛肝火降脂茶

【成分】制何首乌、枸杞子、决明子。

【功能】适用于肝阳偏盛的高脂血症患者。

补肝肾降脂茶

【成分】生杜仲、黄精、茯苓、荷叶。

【功能】适用于肝肾亏虚的高脂血症患者。

姜盐茶

【成分】生姜、食盐、绿茶。

【功能】清热润燥，和胃止呕的功效，适用于口渴多饮、胃部不适、心中烦闷、多尿等。

苏荷茶

【成分】 紫苏叶、薄荷叶、桑叶、龙胆草、芦根、菊花。

【功能】 清热解毒，祛风消滞功效，适用于外感风热、发热较重、恶风寒、咽喉肿痛、痰稠黄等。

薄荷茶

【成分】 薄荷、党参、生石膏、麻黄、生姜。

【功能】 辛凉解表、疏散风热的功效，适用于夏天发热头痛、咽喉肿痛、咳嗽不爽、胸闷喘逆等。

枇杷竹叶茶

【成分】 枇杷叶、鲜竹叶、芦根、白糖、食盐。

【功能】 清热生津，止咳平喘的功效，适用于发热咳嗽、咳痰黏稠、口渴津少等，也为清暑之佳品。

玄麦甘桔茶

【成分】 玄参、麦冬、桔梗、甘草。

【功能】 润肺生津，止咳化痰的功效，适用于肺阴不足、喉痒干咳无痰、口渴咽干等。

参斛茶

【成分】 太子参、石斛、五味子。

【功能】 益气生津，养阴止汗的功效，适用于热病伤阴之口舌干燥、胃脘作痛、干呕纳少、舌光少苔以及老年人气短乏力、头晕心悸等，为夏季常饮之佳品。

防暑清凉茶

【成分】 香葱、佩兰、茶叶。

【功能】 清热解暑，祛浊化湿、解表和中之功。尤适于流感和轻度“疰夏”（苦夏），作为大众夏季防暑清凉饮料。

菊花茶

【成分】 白菊、金银花、甘草、茶叶。

【功能】 祛暑生津，清热明目和消炎解毒之功。用于风热感冒，头痛眩晕等症，尤适于高血压者。疗效温和持久，小儿生痱子者也可服，效亦佳。

薄荷芦根花茶

【成分】薄荷、花茶、鲜芦根。

【功能】本方甘淡清凉，生津止渴，提神醒脑，不但对暑热伤气耗液而津乏口干、心胸烦闷者尤适，还适用于咽喉痛痒、声音嘶哑等症。

荷叶三鲜茶

【成分】鲜荷叶、鲜竹叶、鲜薄荷、茶叶。

【功能】清热祛暑，生津止渴，解毒清凉之功。长期饮用可降胆固醇和降血压。

红枣扁豆茶

【成分】红枣、白扁豆、红茶、

【功能】清热降暑，补气补血，健脾利湿之功，可长期应用。

淡竹叶茅根茶

【成分】淡竹叶、茅根、绿茶。

【功能】清热泻火利小便之功，可防暑热症。

清暑明目茶

【成分】白菊花、决明子、槐花。

【功能】清热解暑，清肝明目，润肠通便之功。此茶有一股咖啡香味，可常年代茶饮用。常服可延缓衰老，明目健身，且可降血脂、降血压，增强免疫力，大有发展前途。

麦冬茶

【成分】麦冬、党参、北沙参、玉竹各、知母、乌梅、甘草、绿茶末。

【功能】适用于糖尿病患者夏季防暑饮用。

减肥茶

【成分】荷叶、薏苡仁、茯苓、首乌。

【功能】激发脂肪分解酶的活性，抑制脂肪的合成，有效调节血脂，排除体毒、减肥养颜等功效。

明目健脑防辐射茶

【成分】决明子、桑叶、枸杞子、富硒野山茶。

【功能】有醒脑护目、抗辐射的保健作用。

助眠安神茶

【成分】麦芽、百合、灵芝、酸枣仁。

【功能】改善睡眠质量、调节大脑机制，帮助皮肤进行新陈代谢。

美肤茶

【成分】芦荟、蜂蜜、莲子心、金银花。

【功能】调理人体紊乱的代谢和失调的内分泌，调节机体状态平衡，使脏腑功能活动正常，气血流畅，气机条达，阴阳平衡，从而达到排毒、养颜、亮肤、祛斑、祛痘的效果。

清除尼古丁去焦油茶

【成分】百合、佩兰、藿香、桑叶。

【功能】可有效地分解尼古丁及灰尘等有害物质，减弱人体对其的依赖性，清凉润肺，对支气管炎、咳嗽、哮喘有一定的辅助治疗作用。

解酒茶

【成分】紫葛花、葛根、枳实、富硒野山茶。

【功能】能迅速将酒精排出体外，消除残余的酒精在肝、胃中的积淀，达到醒酒护肝、健脾养生的目的。

降三高茶

【成分】银杏、杜仲、绿茶、人参、灵芝、何首乌、茯苓、枸杞子。

【功能】降血脂、降血糖、平衡血压、改善睡眠、消除胸闷，治疗偏头痛，防止动静脉的血栓形成，提高免疫力。

补肾壮阳茶

【成分】单枪一枝箭、虫草、肉苁蓉、淫羊藿。

【功能】全面改善和增强机体免疫力，滋肾养肾、精气共补，彻底调节男性生理功能，还具有补肾强身、提神醒脑、解渴除劳、振作精神、强筋壮骨、延缓衰老的功效。

后 记

中医饮食营养，是中医学体系的重要组成部分，在古代中医学属于食治（或称食疗）的范畴，与药治（或称药疗）、中医外治法，合称中医的三大治法。

食治随着发展，更接近于生活，融汇于广大人民的饮食习惯，渐渐地，食治与中医的医疗体系分开，成为中国社会中的饮食文化。

中医食治，从古至今，多言药膳食疗，或称食养调理，营养一词作为中医饮食的代表词汇，兴于近代西方营养学传播。但实际上西方的营养学与东方的营养学有很大不同。

西方营养学翻译到中国，是中国人把西方的饮食健康理念，用中医的营养一词冠名，才有了西方饮食健康名讳的中国化。而实际上“营养”一词却有着非常鲜明的中医特色。从中国饮食文化来讲，“营养”并非外来语，宋代大文豪苏东坡《养生说》中即有“营养生者使之能逸而能劳”。

“营养”古代又作“荣养”。从中医学理论的角度讲，营，还指营气。而营气的来源主要是脾胃运化水谷精微后所获得的有形物质能量，这种物质能量在身体中具有滋养肉体生命，生化气血的功能和作用。

营气循血脉流注于全身，五脏六腑、四肢百骸都得到营气的滋养。由于营气为全身脏腑组织提供了生理活动的物质基础，故营气的营养作用在生命活动中非常重要。如《灵枢·营卫生会》曰：“此所受气者，泌糟粕，蒸津液，化其精微，上注于肺脉，乃化而为血，以奉生身，莫贵于此，故独得行于经隧，命曰营气。”

中医饮食营养学，是在中医学理论指导下，应用食物来保健强身，预防和治疗疾病，或促进机体康复以及延缓衰老的一门学科。它与药物疗法、针灸、推拿、气功、导引等学科一样，都是中医学的重要组成部分。在某种意义上讲，中医饮食营养学在预防医学、康复医学、老年医学领域中，更占有重要地位。

我非常钦佩杨满元会长这么多年来一直致力于研究、推广中医药文化，且身体力行地促进中医营养学理论与产业结合。本书凝结了我们对中医学与现代营养学结合的理解与阐释，作为“药食同源”在现实场景的应用进行了实践，给亚健康人群带来了可行性的解决方案。本书在编写过程中，感谢来自中国人民解放军总医院第六医学中心中医医学部中医内科腰向颖主任的临床经验及学术指导，以及编委会诸位营养专家的营养指导方案分享，在此一并诚挚感谢。

愿本书给诸位读者带来幸福和健康！

亢泽峰